JN265362

CKD早期発見・治療ベストガイド

寛解につながる慢性腎臓病へのアプローチ

佐中 孜

社会福祉法人仁生社江戸川病院生活習慣病CKDセンター長
医療法人社団靱生会メディカルプラザ篠崎駅西口院長

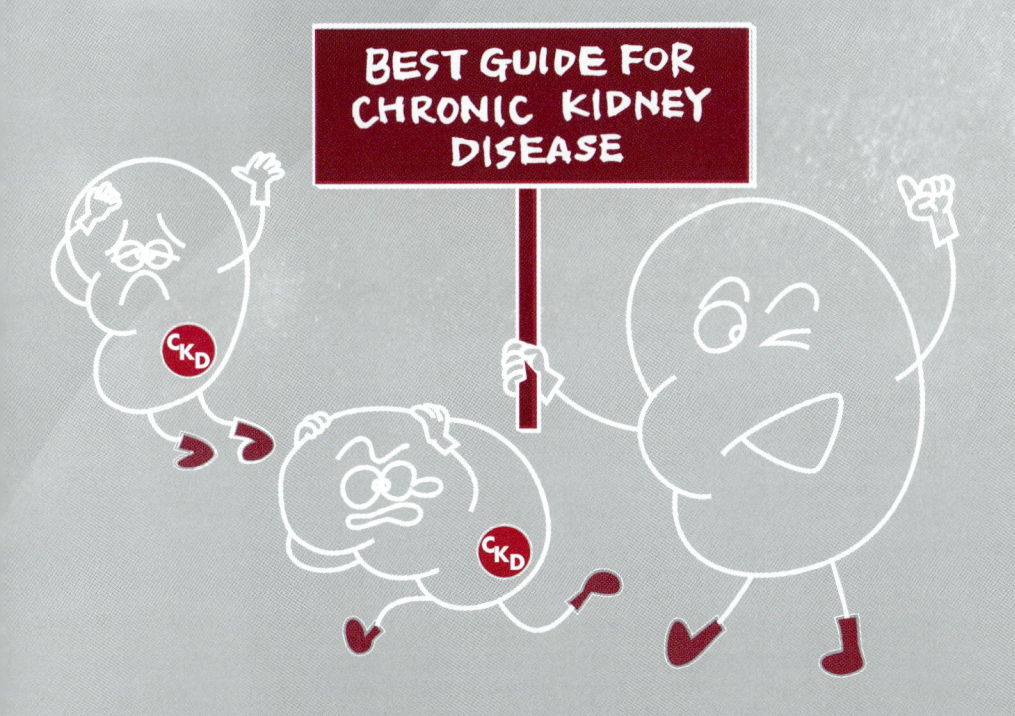

BEST GUIDE FOR CHRONIC KIDNEY DISEASE

医学書院

CKD早期発見・治療ベストガイド
寛解につながる慢性腎臓病へのアプローチ

発　　行　2013年3月15日　第1版第1刷©

著　者　佐中　孜

発行者　株式会社　医学書院
　　　　代表取締役　金原　優
　　　　〒113-8719　東京都文京区本郷1-28-23
　　　　電話　03-3817-5600（社内案内）

印刷・製本　永和印刷

本書の複製権・翻訳権・上映権・譲渡権・公衆送信権（送信可能化権を含む）は㈱医学書院が保有します．

ISBN978-4-260-01425-0

本書を無断で複製する行為（複写，スキャン，デジタルデータ化など）は，「私的使用のための複製」など著作権法上の限られた例外を除き禁じられています．大学，病院，診療所，企業などにおいて，業務上使用する目的（診療，研究活動を含む）で上記の行為を行うことは，その使用範囲が内部的であっても，私的使用には該当せず，違法です．また私的使用に該当する場合であっても，代行業者等の第三者に依頼して上記の行為を行うことは違法となります．

JCOPY　〈㈳出版者著作権管理機構　委託出版物〉
本書の無断複写は著作権法上での例外を除き禁じられています．複写される場合は，そのつど事前に，㈳出版者著作権管理機構（電話 03-3513-6969，FAX 03-3513-6979，info@jcopy.or.jp）の許諾を得てください．

推薦の序

　著者佐中博士は東京女子医科大学第4内科に入局されたが，当時初代教授として小生が開講したばかりの教室であった．医局員も数名であり設備も貧弱であった．
　氏は入局当時から学術面に対して積極的姿勢を崩さず目立った存在であり，以来研究，臨床面で小生と苦楽を共にした仲である．
　本邦では幕末の開国以来「和魂洋才」が唱えられ，海外の新しい知見が急速に取り入れられると同時に，旧来の日本人の心意気が基礎となり発展してきたのである．
　今回の氏の新刊である本書もその一つの産物であり，冒頭に述べられたごとく腎臓学の最近の変革は著しいものであり，その推移を一言で表わす適切な言葉を選ぶのが難しい．曰く変革，革新，英語では Innovation, Revolution あるいは Evolution なども使われるが，小生はむしろ「温故知新」が最も近いと思う．
　昨年ノーベル医学生理学賞に輝いた山中伸弥教授の iPS をはじめ分子生物学，遺伝学などの進歩により，腎臓学の質量共に変化を続けるのも当然であろう．
　本書は先人達の貴重な業績を前半に要約し，新たな evidence を自験例を混じえて各章にまとめ，CKD の新しい概念を理解するのに役立つよう書かれている．後半は食事療法，腎代替療法の現状を述べ，さらに今後の課題と期待を追記し，まさに「温故知新」を実践した書と言うべきである．
　氏は医局助手の時代に University of California, Davis（主任 P. F. Gulyassy 教授）および Downstate Medical Center, New York（主任 E. A. Friedman 教授）の各腎内科に留学して当時の米国腎臓学の長所を広く体験し吸収

してきた。帰国後はそれら外来知見に溺れずに自己判断で日本人に適した医療を開発し続行しておられる。

　今後も一層精励されてより完璧な著書に改訂してもらいたい。

　医師のみならずコメディカルの方々にも好適な腎臓学教本として広く推薦したい。

2013年3月

東京女子医科大学名誉教授
前・日本腎臓財団理事長
杉野　信博

序

　私は昭和48年に郷里の鳥取県と母校の鳥取大学に別れを告げ，東京女子医科大学の腎臓病総合医療センターに入局した．以来，一貫して腎臓疾患の病態解明，より優れた治療法の開発を求めて，基礎研究，日常臨床に取り組んできた．そして，2011年に満65歳を迎え，定年退職することができた．東京女子医科大学に在籍して38年余り，教授職を拝命して足かけ13年であった．この間，腎臓病治療，血液浄化療法一筋，文字通り生涯を捧げ，それらの使命を大過なく全うすることができた．

　同時に，重要なことに気がついた．慢性腎不全，すなわち慢性腎臓病（CKD；Chronic Kidney Disease）の疾病構造がこの十年間ですっかり変わってしまったという事実である．すなわち，最近の慢性維持透析患者の原疾患の頻度は，原発性腎疾患は激減し，糖尿病性腎症，腎硬化症，高血圧腎症など，生活習慣病に端を発した腎臓病が増加しており，まさにCKDは生活習慣の中に潜むと言っても過言ではないほどになっていた．

　日本透析医学会が毎年報告する統計資料によると，末期慢性腎不全による新規透析療法開始患者数は，1991年に2万人を超えてから以降，毎年，対前年度比較で約2,000人ずつ増加し，1996年頃から年間新規導入患者数は1,000人未満に抑制される傾向が認められたため，慢性腎臓病対策の効果が現れ始めたとの期待感を込めた予想もした．しかしその後はさらなる減少効果は認められず，1999年に3万人を超えると，2011年は約3万8千人を数えるほどになるなど，相変わらず増加傾向にある．その一方で，原疾患の質は大きく変化しており，このことを真正面から取り組むためには古ぼけた既成概念に囚われない新たな診療組織の構築が必要であると痛感し，CKD対策についての診療姿勢の不適切さを自問自答せざるを得なく

なったと言っても過言ではない.

　そこで，これらの経験を基盤として，新たな診療の枠組みの創造と，ヘルシーエイジングとも言われる年は重ねてもその時々において健康に生活するための方策の確立を目指して，社会福祉法人仁生社江戸川病院グループにおいて，生活習慣病CKDセンター長，メディカルプラザ篠崎駅西口院長としての天命を授かることになった.

　これを機会に筆者が多重標的療法として折に触れての筆者自身の具体的な経験に，諸家によって述べられてきたCKDへの集学的な治療方法を加味して，CKD治療や対策についてまとめることにした．同時に，CKD治療はチーム医療であり，医療連携を支える医療従事者，さらには実際に治療を受ける患者やそれを支える家族の参画もキーポイントであることも痛感してきたので，これらの人々への学習教材として本書を著したいと考えた．

　あらためて申し上げるまでもありませんが，これまでの長きにわたる大学人としての研究者生活を全うすることができたのは，妻の佐中眞由実をはじめとする家族，恩師杉野信博先生，故太田和夫先生，多数の仲間の支え，指導，励ましがあったからこそでありました．文字通り最後になりましたが，私を応援して下さった全ての方々に深甚なる感謝の意をあらためて表して，序の締めとさせて頂きます．

2013年3月

　　　　　　　　　　　　　　　　　　　　　　　　　　　　　　　佐中　孜

目次

1 腎臓病を理解するための基礎知識 —— *1*

1 血液の流れ —— 1
1. 腎を流れる血液量　1
2. 糸球体本体とそれに続く尿細管周囲の毛細血管　1
3. 皮髄境界と下行直血管・上行直血管　3

2 尿の生成と流れ —— 3
1. 老廃物除去と尿の流れ　3
   1）原尿　3　　2）最適な調節システム　4　　3）尿細管の役割　4
   4）尿の流れ　4
2. 体液量を調節する　5

3 生体に必要な物質の尿から体内への回収 —— 6
1. 水　6
   1）再吸収と尿細管　6　　2）原尿から濃縮尿へ　6
   3）希釈セグメント　8　　4）浸透圧勾配維持機構　8
2. ナトリウム（Na）　9
3. カリウム（K）　10
4. 水素イオンと重炭酸・炭酸　11

4 腎にはたらくホルモン —— 13
1. アンジオテンシンⅡ　13
2. アルドステロン　15
   1）生成・分泌　15　　2）日内変動　19
3. 抗利尿ホルモン（antidiuretic hormone；ADH）　19
   1）血漿浸透圧　21　　2）循環血漿量　22
   3）アンジオテンシンⅡ　22　　4）ストレス　22

4. コルチゾール　22
　　1)糖質コルチコイド作用　24　　2)電解質コルチコイド作用　27

5 腎で作られるホルモンとホルモン様生理活性物質 …… 27
1. 傍糸球体装置の構成細胞と働き　27
2. 造血ホルモンの産生と造血組織の保持容器としての骨を作るホルモンの活性化　29
　　1)エリスロポエチン　29　　2)活性型ビタミンD　29

6 CKDのために腎臓のどこがどの程度障害されるか …… 30
1. 糸球体　30
2. 尿細管　30
3. 間質　31
4. 弓状動脈・小葉間動脈　31

2　CKDの診断基準・病期分類とその意味　　33

1 診断基準 …… 33
1. 基本定義　33
2. 改訂定義　33

2 病期分類とその意味 …… 34
1. 基本分類　34
2. 蛋白尿(アルブミン尿)　36
3. GFR　37
　　1)GFRの評価における推算GFR(e GFR)の注意点　37
　　2)e GFRは同一個体内での比較には用いることができても，個体間の比較には不向き　38
4. 筆者が日常臨床で使用しているCKD分類　40
　　1)蛋白尿 0.3 g/日と 1.0 g/日はCKD寛解，維持，悪化の分岐点　41

3 CKDの検査と診断 ——————————————— 43

1 自覚症状もなく，CKDとは思えない場合の簡便な早期診断法 ——————— 43

1. 身体計測　44
2. 血圧　46
3. 尿一般検査（試験紙法）　48
    1)蛋白　48　　2)潜血反応　50　　3)尿糖　54
    4)白血球反応　55

2 CKDが疑われ，専門的な精査が必要な場合 ——————— 56

1. 症状　56
    1)浮腫　56　　2)尿の泡立ち・血尿　57　　3)尿意頻数・腰部痛　57
    4)尿毒症症状　58
2. CKDの病態把握に必要な検査　58
    1)血圧　58　　2)尿一般検査　58　　3)尿量チェック　62
    4)尿生化学検査で分かること　64
3. 採血検査で分かること　69
    1)腎機能指標　69　　2)CKDの重症度指標　80
    3)CKDの合併症指標　89

4 CKDにおける戦略的多重標的療法 ——————————————— 135

1 基本戦略 ——————————————————————— 135

1. CKDのどこを治療の標的にするか　135
2. CKDの原因となる腎疾患に対する治療的介入　136
3. CKDの増悪因子・合併症に対する治療的介入　137

2 応用戦略 ——————————————————————— 139

1. CKD病期別の治療ガイド　139
    1)CKD病期1　139　　2)CKD病期2　140

3）CKD 病期 3　143　　4）CKD 病期 4　146
5）CKD 病期 5　147

3 筆者の多重標的療法の臨床実績 —— 149

1. 慢性糸球体腎炎　149
2. 糖尿病性腎症　151

5 CKDの原因となる腎臓疾患への治療的介入 —— *153*

1 原発性腎臓病（微小変化群，膜性腎症，増殖性糸球体腎炎，膜性増殖性腎炎，半月体形成性腎炎など） —— 153

1. 組織学的には一見，微小変化群であっても臨床経過はステロイド抵抗性ネフローゼ症候群の症例　153
2. 難治性びまん性増殖性糸球体腎炎　161
3. IgA 腎症　169

2 生活習慣病 —— 173

1. 糖尿病性腎症　173
2. 腎硬化症　177

6 レニン-アンジオテンシン-アルドステロン系への治療的介入 —— *183*

1 体液のホメオスタシス維持に果たすレニン-アンジオテンシン-アルドステロンの役割 —— 183

1. レニン-アンジオテンシン（RA）　183
2. アルドステロン　184
3. レニン-アンジオテンシン-アルドステロン系の異常　184

2 レニン-アンジオテンシン（RA）抑制薬 —— 186

7 食生活への治療的介入 —————— *191*

1 食生活への介入根拠と介入戦略 —————— 191
　1．なぜ，CKD には食生活への治療的介入が必要か　191
　2．腎疾患患者の食事療法に関するガイドライン　195

2 栄養素それぞれの戦略的利活用法 —————— 196
　1．エネルギー　196
　2．蛋白質　202
　3．食塩　208
　4．カリウム　213
　5．リン　214
　6．水分　217
　7．繊維食品　218
　8．シャンピニオン　219
　9．活性酸素消去性食品（ファイトケミカル）　222

3 食事療法をどう始めるか —————— 233

8 腎毒性尿毒症毒素への治療的介入 —————— *239*

1 基本戦略 —————— 239

2 経口吸着薬 —————— 243
　1．インドキシル硫酸の生成　245
　2．服用量　245
　3．経口吸着薬の開始時期　246
　4．経口尿毒症毒素吸着薬で食事療法の不完全を補う　248
　5．経口吸着薬服用上の注意　250
　6．低蛋白食事療法における蛋白質 30 g/日の妥当性　253

9 合併症あるいは合併病態への治療的介入 —— 257

1 治療的に介入すべき合併症，合併病態にはどのようなものがあるか —— 257

2 動脈硬化症・脳心腎関連 —— 259
1. 概要　259
2. 高血圧　264
3. 脂質異常症　265
   1) 高 LDL コレステロール血症の治療　265
   2) 低 HDL コレステロール血症の治療　268

3 尿酸異常 —— 269
1. 高尿酸血症はなぜ，CKD の進展リスクになるか　269
2. 薬剤による高尿酸血症に対する治療戦略　270
3. 高尿酸血症治療薬はベンズブロマロン？ アロプリノール？ フェブキソスタット？　272
4. 高尿酸血症に対する食事療法はどう進めるか　273
5. 低尿酸血症　274

4 貧血 —— 275
1. 概念と治療ガイドライン　275
2. 目標 Hb 値　277

5 電解質・酸塩基平衡異常 —— 278
1. カリウム(K)異常　278
   1) 低 K 血症　278
   2) 高カリウム血症は放置してはいけない　279
2. ナトリウム(Na)異常　281
   1) 低 Na 血症　281　　2) 高 Na 血症　286
3. 代謝性アシドーシス　286

6 カルシウム・リン代謝異常，二次性副甲状腺機能亢進症 ———— 287
1. 低リン食の腎性骨症およびCKD進行に対する効果　287
2. 高齢骨における老化架橋　289

7 血液凝固亢進 ———— 289

8 造影剤による腎障害 ———— 290
1. 発症のメカニズム　290
2. 現在までに確立された予防法　291

10 生活習慣への治療的介入 ———— *293*

1 禁煙の勧め ———— 293
2 運動の勧め ———— 295
3 飲酒はほどほどに ———— 298
4 歯周ポケットの清浄化ブラッシング ———— 298
5 1日の始まりは前日の質のよい睡眠から始まる ———— 299
6 必要な予防注射は受けるべし ———— 300
7 定期的ながん検診を受けるべし ———— 300
8 日常的に励行すべき22条 ———— 302

11 外来フォローとチーム医療 — *309*

1 外来フォローチェックリスト ……………………… 309
1. 日常検査・体重・尿量　309
2. 腎不全の増悪因子指標　309
3. 栄養指標　311

2 CKDにおけるチーム医療 ……………………… 312
1. チーム医療のメンバー構成　312
   1) 医療施設内でのチーム医療(医療連携)　312
   2) 地域でのチーム医療(医療連携)　315
2. 医療連携のメリットとデメリット　318
   1) メリット　318　　2) デメリット　318
   3) デメリットの克服のための医療連携型情報共有ツール　319
3. CKDコーディネーターのためのクリニカルパスの構築　321
   1) コメディカルが共有すべき情報とクリニカルパスへの展開　321
   2) 患者と家族が日常生活の一部として実践すべき健康パス　321
4. 医療連携における研修システムとしての遠隔教育の導入　323
   1) コメディカルの遠隔教育　323
   2) 患者と家族の遠隔教育　325

3 腎代替療法の選択時期になったら ……………………… 326

索引 ……………………… 330

1 腎臓病を理解するための基礎知識

1 血液の流れ

1. 腎を流れる血液量

> 腎臓には心拍出量の20～25%が流れる

　心臓は，われわれを生活させるために毎分拍出量5～6 L/分（安静時の成人）の血液を全身臓器に送り込んでいる．このうち20～25%すなわち1.25 L/分が腎を流れる．他方，腎重量は健常男性でおおよそ180 g，女性で160 gであるから，体重が60 kgの人なら，体重のわずか0.3%を占めるに過ぎない．こう考えると，腎を流れる血液量は，相当多いことに気づかされる．それだけの血液量がないと，腎固有の働きを果たすことができないとも言える．

2. 糸球体本体とそれに続く尿細管周囲の毛細血管

　腎動脈から腎臓に入った血液は，腎静脈として腎を出るまでの間に腎皮質において網構造の毛細血管を通過する．網構造の毛細血管とは，糸球体と尿細管周囲の血管構築であり，次のような特徴がある．
　①糸球体に入る毛細血管は輸入細動脈と呼ばれ，糸球体を出る毛細管は輸出細動脈と呼ばれる．この間に糸球体の毛細血管は網目構造を形成する．
　②さらにその後に尿細管周囲の血管の網目構造につながる．このため，わずかながら血液が流れにくくなっている．この流れにくさが血管抵抗であり，これにより糸球体には，約50 mmHgという通常の毛細血管よりもはるかに高い血圧がかかることになる．

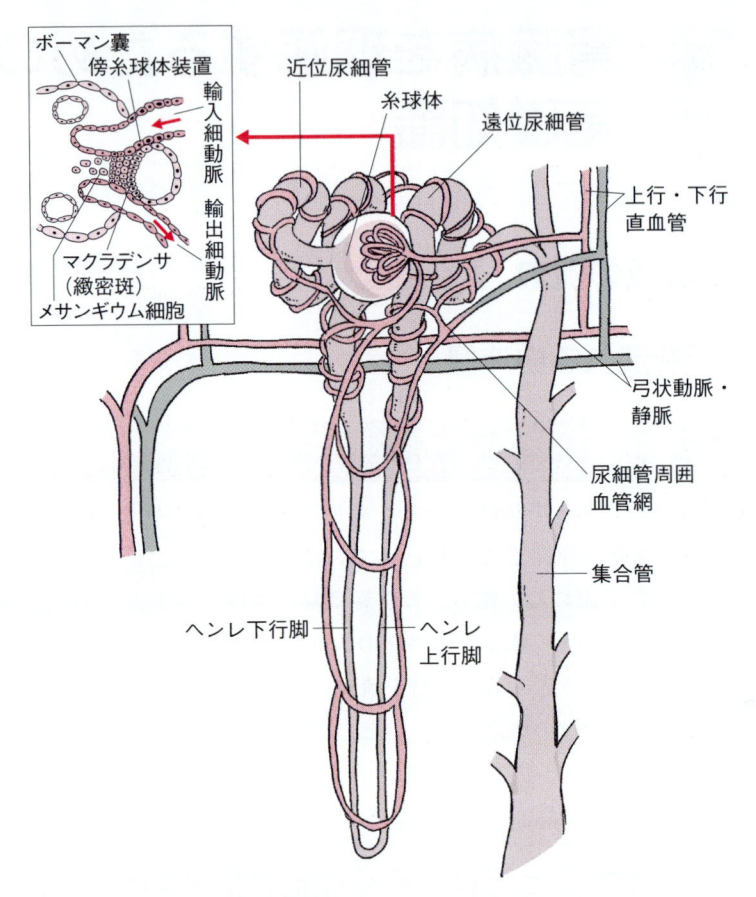

図 1-1　糸球体と尿細管の血管網

　糸球体毛細血管の網を構成する血液は，腎臓動脈から腎に入り，皮質と髄質の境界を走る弓状動脈が出発点となり，ここから皮質表面に向かって放射状に走る小葉間動脈を出し，そこから次々に樹木に例えれば枝先に送り出される．糸球体に流入した血液は，反転して糸球体を出，さらに，先に述べた尿細管周囲の血管の網状構造物（尿細管周囲血管網）に向かう．

3. 皮髄境界と下行直血管・上行直血管

　糸球体のうちでも，表層（腎臓の外側に近い皮質）の糸球体は，皮質の尿細管周囲に向かって血液を送り出しているのに対して，髄質近くにある（皮質と髄質の境界領域の皮質にある）糸球体は髄質に向かう血管（下行直血管）に続く．すなわち，皮髄境界と呼ばれる．皮質と髄質の境界領域にある糸球体（傍髄質糸球体と呼ばれる）から出た輸出細動脈は，分かれて下行直血管になる．

　髄質の比較的深い部分（腎盂寄りの部分）を戻る血管は上行直血管と呼ばれ，皮髄境界近くで静脈に注ぐ．髄質の血管は，直走する尿細管と平行に直走することになるが，下行・上行直血管の間は，髄質の尿細管周囲の毛細血管に続くため，髄質の外層では，複数の上行直血管と下行直血管が集団となり血管束が作られている．

2 尿の生成と流れ

1. 老廃物除去と尿の流れ

1）原尿

　体内で作られた老廃物は尿という1日の約1,500〜2,000 mLの血漿中の水分とともに体外に捨てられる．そもそも老廃物は，上述の血管系を通した血液に乗って糸球体毛細血管に運ばれる．糸球体では，濾過という単純な機能によって血液を液状部分と血球部分に瞬間的に分ける．ここでは毎分100〜150 mL，1日あたりでは実に100〜180 Lという大量の血漿の中の水成分が尿（原尿）として糸球体内腔に濾過，排出されている．この糸球体内腔の尿は，通常の尿と区別して，原尿と呼ばれる．

　体液量は体重の60％である．このうち，体重の4.5％が循環血液量とすると，体重60 kgの人の循環血液量は，2,700 mLであるので，血液は50回以上反復して糸球体を通過し，糸球体毛細血管の篩い壁から尿に溶け込

ませて老廃物を体外に排除している．

2) 最適な調節システム

　腎を出るまでの間に99％が再吸収されている．私たちが尿として実感しているのは，わずか1％にすぎない．一見無駄に見えるが，老廃物というエントロピーを絶えず，体外に捨て去りつつ，体内の水分量，電解質組成を迅速に調節するには，最適なシステムと言える．例えば，原尿は100 L（100,000 mL）も作られているので，暴飲暴食して大変な量の老廃物ができても，作られた老廃物は余裕で体外に吐き出されているのである．

　水分や塩分を摂り過ぎて浮腫傾向になった場合でも，尿細管の再吸収機能を99％から98％に下げるだけで，尿量を $100,000 \times (0.02 - 0.01) = 1,000$ mL も増加させることができ，体内の塩分濃度を正常化させることができる．

3) 尿細管の役割

　血漿の水分部分である原尿の再吸収部位は，近位尿細管，遠位尿細管，集合管と呼ばれる尿細管である．これらのなかで尿細管のうち糸球体に続く尿細管が近位尿細管であり，糸球体濾過量の70～80％がここで再吸収される．この細胞は大量の再吸収をするための構造上の工夫として，個々の細胞の表面積が広い．そのうえ，尿細管内腔側には指状の微絨毛を備え，さらに表面積を広くしている．

　慢性腎臓病では，このような機構がゆっくり，知らず知らずのうちに破綻している．これに対して適切な対応が施されない限り治癒困難で，不可逆的な機序が動き出した場合には腎代替療法なくしては生命の維持さえも困難になるのは容易に想像できるのではないだろうか．

4) 尿の流れ

　さらに驚嘆させられるのは尿の流れである．糸球体を出た原尿と呼ばれる血漿の水成分は近位尿細管からヘンレループの下行脚を通って，上行脚を経て遠位尿細管に入り，先天異常のような例外を除いて再び元の糸球体の脇，すなわち傍糸球体装置（2, 28頁参照）と呼ばれる糸球体毛細血管の

輸入細動脈と輸出細動脈の出入り部(血管極)にまで戻り,その後に集合管に流れ込む.集合管は,複数の遠位尿細管との柵状構造を形成しており,ここにおいて抗利尿ホルモンによって最終調整の形での水分再吸収が行われ,老廃物や余分の電解質を濃縮した形で溶かし込んだ尿が作られる.集合管は腎盂乳頭部に開口しており,尿は腎盂に集められると,最終的には尿管,膀胱と順を追って体外に出される.

2. 体液量を調節する

　腎臓は体内の水分量,すなわち体液量の微細調節を内分泌系と協調して遂行している.体液量(正確には有効循環血漿量)増加を圧受容体が感知し,レニン-アンジオテンシン-アルドステロン系(RAAS),カテコールアミン,心房利尿ペプチド(ANP)などの内分泌ホルモンを変化させる.これにより糸球体を出る原尿の量は変動する.尿細管では,Na再吸収量を調節する.Na再吸収を抑え,尿細管の中のNa量が増えれば,尿細管での水の再吸収が減り,尿量が増加する.その逆も起きる.

　また,高温環境,発汗などにより不感蒸泄が増えると,体液の水部分が減少し,浸透圧は上昇する.この情報が浸透圧受容体を介して視床下部に伝えられると,口渇感の増加や抗利尿ホルモン(ADH)分泌増加を起こす.このような口渇感は水分摂取量を増加させる.ADH分泌増加は腎集合尿細管の水透過性上昇による水再吸収増加をもたらすので,尿量は減るとともに,体内では水分量の増加,適正化へと調整が図られる.

3 生体に必要な物質の尿から体内への回収

1. 水（図1-2）

1）再吸収と尿細管

　毎日，体重の倍以上の水分が糸球体を通していったんは血管外に捨てられている．ところが実際に体外に捨てられているのはたかだか体重の2.5〜3％にすぎない．いったんは体外に捨てられた水の98〜99％は再吸収，すなわち回収されているからである．回収部位は近位尿細管，遠位尿細管，集合管と呼ばれる尿細管である（2頁参照）．尿細管管腔内の水分子は，これらの尿細管の上皮細胞にあるアクアポリンと呼ばれる水分子を選択的に透過させる水チャネル（water channel）という超微細な通路を通って，体内に再び戻される．これらの働きは濃縮力や，体内水分が過剰であったり，低Na血症の場合には希釈力として機能が発揮され，体液の恒常性に寄与する．

2）原尿から濃縮尿へ

　糸球体で濾過された原尿は，まず，近位尿細管を通過し，原尿の水の60〜70％が再吸収される．この際に生体内にとって必要なNa^+，Cl^-，K^+，HCO_3^-などの電解質や糖，アミノ酸の大部分が能動輸送により再吸収される．近位尿細管では，水チャネルであるアクアポリンのうち，aquaporin-1（AQP1）が尿細管の管腔側と血管側の両方に発現し，さらには細胞間隙のtight junctionと呼ばれる溝の水透過性が高く，効率的に水が再吸収される．

　近位尿細管を通過した後の尿はヘンレの細い下行脚に入る．ここではNa再吸収に関与する輸送体は存在せず，尿素の輸送体（UT-A2）が存在している．これにより，間質の尿素濃度は上昇し，高浸透圧化が図られ，AQP1は存在するため，管腔内の水はさらに体内に再吸収して戻される．その結果，尿浸透圧は，糸球体毛細管壁を通過したばかりの原尿の状態で

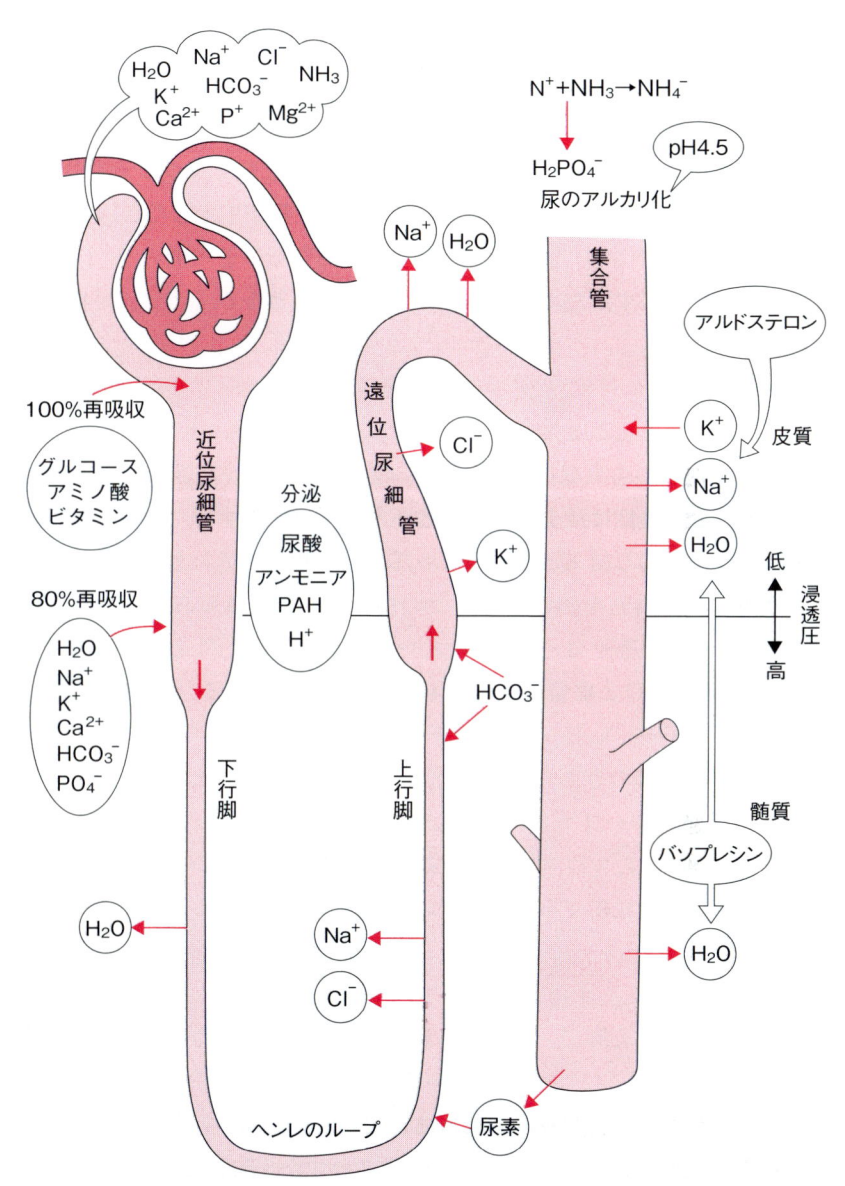

1. 腎臓病を理解するための基礎知識   7

図 1-2　糸球体と尿細管（ネフロン）での尿の流れと物質の動き

血漿浸透圧とほぼ同じ $290\,\mathrm{mOsm/kgH_2O}$ であるが，ヘンレの係蹄の先端に到達するまでに，$1,200\,\mathrm{mOsm/kgH_2O}$ にまで上昇し，濃縮尿が生成される．当然，ここでの管腔内の NaCl 濃度を上昇し，これが次のステップである上行脚での NaCl の間質への移動に重要な意味を持つようになる．それゆえ，逆に，ヘンレの係蹄の先端での Na 上昇が不十分だと，次の段階である上行脚での NaCl 輸送が妨げられ，間質尿細管の間の Na による浸透圧勾配は低下するため，水の再吸収は不十分となる．

3）希釈セグメント

ヘンレの細い上行脚と太い上行脚には水チャネルはない．このため，ここでの尿中の水の再吸収はない．NaCl の再吸収のみが起きるので，浸透圧物質としての濃度は減少し，尿浸透圧としては低下する．すなわち希釈尿が作られたと同じ結果となる．この部分は希釈セグメントと呼ばれ，自由水と呼ばれる溶質を溶かし込んでいない水が成される．浸透圧で表すと，管腔内の浸透圧はヘンレの太い上行脚上部に到達するまでに，$100\,\mathrm{mOsm/kgH_2O}$ と血漿浸透圧の 1/3 にまで希釈される．尿の希釈能は，ヒトでは $60\,\mathrm{mOsm/kgH_2O}$ まで低下させられると言われている．

ヘンレの上行脚のうち，細い上行脚では Cl イオンの尿細管管腔から体内への再吸収がキーファクターになっている．例えば，Cl チャネルを発現しないようにしたマウスでは，浸透圧勾配も集合管への自由水供給もできないために腎性尿崩症を呈するという実験データもある．

4）浸透圧勾配維持機構

ヘンレの太い上行脚で，再吸収された NaCl は髄質の間質の高浸透圧維持に使われる．ここにはヘンレの係蹄，集合管，腎髄質血管が通っており，それぞれが尿細管管腔内の尿と血管内の血液が向かい合って流れる対向流系を形成し，最後の仕上げとして残りわずか 1,500～2,000 mL になるまでに水を効率的に汲み上げている．しかも，乳頭部の細いヘンレの上行脚ではエネルギー消費のない受動輸送のみからなっている．そのための浸透圧勾配維持機構は，対向流増幅系として知られている．

以上のように，腎臓は水を汲み上げるために膨大な事業体を形成しているのである．ちなみに，ラットを1日脱水状態にした場合，最大約 2,500 mOsm/kgH$_2$O まで尿濃縮が認められる．なお，砂漠に生息するトゲマウスは腎臓の髄質や乳頭部がほかの種より長く，髄質の浸透圧勾配形成能が大きくなっており，2,500 mOsm/kgH$_2$O，カンガルーは 4,500 mOsm/kgH$_2$O まで尿濃縮できるといわれているが，血漿浸透圧正常値は 280〜290 mOsm/kgH$_2$O であるから，いかに高濃度に濃縮されるか分かる．

2. ナトリウム (Na)

Na は生体にとって非常に重要な陽イオンであり，体液の浸透圧を決定する主要イオンでもある．このため，糸球体により濾過された Na の 90% が近位尿細管から太いヘンレの係蹄上行脚までの間に再吸収され，9.6% 前後が遠位尿細管で微調整しながら再吸収されている[*1]．糸球体で濾過された Na のわずか 0.4% が体外に排泄されるにすぎない（図1-3）．このようにしないと，細胞外液の浸透圧[*2] を作り，循環血液量を適切な状態に維持できないからである．浸透圧勾配を介した細胞外液調整ができない低浸透圧を伴う低 Na 血症は，腎不全，抗利尿ホルモン（19頁参照）分泌異常症候群，甲状腺機能低下症，糖質コルチコイド欠乏，下垂体機能低下症など特殊な場合を除くと，脱水，循環血液量減少，低血圧などを起こす．

下垂体後葉には血液浸透圧を感知する受容体がある．ここが作動する

[*1] 糸球体から出た原尿の Na の再吸収機構は，経細胞輸送と細胞間輸送に分類できる．Na$^+$ という陽イオンが経細胞的に再吸収されるには，①管腔側膜を介しての Na$^+$ の細胞内への流入，②細胞内から基底側膜を介しての Na$^+$ 排出の 2 ステップが必要であり，その両者に輸送体（トランスポーターあるいはチャネル）が使われる．これらの微調整を担うのがアルドステロンである．

[*2] 血漿浸透圧 Posm(mosm/kgH$_2$O) ＝ 2×(血漿 Na$^+$K(mEq/L)) ＋血糖(mg/dL)/18 ＋ UN (mg/dL)/2.8　ここで，血糖（血漿ブドウ糖）の分母の 18，および UN（血液尿素窒素）の分母の 2.8 は重量濃度 (mg/dL) をモル濃度 (mM/L) に変換する係数を示す．健常者の血漿浸透圧は 290 mOsm/L あるので，Na は血漿浸透圧の大部分を担うことが分かる．

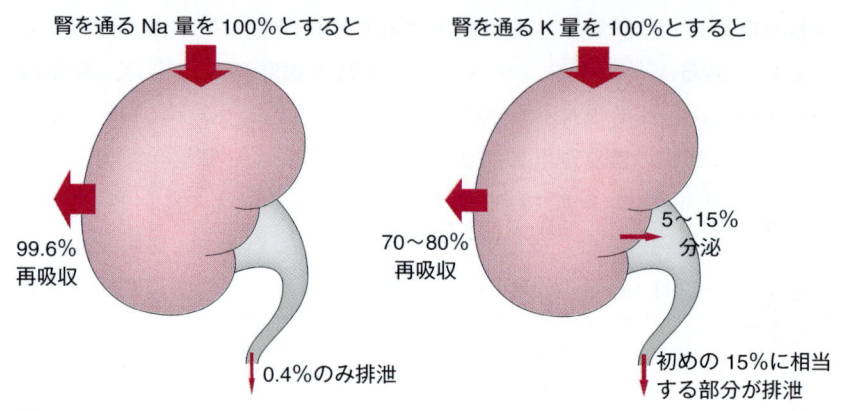

腎を通る Na 量を 100％とすると　　腎を通る K 量を 100％とすると

99.6％ 再吸収　　70〜80％ 再吸収　　5〜15％ 分泌

0.4％のみ排泄　　初めの 15％に相当する部分が排泄

図 1-3 Na と K でそれぞれ異なる腎での再吸収能力

と，抗利尿ホルモンの分泌が促され，集合管での水の再吸収を亢進させる．浸透圧は正常域に調節されるとともに，体液量は一定の範囲に維持されることになる．

3. カリウム（K）

　糸球体で濾過された K^+ の 70〜80％が近位尿細管から再吸収され，15〜20％はヘンレの太い上行脚で再吸収される．

　最終的に尿中に存在する K^+ の多くは，遠位曲尿細管や集合管などより分泌されたもので，糸球体で濾過された K^+ の 15％程度に相当する．集合管細胞（主細胞）の K^+ 分泌機能は，集合管管腔内への Na 到達量，流速（尿量），アルドステロン濃度，血中 pH，血中 K^+ 濃度，K^+ 摂取量，管腔内負電位などの影響を受けて，増減する（図 1-2）．

　一方，K^+ 欠乏時には髄質集合管に多く分布している細胞（介在細胞；intercarated cell）の管腔側に存在する H^+-K^+ ポンプが活性化され，K^+ 再吸収を促進することによって K^+ 保持に働く．

　遠位側ネフロンでは，管腔内を流れる尿の量や管腔内への Na^+ 到達量が増加すると，K^+ 分泌も増加する．これは Bartter 症候群やループ利尿

薬投与時（ヘンレ上行脚でのNa^+/Cr再吸収障害），Gitelman症候群やサイアザイド系利尿薬投与時，マンニトールなど浸透圧利尿時，尿路閉塞後の利尿時，一側腎摘出後の対側腎などにみられる．

4. 水素イオンと重炭酸・炭酸

📢 腎臓は水素イオン処理工場

　エネルギー代謝などの過程で作り出される水素イオン（H^+）は，近位尿細管上皮細胞のNa^+/H^+交換輸送体により，原尿中のNa^+の再吸収と交換に，原尿中に排泄される．近位尿細管では，1個のH^+を原尿中へ排泄するのと交換に，1個のNa^+と，1個のHCO_3^-が，尿細管細胞内に，取り込まれる．結果的に，$NaHCO_3$が，血液中に再吸収され，重炭酸・炭酸による水素イオン（H^+）に対する緩衝系が体内に保持されることになる．

📢 重炭酸と炭酸は腎で作られる

　ただし，糸球体濾液中のHCO_3^-濃度は，正常では約24 mEq/Lであるが，80〜85%は，近位尿細管で再吸収され，15%程度は，ヘンレ係蹄で再吸収され，1〜2%は遠位尿細管で再吸収される．また，近位尿細管細胞から分泌されたH^+のほとんどすべてがHCO_3^-と反応して，炭酸（H_2CO_3）となる．その結果，尿のpHは，最大4.3程度まで低下させることができる．しかも，ここで作られたH_2CO_3は，近位尿細管細胞の尿細管腔側の刷子縁に沿って存在する炭酸脱水酵素（CA）の管内作用によって，二酸化炭素と水に分解される．二酸化炭素は，すべての細胞膜（生体膜）を容易に拡散でき，尿細管細胞に入ると，H_2CO_3生成に使用される．

📢 リン酸も大切な水素イオン緩衝剤

　一方，遠位尿細管と集合管では，糸球体で濾過されたリン酸2ナトリウム（Na_2HPO_4）が，下記のようにH^+と反応し（H^+を緩衝する），リン酸1ナトリウム（NaH_2PO_4）に変わる際に放出されるNa^+が再吸収されている．

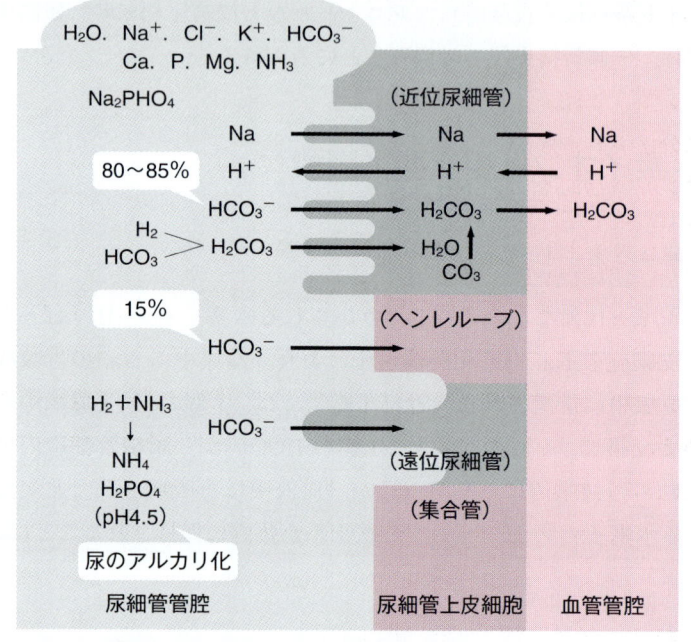

図 1-4 腎臓での水素イオン処理工程

$$\mathrm{Na_2HPO_4 + H^+ \leftrightarrow NaH_2PO_4^- + Na^+}$$

　近位尿細管で再吸収を免れたリン酸は，尿が遠位尿細管や集合管に達した時点で，既に水部分の再吸収機転が加わり，濃縮され，血漿中では「$\mathrm{H_2PO_4^-}$」:「$\mathrm{HPO_4^{2-}}$」= 1:4 であっても，pH 4.5 の尿中では，「$\mathrm{H_2PO_4^-}$」:「$\mathrm{HPO_4^{2-}}$」= 200:1 にまでも上昇する．

尿のアルカリ化は水素イオン処理の証しだよ

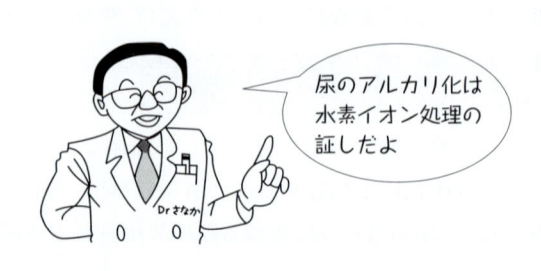

> 📢 アンモニアも水素イオンの処理に大活躍

その他，アミノ酸が脱アミノ化されると，アンモニア(NH_3)が生成される．アンモニアは，脂溶性なので，脂質を含む細胞膜を容易に通過し，原尿中に分泌されやすい．アンモニアは，原尿中に排泄されたH^+と反応して，アンモニウムイオン(NH_4^-)となり，尿をアルカリ化する．このとき，交換にNa^+Cl^-のNa^+が再吸収される．アンモニウムイオンはアンモニアと異なり，脂質不溶性でありかつ陽性荷電のために逆拡散できない．このため，尿細管腔に留まりやすく，そのまま尿中に排泄される．慢性の代謝性アシドーシスでは，動脈血中のグルタミン濃度は，グルタミナーゼやグルタミン酸デヒドロゲナーゼ(glutamate dehydrogenase)によって脱アミノ化され，正常の70％に低下する．同時に，グルタミナーゼ，GDH，$Na^+-HCO_3^-$共輸送系の遺伝子の発現が増加するため，アンモニア生成量は徐々に増加する．

4 腎にはたらくホルモン

1. アンジオテンシンⅡ

アンジオテンシンⅡ（第6章参照）は，血管平滑筋，肺，肝臓，腎臓，副腎，卵巣，脾臓，脳に分布するアンジオテンシンTypeⅠ(ATⅠ)受容体を介して，短期的には血管収縮作用，心筋収縮力増強作用を強力に発揮し，血圧を上昇，維持する方向に働き，長期的には血管壁肥厚，動脈硬化，心筋肥大をもたらす．

腎においては，糸球体の輸出細動脈にあるATⅠ受容体に作用して細動脈を収縮させ，糸球体高血圧をもたらし，糸球体の濾過圧を上昇させる（高血圧と慢性腎不全の項の図参照）．また，アンジオテンシンⅡは近位尿細管に直接働いて，Naの再吸収を亢進させる．このことによりアンジオテンシンⅡの血圧上昇作用に拍車がかかることになる．

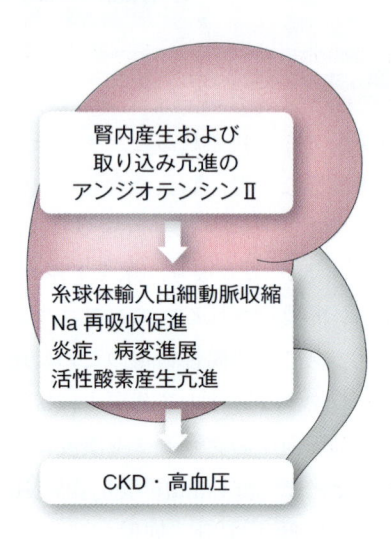

図1-5 アンジオテンシンⅡによる
CKD悪化機序

アンジオテンシンⅡは腎局所でも作られる

　ここで問題になるのは，アンジオテンシンⅡの腎での局所産生であり，腎間質中に血漿中の数十倍の高濃度のアンジオテンシンⅡが存在しているという事実である[1]．当然，これが単なる血漿中から腎臓へのアンジオテンシンⅡの移行だけでは説明がつかない．すなわち，腎には全身のレニン-アンジオテンシン（RA）系とは完全に独立したアンジオテンシンⅡが存在し，血漿中レニンおよびアンジオテンシンⅡ濃度が減少している病態においても，腎内局所RA系の活性が亢進していることがある．アンジオテンシンⅡは，腎においては血管収縮作用以外にも，長期的反応としてのナトリウム貯留，糸球体・間質病変の炎症進展，活性酸素の産生亢進の原因になるなど，CKD，高血圧の進展に深く関与している．

　このように，食塩感受性高血圧では腎臓局所のRA系（図1-5）が正常に制御されておらず，腎内RA系の制御破綻が腎症の進展に深く関与している．腎内のアンジオテンシンⅡ濃度の上昇は，ATⅠ受容体を介した近位尿細管細胞でのアンジオテンシノーゲンの発現亢進による腎臓内でのアン

ジオテンシンⅡ産生上昇および，ATⅠ受容体を介したアンジオテンシンⅡの腎臓内への取り込みの亢進の2つのメカニズムに起因すると考えられている．

2. アルドステロン

1) 生成・分泌

アンジオテンシンⅡが副腎皮質ホルモン産生細胞にある受容体への結合すると，アルドステロンの合成，分泌が始まる．心筋でも作られているとの指摘もあるが，大部分は副腎皮質であり，しかもアルドステロンの分泌量は毎日 50～250 μg で，同じく副腎皮質で作られるコルチゾール（糖質コルチコイド）とは桁違いに少ない．血中では専用の蛋白質がないために，アルブミンやコルチコステロイド結合グロブリン（CBG）などとの緩やかな結合にとどまっている．

アルドステロン合成を上流に辿ると，コルチコステロンがあり，さらに上流には後述するが（22頁）コレステロールがある．すなわち，アルドステロンは，アンドロステロン，コルチゾールとともにステロイドホルモンであり，副腎皮質で作られるので，副腎皮質ホルモンの一つということになる．

腎作用

アルドステロンは腎臓の集合管（集合尿細管）管腔側膜に存在する K チャネルに作用して K 排泄を促進することによって，体内の K 調節に最も重要な役割を演じている（図 1-6）．しかし，これとても Na チャネルに作用するので Na^+ 再吸収が目的と言える．

> アルドステロンは Na 再吸収を促す

そもそも，副腎皮質から分泌されたアルドステロンは，電解質コルチコイド受容体（MC 受容体）と結合して，Na^+ の再吸収を促す．MC 受容体は汗腺，唾液腺，胃腺などに広く分布しているが，腎臓の遠位尿細管に存在

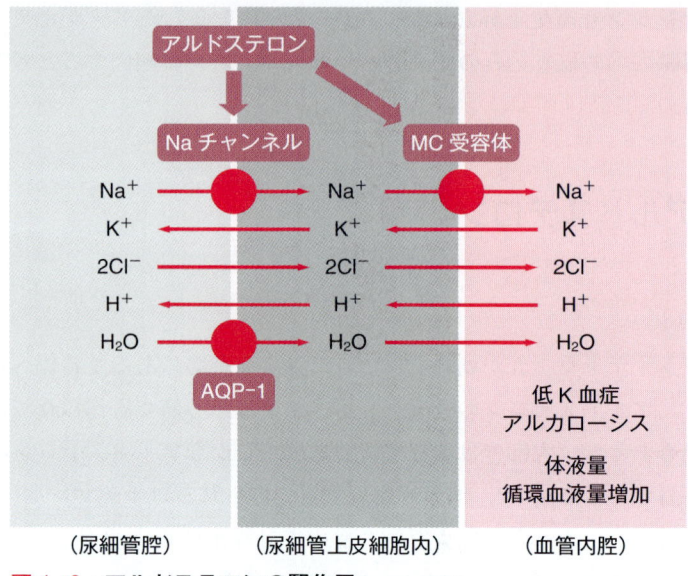

図 1-6　アルドステロンの腎作用

するMC受容体が最も重要である．アルドステロンは細胞内から血管側にNa$^+$を吸い上げると，細胞内は陰性に帯電するので，血管側から細胞内にK$^+$が流入するとともに，尿細管側から細胞内にNa$^+$が吸い上げられる．今度は，尿細管が細胞に対して陰性に帯電してしまうので，細胞側から尿細管側にK$^+$とH$^+$が出ていく．アルドステロンの直接の仕事は細胞内から血管側へのNa$^+$の吸い上げだけあるにもかかわらず，結果的には，Na$^+$の再吸収に加えてK$^+$とH$^+$の分泌が促進することになる．

> アルドステロンはKと水素イオンの分泌を促す

　かくして，副腎皮質から分泌されたアルドステロンは，遠位尿細管，集合管細胞の上皮細胞(主としてprincipal cell)に働く．すなわち，尿細管細胞の尿細管腔側(刷子縁膜側：brush boder：apical site)では，アルドステロンは尿細管腔側の細胞膜に予め存在していたNa$^+$チャネルを迅速に活性化させる．これにより，尿細管腔内(原尿中)Na$^+$の細胞内流入が急速に進む．

基底膜側（血管側：basolateral site）では，アルドステロンはNa^+/K^+-ATPase の合成を促進するのではなく，細胞質内に予め存在するNa^+/K^+-ATPase を基底膜側の細胞膜表面に移動させることによって，基底膜側のNa^+/K^+-ATPase が増し，細胞内の Na^+ を細胞外（血液側）に汲み出す．細胞内の Na^+ 濃度が低下すると，尿細管腔側では，Na^+チャネルが開いて，細胞内に Na^+ が取り込まれ，さらなる Na^+ 再吸収が促される．

同時に，Na^+-K^+-$2Cl^-$ 共輸送体，水チャネル（AQP-1：aquaporin-1），Cl^- チャネルを介して，Cl^-，水も再吸収される．

> 📣 血中にアルドステロンが多くなると血清 K 値低下，血清 HCO_3^- 値上昇，血圧上昇が起きる

以上のようにして，遠位尿細管，集合管細胞での Na^+ 再吸収が促進されると，尿細管腔側にはマイナス電位（陰性荷電）が生じることになるので，K^+ と H^+ が血液中から尿細管腔へ転送され，次いで管腔側膜の電位依存性チャネルが働き，結果として，同時的に K^+ 分泌促進，H^+ 分泌促進と Na^+ 再吸収促進が起きるので，体液量，循環血液量が増えて血圧が上昇し，その一方で，低 K 血症，体液 pH のアルカリ化が起きる．

したがって，心性浮腫や腎性浮腫に対する利尿薬として使用されている抗アルドステロン薬（スピロノラクトンなど）は，アルドステロン受容体に結合して，アルドステロンの作用を抑制することで知られているが，Na^+/K^+-ATPase の活性抑制作用を有しているので，ループ利用薬であるフロセミドと異なって高 K 血症を起こしやすい．

原発性アルドステロン症では，過剰に分泌されたアルドステロンの作用により，体内に Na が貯留する．しかし，Na 貯留が進行すると代償的に Na 利尿がみられるので尿中 Na 排泄はある程度保たれる．Cushing 症候群では，過剰分泌された糖質コルチコイドが部分的に鉱質コルチコイド作用も有するため，原発性アルドステロン症と同様の病態が生じる．

🍇 CKD 悪化因子

近年，アルドステロンは，腎臓のメサンギウム細胞領域の鉱質コルチコイド受容体に作用して，メサンギウムの細胞外基質の増加，腎臓の線維化をもたらすため，糸球体硬化症を悪化させる可能性があると指摘されて

いる．さらには，COX-2 や，MCP-1（ヒト単球走化活性因子）を発現させるため，炎症反応を助長すると言われている．心筋の線維化，左室肥大の原因になるなど，CKD における心腎相関のリスクファクターでもある．

アルドステロンは CKD を悪化させる

またアルドステロンは，直接，心筋や血管平滑筋に作用し，増殖を促進させたり，NADH オキシダーゼ（NADPH 酸化酵素）を発現させ，ROS（reactive oxygen species：活性酸素種）の産生亢進をもたらす．活性酸素種の産生亢進は LDL の酸化を亢進させ，動脈硬化を進展させるだけでなく，NF-kβ の活性化，VEGF（vascular endothelial growth factor：血管内皮増殖因子），MCP-1，PAI-1 の発現などを引き起こす．これらは血管内皮細胞の増殖，血管新生の促進など，炎症を活性化させ，血管周囲や心筋の線維化を引き起こすため，CKD の進展悪化要因となる．

アルドステロンブレークスルー

アルドステロンブレークスルーは，長期間（6 か月以上），ACE 阻害剤や，AII 受容体拮抗剤（ARB）など，RAA 系（レニン-アンジオテンシン-アルドステロン系）を抑制する薬剤を投与し，いったん低下していた血漿アルドステロン濃度が，再び上昇し始める現象であり，アルドステロンブレークスルーにより，血漿アルドステロン濃度が上昇しても，高血圧になることはないが，臓器障害は進展しやすくなると言われる．

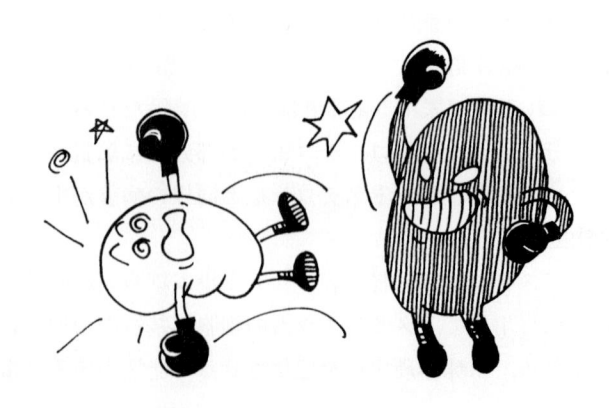

2) 日内変動

　アルドステロンの分泌は，主にレニン-アンジオテンシン系（RAAS）により調節されるので，腎血流量によって，変動する．血中アルドステロン値は，臥位で最も低く，座位では臥位の1.5倍，立位では臥位の2倍に増加する．それゆえ，血中アルドステロン値（アルドステロン分泌能）を正確に評価するには，食塩摂取量を一定（通常9 g/日）にして，朝食を止めて2時間以上安静臥床させた後に，採血をするほうがよい（体位の影響を避けるためには30分〜1時間程度安静臥床させてから採血する）．

> 利尿薬はアルドステロンを上昇させることがあるので注意

　血中アルドステロン濃度は，Ca拮抗薬，アンジオテンシン変換酵素阻害薬（ACE阻害薬），アンジオテンシンⅡ受容体拮抗薬（ARB），β-ブロッカー（β遮断薬）の服用で低下し，利尿薬で上昇する．α-ブロッカー（α遮断薬）は，影響が少ない．

3. 抗利尿ホルモン（antidiuretic hormone；ADH）

　血管収縮させるホルモンとして発見されたため，血管を締めつけるという意味のバソプレシン（AVP）と名付けられているが，生体内では血管収縮作用よりも抗利尿作用のほうに重要な役割を果たしているため，抗利尿ホルモン（ADH）と呼ばれている．

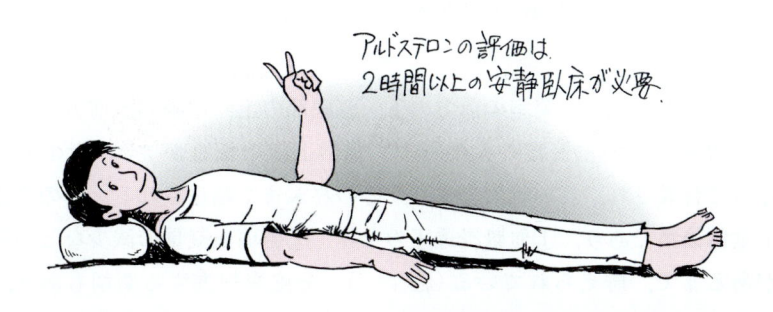

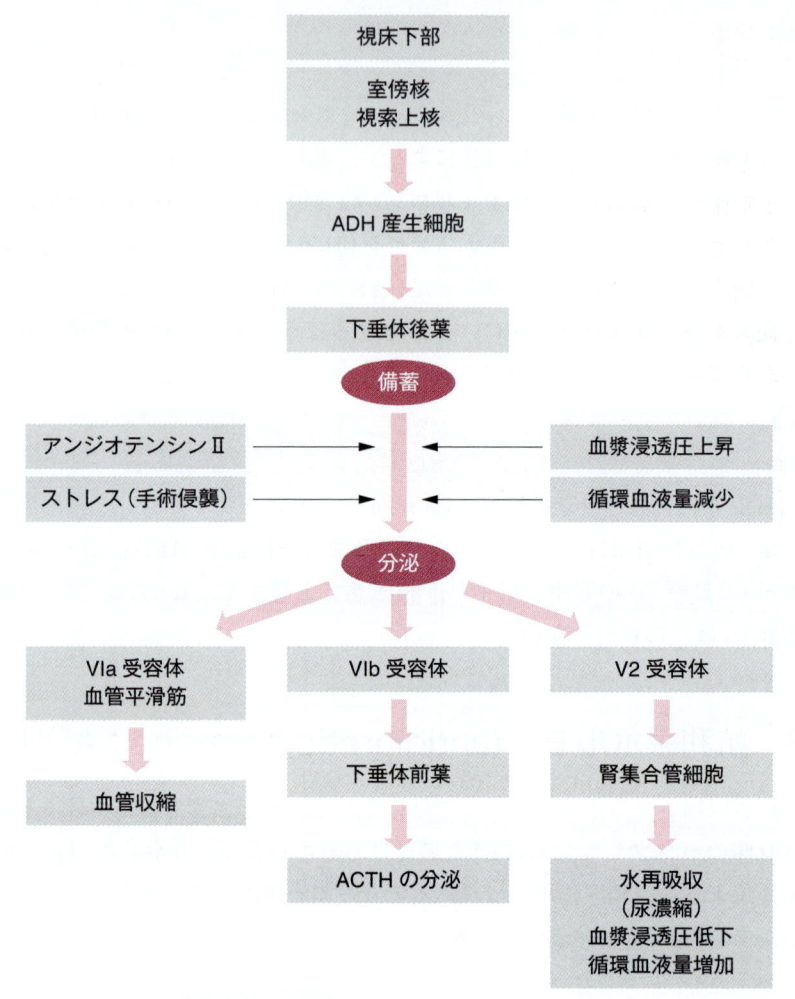

```
        ┌──────────┐
        │  視床下部  │
        ├──────────┤
        │  室傍核   │
        │  視索上核  │
        └────┬─────┘
             ▼
        ┌──────────┐
        │ ADH産生細胞│
        └────┬─────┘
             ▼
        ┌──────────┐
        │ 下垂体後葉 │
        └────┬─────┘
           (備蓄)
```

図 1-7 ADH の分泌と働き場所

（上流刺激）アンジオテンシンⅡ／ストレス（手術侵襲）／血漿浸透圧上昇／循環血液量減少 → 分泌

分泌先：
- V1a 受容体（血管平滑筋）→ 血管収縮
- V1b 受容体 → 下垂体前葉 → ACTH の分泌
- V2 受容体 → 腎集合管細胞 → 水再吸収（尿濃縮）、血漿浸透圧低下、循環血液量増加

このホルモンは，脳室の前方の下，脳底部の上，中脳の上前方の位置にある視床下部の室傍核の大細胞や，視索上核の細胞が ADH 産生細胞となって合成され，長い軸索を下り，その終末まで輸送される．その終末は下垂体後葉であり，①血漿浸透圧の上昇，②循環血漿量の減少などの刺激があるまで，貯えられている（図 1-7）．分泌を促進する薬剤もあり，経

口血糖降下薬のクロルプロパミド，抗腫瘍薬のビンクリスチン，脂質異常症治療薬のクロフィブラート，てんかん薬のカルバマゼピンなどがその代表例である．分泌抑制剤としてはアルコール，抗てんかん薬のフェニトインなどが知られている．酒を飲むとトイレが近くなるのは，このためだ．

　下垂体後葉から血中に分泌された AVP（ADH）は，標的器官の受容体に結合して，その作用を発揮する．受容体には Vla，Vlb，V2 の3種類がある．Vla は主に，血管平滑筋に存在し，血管収縮作用を発揮し，Vlb は下垂体前葉に存在して ACTH の分泌を促す．V2 は主に腎の集合管細胞に存在し，水の再吸収を促進する．V2 は血管内皮細胞にもわずかながら存在し，von Willebrand 因子（vWF）の分泌に関与している．

> 抗利尿ホルモンは水の再吸収を促進し，濃縮尿を作る

　腎における水の再吸収は，既述のように主としてヘンレのループと集合管で行われるが，ADH は後者に関与している．血中を循環してきた ADH が集合管細胞の細胞膜の血管側にある V2 受容体と結合すると，すぐ下に控えている G 蛋白に刺激が伝えられる．直ちにアデニルシクラーゼが活性化させられ，cAMP が増産され，cAMP はさらに A キナーゼを活性化させる．A キナーゼは細胞内に控えていた小胞をリン酸化させて，集合管管腔表面に送り出す．送り出された小胞は水チャネル（これをアクアポリン 2，aquaporin 2：AQ2 と呼ぶ）として機能し，水が細胞内に入れるように細胞膜に通路を作る．すると，水は濃度勾配にしたがってどんどんと細胞内に入り，さらに細胞を通過して血液中に流れ込む．かくして，尿量は減少し，尿浸透圧（尿比重）は上昇する（濃縮尿になる）．そして，体内では水分が貯留することになるので，血漿浸透圧は低下する．

1）血漿浸透圧

　血漿浸透圧の上昇は視床下部の浸透圧受容体を刺激する．ここでの血漿浸透圧の感知能力は鋭敏で，わずか 1％の変化まで捉え，視床下部の ADH 産生細胞に刺激を送る．すなわち，浸透圧が上昇すれば，ADH は直ちに出動し，低下すれば直ちに止まる．その結果，ヒト血漿浸透圧は

285〜295 mOsm/L という狭い範囲のなかでの恒常性が保たれている．

2）循環血漿量

　左心房の容量受容体，大動脈や頸動脈の圧受容体は循環血漿量の変化を感知することができる．減少したと知れば，視床下部の ADH 産生細胞に刺激を送り，循環血漿量が増加すれば，ADH の分泌は抑制され，減少すれば ADH の分泌は亢進することになる．ただし，循環血漿量の増減の刺激は浸透圧の場合よりもはるかに鈍感で，10％以上の増減がないと ADH 産生は変化しない．

3）アンジオテンシンⅡ

　アンジオテンシンⅡが脳下垂体後葉に作用すると，ADH（バソプレシン）の分泌を促進する．アンジオテンシンⅡの本質的な働きが血圧上昇だとすれば，実に合目的的といえる（13〜15 頁）．

4）ストレス

　手術侵襲などのストレスも ADH の分泌を促す．

4．コルチゾール

　副腎皮質の細胞には LDL 受容体があり，循環血液中からコレステロールを積極的に取り込む．コレステロールを取り込んだホルモン産生細胞は，ステロイド核という特異的な構造（図 1-8）を持ったコルチゾールというステロイドホルモン（副腎皮質ホルモン，性腺ホルモン）を産生するが，コルチゾールは毎日 15〜25 mg が分泌され，血中ではその 85％がコルチコステロイド結合グロブリン（corticosteroid binding globulin；CBG）と結合して存在している．ここでも生理活性があるのは遊離のコルチゾールだけであり，CBG 結合コルチゾールは貯留のためのプールとして役立っている．

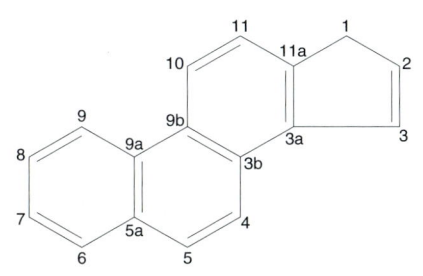

図 1-8　ステロイドホルモンに共通する
　　　　 ステロイド核という特異構造

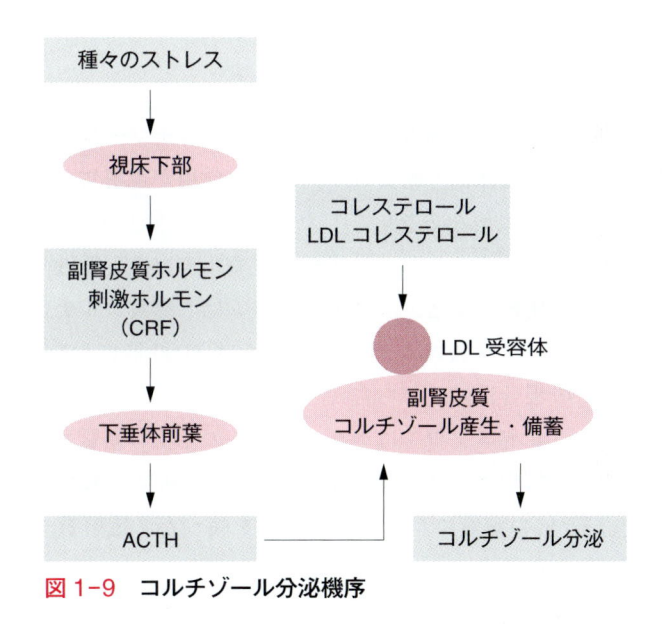

図 1-9　コルチゾール分泌機序

📢 コルチゾールの分泌は中枢系によってコントロールされている

　コルチゾールの分泌は，視床下部と下垂体によるコントロールを受けている．すなわち，視床下部で分泌される副腎皮質ホルモン刺激ホルモン（CRH）が下垂体前葉に働くと，ACTH の分泌を促される（図 1-9）．コルチゾールの分泌は，この ACTH が副腎皮質の細胞膜にある受容体と結合

し，G蛋白の構造変化，cAMP産生を経て，副腎皮質の細胞膜でのLDL受容体の発現，P450scc（コレステロール側鎖切断酵素）を活性化させることによって，促進される．

　コルチゾールの分泌は，早朝に最高値になり，夜間に最低値となる日内変動を示す．この間は1日数回にわたって脈動的に分泌される．視床下部，下垂体は，視交叉上核にある生物時計や，様々な形で生体に加わったストレスに反応して，CRHの分泌を促し，結果として，ACTHおよびコルチゾールの分泌亢進が起きるとも言える．

1）糖質コルチコイド作用

　そもそも，生体内の副腎皮質ホルモンはすべて糖質コルチコイド活性と電解質コルチコイド活性の両方を持っている．コルチゾールが糖質コルチコイドであるという意味は，糖質コルチコイド作用が電解質コルチコイド作用よりも強いからに他ならない．したがって，コルチゾールを1.0としたときの各種副腎皮質ホルモンの効果を糖質コルチコイド活性，電解質コルチコイド活性で比較すると，アルドステロンは，糖質コルチコイド活性は0.3しかないが，電解質コルチコイド活性は3,000倍にもなる．また，合成ステロイドの場合には，どちらか一方の作用を持たせることが可能になる．例えば，プレドニゾロンはコルチゾールの4倍の糖質コルチコイド作用を持つが，電解質コルチコイド活性は0.8倍に抑えられている．デキサメサゾンは25倍の糖質コルチコイド作用を持つが，電解質コルチコイド活性はほとんどない．

> **糖質コルチコイドは生命維持のための有事即応型ホルモン**

　糖質コルチコイドは抗ストレスすなわち生体が生き続けられるようにすることが本質的な役割であると思われ，①血糖上昇，②尿量・Na^+再吸収増加，③抗炎症，④線維芽細胞増殖抑制などの抗有事作用が発揮される．そのために糖質ステロイドの標的細胞は多岐にわたり，その作用も多彩であるが，同時に，治療的な目的で合成ステロイドが使用され，⑤骨への影響，⑥神経系への影響などが現れる．

血糖上昇

有事に備えて，エネルギー源として即効的に利用できる糖を蓄える．その目的のために，①蛋白質を糖に変える(蛋白異化と糖新生を促す)．その結果，糖質コルチコイドが長期間作用すると，筋萎縮を惹起する．②末梢組織の糖利用を抑制する(抗インスリン作用を発揮する)．その結果，血糖値を上昇させる．一方で，肝臓におけるグリコーゲン合成を亢進する．③脂質分解を促進するため，遊離脂肪酸が増える．肝臓は，脂肪酸をβ酸化し，ブドウ糖(グルコース)を生成し，また，ケトン体を生成し，他の組織で代謝燃料としての利用ができるようにする．

尿量・Na^+再吸収増加

糸球体濾過量を増加させ，ADH拮抗作用を発揮するので，尿量の維持に働く．この目的は，糸球体濾過量を増加させ，集合管を含む遠位側ネフ

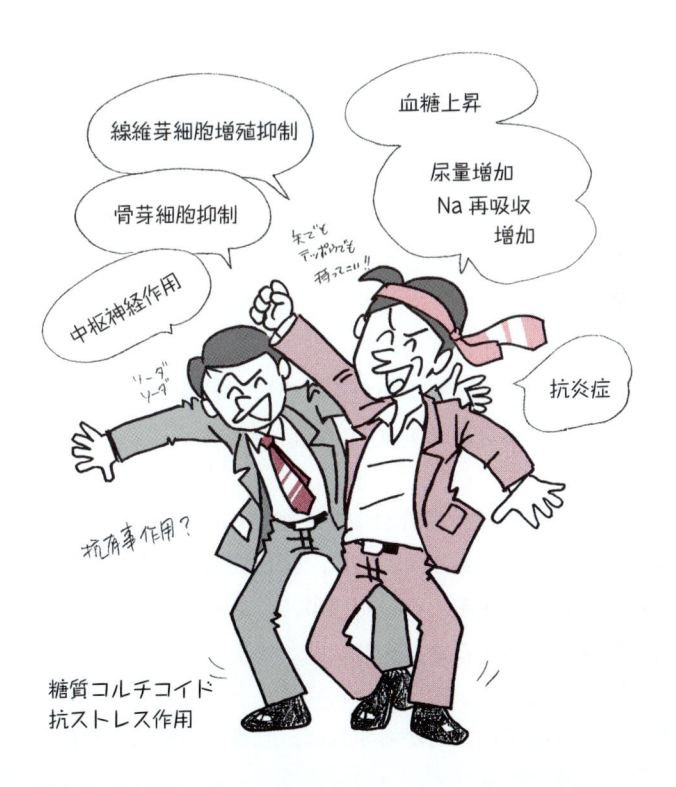

ロン管腔内への流速やNa^+到達量の増加させ，次にアルドステロンに役割を分担させ，K^+分泌の増加，Na再吸収の増加という目的を達成している．このことは，アルドステロン受容体拮抗薬のスピロノラクトンは糖質コルチコイドによるK^+排泄増加には影響しないという事実がこのことを物語っていると思われる．

　Na^+の再吸収亢進は，既に述べてきたように(11頁)，K^+とH^+は交換輸送へと引き継がれ，その結果，K排泄が増すと同時に，もう一つの作用として，Ca再吸抑制が併発させるために排泄が増す．なお，尿細管におけるCa吸収抑制作用は，合成コルチコイドが長期使用されると，結果的に高Ca尿症をもたらす．

🍒抗炎症

　白血球は骨髄からの遊出が促され，血管外への走化が抑制されるので，末梢血液中の白血球数が増加する．一方で，白血球の貪食作用を抑制する．リンパ球，好酸球，好塩基球は末梢血液中への放出が抑えられるため，これらの数も減る．

　また，糖質コルチコイドはリン脂質からアラキドン酸の生成(アラキドン酸カスケード)を抑制するため，プロスタグランジン，ロイコトリエン，トロンボキサンなどの炎症惹起物質の生成を抑える．

　これらの作用の結果，抗アレルギー作用および抗炎症作用が発揮されるが，易感染性をもたらす．

🍒線維芽細胞増殖抑制

　肉芽組織の形成にブレーキがかかるために，組織の線維化を抑えることができるが，創傷治癒が遅延する．

🍒骨抑制

　糖質コルチコイドには，腸管および尿細管におけるCa再吸抑制作用および骨芽細胞抑制作用があり，さらに，蛋白異化作用が加わって，Ⅰ型コラーゲンの産生が低下する．このために，骨形成が不十分になって，低回転型の骨粗鬆症を引き起こす．

🍒神経異常

　有事対応という本来の目的からすれば，脳細胞の賦活化作用とでも言え

るが，合成ステロイドの長期使用は，精神的な不安定，不眠，多幸，集中力低下などの原因になり，使用を止めると，易疲労感，脱力感などを訴えるようになる．

2) 電解質コルチコイド作用

標的細胞の細胞内にある電解質コルチコイド受容体(MC 受容体)と結合し，ホルモン作用にかなう酵素を誘導し，その生理作用を発揮する．しかし，11β-HSD という酵素があるので，MC 受容体を有する細胞内ではこの酵素が発現しているため，コルチゾールは片っ端から生理活性の弱いコルチゾンに変えられてしまう．そのためコルチゾールの電解質コルチコイド作用は極めて弱いということになる．

5 腎で作られるホルモンとホルモン様生理活性物質

1. 傍糸球体装置の構成細胞と働き

傍糸球体装置(juxtaglomerular apparatus；JGA)は，遠位尿細管の緻密斑(macula densa)の細胞，輸入細動脈の平滑筋細胞，輸入細動脈の顆粒細胞，輸出細動脈の平滑筋細胞，両細動脈と緻密斑に挟まれた糸球体外メサンギウム細胞，糸球体内のメサンギウム細胞の細胞から構成されている(図 1-10)．これだけ見ても腎臓が再生困難な臓器であることが分かる．

JGA の機能には 2 種類ある．

傍糸球体装置への塩素イオン濃度変化が糸球体濾過量を調節する

一つは，尿細管糸球体フィードバックで，遠位尿細管を通る尿の流量によって，糸球体濾過量を調節する．尿流量すなわち尿中の塩素イオン濃度が増えると，糸球体輸入・輸出細動脈の血管抵抗を調節して，濾過量を減らすという制御が行われ，過剰な濾過を防いでいる．遠位尿細管は塩素イオンの再吸収によって尿の浸透圧を低下させる(希釈する働きを持つ)．尿

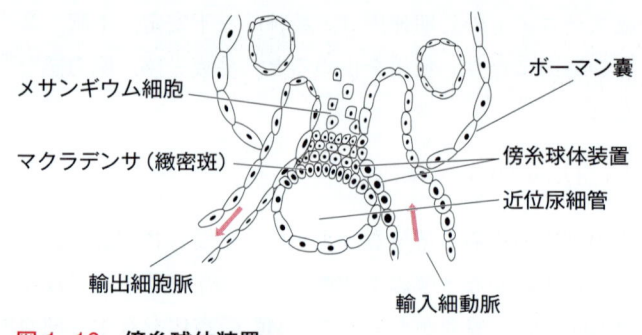

図 1-10　傍糸球体装置

の流量が大きいと塩素イオンの再吸収が十分に行われなくなるので，尿の浸透圧は低下せず，結果的に希釈が十分に行われないということになり，尿中の塩素イオン濃度も高くなる．この濃度に呼応して，糸球体毛細血管の圧が低下するという制御反応が起きると，糸球体濾過量が減り，尿量が減るため，最終的には等量に調整されることになる．

傍糸球体装置はレニンを分泌する

2つ目は，レニンの分泌である．レニンは傍糸球体装置の顆粒細胞から放出され，肝で合成され，血漿中にある10個のアミノ酸からなるアンジオテンシノーゲンを特異的に分解してアンジオテンシンⅠ（AⅠ）というアミノ酸10個のペプチドを生成する．AⅠは，血管内皮細胞（特に肺）が持つ転換酵素によって速やかに分解されて，アミノ酸8個から成るアンジオテンシンⅡ（AⅡ）に変わる〔AⅡは，血管平滑筋に作用すると，血管を収縮させて急速に血圧を上昇させる．副腎皮質に作用すると，電解質コルチコイドであるアルドステロンを放出させる（15〜19頁参照）〕．

アンジオテンシンⅡは血管を収縮させ，血圧を上昇させる．腎不全では完全に廃絶するまではレニン分泌はむしろ活発化し，全身的な高血圧はもとより，糸球体高血圧も著明となる．これは糸球体過剰濾過，蛋白尿の原因にもなる．

2. 造血ホルモンの産生と造血組織の保持容器としての骨を作るホルモンの活性化

1) エリスロポエチン

　造血ホルモンであるエリスロポエチンは傍糸球体装置付近，近位尿細管周囲の血管内皮から出るといわれている．CKDでは本質的にエリスロポエチンの産生低下が起き，腎性貧血と呼ばれる合併症が起きる（126～132，275～278頁参照）．

2) 活性型ビタミンD

　活性型ビタミンDと呼ばれる $1,25(OH)_2D_3$ は，肝細胞にある25位水酸化酵素によって作られた $25(OH)D_3$ の腎における1位水酸化酵素の働きで作られる．すなわち，近位尿細管にPTH（上皮小体ホルモン＝副甲状腺ホルモン）が作用して，遠位尿細管で活性型ビタミン D_3 合成酵素が誘導されることによって作られる．CKDではこの活性型ビタミンDが欠乏し，Caの腸管吸収が低下するため，低Ca血症となり，骨軟化症，さらには上皮小体機能亢進症を起こす．そしてCKD-MBD（Mineral and Bone Disorder）と呼ばれる合併症病態を形成する（98～99頁参照）．

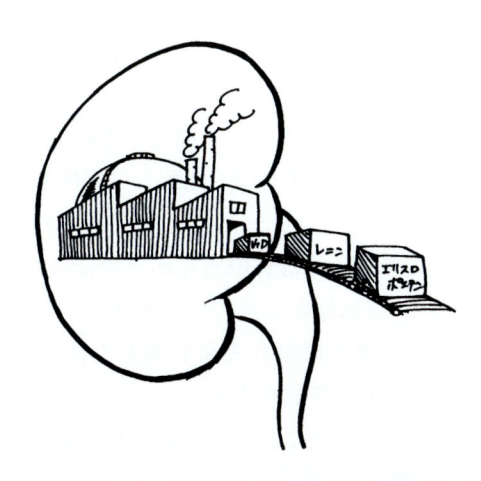

6 CKDのために腎臓のどこがどの程度障害されるか

1. 糸球体

　糸球体が障害され，硬化性糸球体腎炎や糖尿病性腎症のように毛細血管が線維性に閉塞し，毛細管壁の網目構造が破壊され，フィブロネクチンやフィブリンなどの線維で置換されたような病変が起きると，蛋白尿も比較的高度で，高血圧を伴い不可逆的な腎機能低下が起き，CKD Ⅴ期（末期腎不全）にまで進行しやすい．IgA腎症や急性糸球体腎炎，急速進行性糸球体腎炎のようにマクロファージ，単球，好中球などの遊走細胞の浸潤や糸球体上皮細胞の半月体形成性増殖が起きている糸球体は，扁桃腺摘出術，ステロイドパルス療法，免疫抑制療法，血漿交換などが奏効することがあり，この場合は比較的高度の蛋白尿，血尿がみられても寛解することがある．CKDとして腎機能低下が継続しても，軽度の進行にとどまることがある．

2. 尿細管

　尿細管閉塞，尿細管細胞破壊など尿細管障害はあっても，糸球体障害が微小変化にとどまる場合は，慢性腎盂腎炎，痛風腎のように蛋白尿の程度も軽く，ほとんど認められないこともある．血尿が出現することはほとんどない．尿細管細胞は再生することが可能であるので，CKD病期Ⅲ〜Ⅳであっても原疾患の治療が奏効すれば，寛解し，腎機能も改善することがある．

　尿細管障害が全体に及び，糸球体障害を伴う場合は，蛋白尿，高血圧，高K血症になりやすい．CKDとしての予後も悪い．このようなCKDはⅣ型尿細管性アシドーシスと呼ばれる高K血症を伴う代謝性アシドーシスを呈していることがあり，注意を要する．

　尿細管障害が集合管に限局的である場合は，慢性腎盂腎炎のように希釈

尿を排出することが多く，糸球体障害が軽症にとどまれば，蛋白尿も軽度でCKDの進行も比較的遅く，CKDに対する様々な治療（多重標的療法，第4章参照）が奏効することが多い．

常染色体優性遺伝の慢性腎臓病である囊胞腎は，尿細管の破壊が主体であり，直接的に糸球体にまで病変が及ぶことはないため，進行も遅い．ただし，尿細管破壊による二次的な障害が糸球体に及ぶことになると蛋白尿，高血圧を併発し，比較的急速に腎機能障害は進行し，末期CKDに至る．

3. 間質

比較的急速な腎機能障害と同時に間質に浸潤した好酸球の尿中への漏出，排出で気づかれることが多いアレルギー性間質性腎炎などでは，副腎皮質ホルモンによる治療が必要で，この治療が遅れるとCKDとなる．本症では糸球体障害が軽微にとどまっていることが多く，CKDに陥っても副腎皮質ホルモンの使用で進行遅延が望めるので，疑われたなら本剤を開始するとよい．

間質の線維化が著明な糸球体腎炎は腎機能が低下し，進行性で末期腎不全に至るCKDが多い．このような腎臓は尿細管萎縮を伴う．

4. 弓状動脈・小葉間動脈

高血圧が長期間続き，動脈硬化症が著明な患者，細動脈硬化症の患者では，弓状動脈・小葉間動脈の壁肥厚がみられる．蛋白尿を伴うことは比較的まれであるが，糸球体輸入出細動脈の壁肥厚にまで進展すると，蛋白尿は稀ながら2g/日以上になる．CKDになっても進行は比較的緩徐であり（多重標的療法，第4章），が奏効することが多いが，虚血性心疾患を合併する場合にはCKD病期4末期〜5早期で，急性増悪から尿毒症症状を示すことがある．このような場合，時を移さない腎代替療法への早期導入がその後の予後を良好にする．

文献

- Michael A, et al：Dephosphorylation and Intracellular Redistribution of Ventricular Connexin43 During Electrical Uncoupling Induced by Ischemia. Circ Res 86：656-662, 2000
- Diana E, et al：Influence of Parity and Age on Ambulatory Monitored Blood Pressure During Pregnancy：Hypertension 37：753-758, 2001
- A. Nishiyama, et al：Renal Interstitial Fluid Concentrations of Angiotensins I and II in Anesthetized Rats：Hypertension 39：129-134, 2002
- A. Nishiyama, et al：Systemic and Regional Hemodynamic Responses to Tempol in Angiotensin II-Infused Hypertensive Rats：Hypertension 37：77-83, 2001
- Dewan SA, et al：Nitric Oxide Blockade Enhances Renal Responses to Superoxide Dismutase Inhibition in Dogs：Hypertension 39：293-297, 2002
- H. Kobori, et al：Enhancement of Angiotensinogen Expression in Angiotensin II-Dependent Hypertension：Hypertension 37：1329-1335, 2001
- H. Kobori, et al：Expression of Angiotensinogen mRNA and Protein in Angiotensin II-Dependent Hypertension：J Am Soc nephrol 12：431-439, 2001
- Zhuo JL, et al：Ang II Accumulation in Rat Renal Endosomes During Ang II-Induced Hypertension：Role of AT1 Recepto：Hypertension 39：116-121, 2002
- Navar LG, et al：Regulation of Intrarenal Angiotensin II in Hypertension：Hypertension 39：316-322, 2002

2 CKDの診断基準・病期分類とその意味

1 診断基準

1．基本定義

　腎疾患を表2-1のような基準を満たせば，慢性腎臓病と診断することができる．これによって，早期診断，早期治療が可能になった．

2．改訂定義

　2009年10月にロンドンでKDIGO（Kidney Disease：Improving Global Outcomes）のコントラバシー・カンファレンスが開催され，蛋白尿（アルブミン尿）についての扱いが明確にされた．すなわち，蛋白尿（アルブミン尿）の程度をA1；0.000～0.029 g/日（アルブミン/クレアチニン比；ACR），A2；0.030～0.299 g/日（ACR，g/mg・Cr），A3；0.300～1.999 g/日（ACR，g/mg・Cr），A3；2.000 g以上/日（ACR，g/mg・Cr）の4段階に定義づけた．

　ここで重要なことは，0.030～0.299 g/日という微量アルブミン尿の存在にきちんと目が向けられたことと，それさえも認められない場合にも

表2-1　慢性腎臓病の定義

下記の1か2のどちらかを満足する場合とする．
①腎疾患の確定診断（慢性腎臓病の原因となる病気）とは無関係にGFRが3か月間以上継続して60 mL/分/1.73 m^{2}未満に低下している．
②GFRの異常の有無に関わらず，病理学的診断，血液検査，尿検査，画像診断のいずれかで，腎臓の形態的または機能的な異常が推察され，これをもって腎障害ありと診断し，かつこのような状態が3か月間以上継続する．

表 2-2 CKD 分類（KDIGO2009）

病期	GFR(mL/分/1.73m²)	尿蛋白(g/日)あるいはアルブミン尿(ACR)[注1]			
		A1	A2	A3	
		0.000～0.029	0.030～0.299	0.300～1.999	≧2.000
1	≧90				
2	60～89				
3a	45～59				
3b	30～44				
4	15～29				
5	<15				

注1：ACR；尿アルブミン（尿アルブミン/尿クレアチニン比；(g/mg・Cr)

CKDと診断できるように改訂されたことである．このような定義づけは次項に述べる病期分類に反映されている．

　これにより，蛋白尿をCKDの重症度比較のためのスケールにすることができる．筆者は，今後のCKD臨床における様々な検査指標，治療方法の開発や予後評価などにも応用できると思われ，意義深いと考えている．

2 病期分類とその意味

1．基本分類

　腎障害の程度に応じて，5段階の病期（病期；ステージ）に分けている．病期を示せば，腎病変をある程度推察でき，治療への反応性が予想できる．これをまとめたのが表2-2である．ここで重要なのは基準となる糸球体濾過値(GFR)[*1]の評価であり，それは血清クレアチニン値と年齢を基にして策定されたGFR推算式で得られるため，数値は本来の値より高めに算定されている可能性があるということに注意しなくてはいけない．逆に言えば，真のGFRはGFR推算式で得られる数値(eGFR)より低い可能性があるということになる．すなわち，例えば，病期1と判定されて

も，それが定義ぎりぎりの 90 mL/分の場合は既に病期 2 である可能性も否定できない．また，90 mL/分よりはるかに大きな数値であっても腎機能が安定しているとは言い難いことになる．

糸球体の過剰濾過や，尿細管の過剰分泌はどの病期にあっても存在する．その程度は初期ほど大きくなる可能性があり，病期の進行とともに縮小してくる．すなわち過剰濾過は過剰の蛋白摂取や食塩摂取が主要な原因の一つであり，これらへの代償機能の表れとも言える．病期が進み，4，5になると，そのような代償機能も障害され，腎機能回復の可能性は低くなってくる．病期 1，2 はその逆であるが，代償機能の発現継続はいずれ破綻し，終局的には慢性腎臓病の悪化へと進むことになる．

また，原疾患によって，CKD の予後は大いに異なるので，高血圧，糖尿病，糸球体腎炎など（138 頁，**表 4-3，4-4** 参照）についても記載することが求められている．

以上のことは病期 1，2 での食事療法，ACEI/ARB 使用の根拠になると

[*1] 糸球体濾過値（glomerular filtration rate；GFR）は腎機能（糸球体機能）指標であり，分子量 5000 のイヌリンを負荷し，クリアランスとして求められる値が最もよくその目的にかなっている．しかし，検査方法が煩雑であるため，一部の専門病院でのみ実施されるにすぎない．一方，日常臨床では血清クレアチニン値の測定が簡便であるため，繁用され，クレアチニンクリアランスを求めることで GFR の代用とされている．ところが，血清クレアチニンは筋肉の代謝産物であるために腎機能以外に筋肉量の影響を受けるという欠点をもつ．そこで，解決策として，イヌリンクリアランスとクレアチニンクリアランスとの相関関係を検討した膨大なデータをもとに下記のような推算式が日本腎臓学会より提唱され，実際の臨床には必要不可欠となっている．

男性　eGFR＝194×血清クレアチニン値$(mg/dL)^{-1.094}$×年齢$^{-0.287}$
女性　男性の推算式に女性係数 0.739 を掛ける．
これらの計算式は下記の場合には適用できないことに留意する必要がある．
　（ア）急速に腎機能が変化する状態（急性腎不全）
　（イ）年齢（小児，超高齢者）や体格の異常（極端なやせ，または肥満）
　（ウ）筋肉量が異常（運動選手，栄養失調状態，筋肉疾患を有する人，下肢切断患者など）
　（エ）クレアチンの異常摂取（クレアチンサプリメント常用者など）
その他，さらに簡易的には，日本腎臓学会で折田らが作成した下記のような推定式を利用するとよい．
男性：(33－0.065×年齢－0.493×BMI)×体重(kg)÷血清 cr(mg/dL)÷14.4
女性：(21－0.030×年齢－0.216×BMI)×体重(kg)÷血清 cr(mg/dL)÷14.4

考えている．それゆえ，ACEI/ARB あるいは H_2 ブロッカー使用後，低蛋白食事療法実施後の GFR が真の GFR（イヌリンクリアランス）に近くなる可能性がある．これらの治療にもかかわらず，eGFR を低下させてしまったと錯覚させる症例に遭遇することがある．一般論としても糸球体や，尿細管での過剰分泌の存在を否定する者はいないが，その程度の判別法はない現在，臨床的には参考にすべき病態と考えている．

GFR が 100 mL/分をはるかに超えた高値であることを見逃すことこそ，慢性腎臓病患者の増大を招く最大の要因かもしれない．この時期から治療的手段を施すべきであるが，見逃されているのが臨床現場での状況であろう．

さらにまた，病期 4 と判断される GFR が 15 mL/分未満の状態でも過剰濾過分が加味された数値になるとすれば，この数値は，透析療法または腎移植を準備のための出発点としても早すぎず，むしろ，維持透析後あるいは腎移植後の生命予後，生活予後の向上に大いに寄与するものと推察される．事実，米国では GFR 15 mL/分を割った時点で，尿毒症病態があれば透析療法への導入または腎移植を実施する傾向にある．

2. 蛋白尿（アルブミン尿）

尿蛋白の評価はすべての病期で要求されている．その数値が大きいほど重症度は増す．A3：2,000 g 以上/日（ACR，g/mg・Cr）の蛋白尿は病期 1〜5 まですべてにおいて，末期 CKD へのリスクが高いことが強調されている．これをまとめたのが表 2-2 で，蛋白尿と eGFR で作られるボックスの色合いが濃いほど，重症度が高く，病期 3〜5 においては，尿蛋白量が多いほど，さらに心合併症，CKD 悪化リスクが高くなることを示し，注意を喚起している．

このように，すべての病期において尿蛋白を測定し，評価する必要がある．このことを臨床に証拠づけたのが KDIGO であり，彼らは 50 以上の施設から，1,555 千人以上の患者に関しての臨床データを集積し，eGFR と尿蛋白が総死亡，心筋梗塞などの循環器病による死亡，末期腎不全，腎機能低下などに及ぼす影響をメタ解析している．その結果，アルブミン尿

（ACR，g/mg・Cr）>30 mg/日の蛋白（アルブミン）尿，GFRが60/mL/分/1.73 m² 未満の患者における相対リスクの上昇が確認されたと報告した．ここで興味深く思うべきは，尿蛋白（アルブミン）11～29 mg/日から死亡の相対リスクは上昇しているという指摘である．筆者はこれまでの臨床経験で，微量アルブミン尿がCKD診療において無視できない病態であるという印象を有しており，今後ともCKDを撲滅するための日常臨床において，微量アルブミン尿以上を尿蛋白陽性として扱うという観点で，しっかり患者を把握することが求められている．

3. GFR

1）GFRの評価における推算GFR（eGFR）の注意点

CKDの診断定義および病期分類の基準になっているのはGFRであり，それも推算GFR（eGFR）である．eGFRが血清クレアチニン値と年齢から求められることは35頁に述べたとおりであるが，本来はイヌリン，^{125}I-iothalamateなどを用いた実測GFRを用いるべきである．

なぜなら，このeGFRの欠点は，実測GFRと±20 mL/分以上も乖離する可能性があることであり（図2-1），34，35頁でも指摘した．さらには，日本腎臓学会のプロジェクト「日本人のGFR推算式」でも明らかにされた．すなわち，これらの矛盾は，本質的には血清クレアチニンが糸球体機能を反映しているわけではないということに起因しており，波多野道康の研究成果でも，糸球体障害が高度なほど，尿細管上皮細胞からの分泌機構が亢進するなどの影響を受けることが明らかにされている．さらには，血清クレアチニン値は筋肉量，摂取蛋白量でも影響を受ける．高齢者や女性では特にその傾向が強い．血清クレアチニン値から推測されるeGFRはあくまでも推算値にすぎない．eGFRをそのままGFRとして受け止めるのではなく，あくまでも特定の個体内での経過観察のためのサロゲートマーカーとしてとらえるにとどめ，本来はイヌリンクリアランスを実測し，実測GFRを求めるべきである．

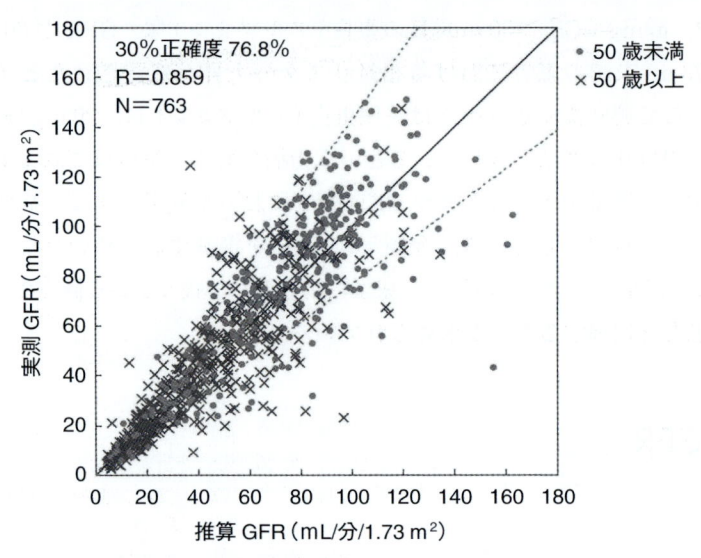

図 2-1　日本人の GFR (763 例)

eGFR = 194Cr$^{-1.094}$ 年齢$^{-0.287}$ (女性の場合×0.739)
堀尾　勝, 今井圓裕, 安田宜成, 他；わが国における CKD 対策の新たな展開～日本腎臓学会日本人の GFR 推算式プロジェクト. 第 51 回日本腎臓学会学術総会 (福岡), 2008 年 5 月 30 日

　病期 3 は GFR が 30～59 mL/分/1.73 m^2 と広範にわたる．しかもこの時期は CKD を寛解に持ち込めるかそのまま次の病期に持ち越させてしまうか，全く異なる結果が生まれる重要な時期でもあり，注意深い CKD 管理が要求される．CKD リスクは同じではない．二つに分けるべきである．このことについて筆者は様々な機会を捉えて語ってきた．実際**表 2-3** は過去 10 年にわる筆者の臨床経験に基づくもので，**表 2-2** の 2009 年改訂分類への移行は極めて容易であったことを自負心をもって附記したいと思う．
　すなわち，この度の改訂により，病期 3 は**表 2-3** に示すように 3A (45～59 mL/分/1.73 m^2) と 3B (30～44 mL/分/1.73 m^2) に分割された．

2) eGFR は同一個体内での経過の比較には用いることができても，個体間の比較には不向き

　eGFR は，同一個体内での経過の比較には用いることができても，個体

表 2-3　慢性腎臓病の病期分類と治療の意味

病期	腎障害（GFR）の程度		治療の意味（寛解の可能性）
1	正常 （または過剰濾過）	≧90	腎臓病変は軽微に留まっている可能性が高いため，末期腎不全そのものへの進展を回避できる可能性がある．したがって，GFRあるいはクレアチニンクリアランスの異常高値を過剰や過剰分泌と認識し，その是正を図ると同時に，慢性腎臓病の原疾患への適切な対応，治療で寛解する可能性が高い．
2	軽度低下	60〜89	腎臓病変は軽症から中等症まで様々である可能性が高い．したがって，残存ネフロンの存在により尿細管の再生とそれに続く糸球体機能の復活が期待される．慢性腎臓病は寛解の可能性がある．このためには原疾患へのさらに適切な対応，治療，慢性腎臓病の進展，悪化の危険因子の併発予防あるいは積極的な治療が必要．同時に，患者自身および家族の積極的な治療参加が必要となる．
3 （3a・3b）	中等度低下	30〜59 （3a；45〜59・3b；30〜44）	腎臓病変は中等症から重症にまで悪化している可能性が高い．残存ネフロンの存在により尿細管上皮細胞の再生は期待できても，それに続く糸球体機能改善は不十分なため，慢性腎臓病は寛解の可能性は病期2より低い．原疾患への対応，治療は当然必要であるが，慢性腎臓病の進展，悪化の危険因子の併発予防あるいは積極的な治療で，次の病期4への進行遅延をはかることができる．そのためには，患者自身および家族のなお一層の治療参加が要求される．
4	高度低下	15〜29	腎臓病変は重症化している．慢性腎臓病の寛解の可能性は低い．保存期慢性腎不全治療に過度の期待を持たず，透析療法（腎移植）導入（実施）を受け入れる準備をしつつ，慢性腎臓病の進展，悪化の危険因子の併発予防あるいは治療を行い，併せて適度の食事療法を実施することにより，次の病期5への進行遅延は期待できる．患者自身および家族のさらなる治療参加は欠かせない．

（次頁につづく）

表 2-3　慢性腎臓病の病期分類と治療の意味（つづき）

病期	腎障害（GFR）の程度		治療の意味（寛解の可能性）
5	末期腎不全	<15	腎臓病変はさらに重症化し，大部分の症例で寛解させることはほぼ不可能といえる．腎代替療法開始までの時間遅延さえも期待できないことが多い．このため，維持透析後の生命予後，身体予後を考えた適切な時期での透析療法への導入または腎移植の実施が求められる．その後にくる新たな生活と生命予後を良質なものとすることに気持ちを集中させたほうが得策といえる．過度の食事制限による低栄養は，生命を脅やかすことになることも知っておく必要がある．
5D	末期腎不全	<15 腎代替療法	透析療法（血液透析，腹膜透析）開始後も心血管系疾患，動脈硬化症，糖尿病，脂質異常症，高血圧，さらには悪性腫瘍などの生活習慣病への注意を怠ってはいけない．
T	腎移植	病期 1～5	CKD 病期 1～5 で述べたことは移植後も共通して必要な注意事項である．同時に CKD 病期 5D で述べた合併疾患への注意も継続していることを念頭に置く必要がある．

間の比較にこれを用いることは適切ではないという意味になることも知っておく必要があり，結果の解釈には注意を要する．それでも，血清クレアチニン値を GFR に変換することによって，CKD の臨床病態の把握が容易になり，CKD の早期診断，早期治療に結びついてきたことはまぎれもない事実であり，このことは高く評価される．それゆえ，日常臨床では血清クレアチニン値は常に eGFR に計算し直すという習慣を持つべきと考える．

4. 筆者が日常臨床で使用している CKD 分類

KDIGO の controversy conference は，既述のように蛋白尿（アブミン尿）の扱い，原疾患への配慮を明確にした．問題は，さすがにわが国の保険制度にまで配慮されていないという点である．これに対して，日本腎臓学会から提案された CKD 分類は，原疾患を糖尿病性腎症と非糖尿病腎疾

患の2群に分けるとともに，尿蛋白を3群，すなわちA1，A2，A3に分類している．日常臨床において手元にこの分類表を置いておけばよいが，そうでなければ，記憶に留めるにはやや複雑になっている．これは尿中アルブミンを保険算定が糖尿病性腎症のみに限定されているという現実的な事情に配慮していることによると思われる．

筆者は，尿蛋白の程度が重いほど，CKDが重症化しやすいとのこれまでの臨床研究に配慮し，日本保険制度を勘案した分類として，KDIGO，日本肝臓学会CKD分類に準拠したCKD分類の**表2-4**をもとに日常臨床を遂行しており，特に問題はなく，むしろ患者指導には相応しいと考えている．すなわち，蛋白尿については現行の保険制度のもとで実施可能な試験紙法による判定量的な蛋白尿測定を主体とし，（＋）以上の定性反応が出れば，顕性蛋白尿として，従来通りの蛋白定量が可能になるので，それらを用いればよく，分かりやすい．微量アルブミンについても，試験紙を用いた尿蛋白の判定量的な分析で十分に病態把握が可能と考えている．

1）蛋白尿 0.3 g/日と 1.0 g/日は CKD 寛解，維持，悪化の分岐点

筆者は蛋白尿（アルブミン尿）の程度をA1；0.000〜0.009 g/日（アルブミン/クレアチニン比ACR）・0.010〜0.029 g/日（ACR，g/mg・r），A2；0.030〜0.299 g/日（ACR，g/mg・r），A3；0.3〜1.999 g/日（ACR，g/mg・Cr）・2.000 g以上/日（ACR，g/mg・Cr）の4段階に分けている．**表2-4**ではA3；0.3〜1.000 g/日（ACR，g/mg・Cr）・1.000 g以上/日（ACR，g/mg・Cr）を括弧付きで記載しているが，実際にはこのように分類したほうが臨床的な実感に即しているとの思いを込めている．

すなわち，蛋白尿 0.300 g/日は CKD が寛解するか，維持に留まるかの分岐点 A2，A3 の境界であり，蛋白尿 1.000 g以上/日は A3 の中にあって，CKD を維持に留めるか，悪化にベクトルを許すかの分岐点である．

蛋白尿の程度は GFR と肩を並べるほど重要で，病期が GFR によって 5〜6 つに分類されるように，蛋白尿も 3〜5 つに分けるべきと考えている．

表 2-4　CKD 病期分類(modified by TSNK)

CKD Stage (病期)	GFR (Cin, Ccr or eGFR) (mL/分/1.73 m²)	尿蛋白(g/日)あるいはアルブミン尿(ACR g/mgCr)				
		A1		A2	A3	
		0.00～0.009	0.010～0.029	0.030～0.299	0.300～1.000 (1.999)	≧1.000 (2.000)
		蛋白尿試験紙検査法 (保険的には非糖尿病性腎症に適用する)				
		－～±	＋	＋2	＋3	
1	≧90					
2	60～89					
3a	45～59					
3b	30～44					
4	15～29					
5	＜15 (あるいは D；透析療法)					

T；腎移植の場合は GFR に応じてそれぞれの病期に T を付記する．

文献

- National Kidney Foundation：K/DOQI clinical practice guidelines for chronic kidney disease；evaluation, classification, and stratification. Am Kidney Dis：39, Sl-266, 2002
- Levey AS, et al：The Definlilon, classification and prognosis of Chronic Kidney Disease；a KDIGO controversies conferenoe report. Kidney Int 2010 1-12,(http://www.kidney-international org)
- Chronic Kidney Disease Prognosis Consortium：Association of estimated glomerular filtration rate and albuminuria with all-cause and cardiovascular mortality in general population cohorts a collaborative meta-analysis. Lancet 375：2073-2081, 2010
- 堀尾　勝，他：わが国における CKD 対策の新たな展開～日本腎臓学会日本人の GFR 推算式プロジェクト．第 51 回日本腎臓学会学術総会(福岡)，2008 年 5 月 30 日
- 波多野道康：腎障害時の尿細管における creatinine 分泌に関する研究．日腎会誌 33：1097-1104, 1991
- 佐中　孜：最近の末期慢性腎臓病(CKD)の疾病構造の変化と改訂 CKD 病期分類．東京女子医科大学雑誌 82 巻臨時増刊号(平成 24 年 7 月 31 日発行)，1-8 (E327～334)，2012
- 日本腎臓学会：CKD 診療ガイド 2012．日腎学誌 54, 1031-1189, 2012

3 CKDの検査と診断

1 自覚症状もなく，CKDとは思えない場合の簡便な早期診断法

> 早期発見は治癒，寛解につながる

　既に糖尿病，高血圧症，メタボリック症候群，脂質異常症，高尿酸血症の患者であればCKDの発症リスクは高い．糖尿病，高血圧，腎臓病の患者が血縁にいるという家族歴を持つ人々もCKDの発症リスクは高い．したがって，これらに該当する場合は，身長，体重，血圧の測定，血清クレアチニン，LDLコレステロール検査，尿検査（蛋白，糖，潜血，白血球反応）などによってかなりの高い確率でCKDを発見できる．しかもCKD病期1～2という極めて早期の病態の発見は，CKDの治癒，寛解につながる．最小限，表3-1の検査を定期的に行い，その結果を個人情報として厳密に管理したうえで登録し，継続的にfollow-upすれば，簡便で，効率的に生活習慣病，CKDを発見でき，早期治療に結びつけることが可能である．これらの疾患存在が明らかとなれば，その後に原因疾患のさらなる診断のための精密検査へ進み，的確な治療へと帰結させればよい．

表3-1　CKD早期発見のための必要不可欠検査

- 身長，体重
- 血圧
- 血清クレアチニン，LDLコレステロール
- 尿（蛋白，糖，潜血，白血球反応）

1. 身体計測

　BMI（body mass index）を下記の式から計算する．BMI から肥満度，るいそう度が分かる．

　病期 1～3（4）の慢性腎臓病という視点からすると，メタボリックシンドロームに代表される肥満腎症に注意する必要がある．病期 4，5 でのるいそうは腎代替療法導入後の生命予後に悪影響を及ぼすので，過度の食事制限は賢明とは言えない．下記の表は BMI 19.8 以下をやせ気味として異常を認識しているが，20 以下は要注意であり，低栄養が腎臓病の悪化，進展に拍車を掛けることも知っておく必要がある．

> 理想的な体重は BMI 22

　身長と体重の関係は BMI で表され，下記の計算式によって求められる．

$$BMI = 体重(kg) \div [身長(m) \times 身長(m)]$$

　理想的な BMI は 22 であり，一般には 18.5～24.9 の間にあることが目標となる．

　肥満度の目安は表 3-2（日本肥満学会基準 2000 に準拠）のようにまとめられる．25 以上は肥満と考えてよい．

表 3-2　肥満度の目安

BMI	肥満度
3.5 以下	やせ（やせすぎ）
3.6～18.4	やせ気味
18.5～25.0	普通体重
22	理想体重
25.0～30.0	肥満 1 度
30.0～35.0	肥満 2 度
35.0～40.0	肥満 3 度
40.0～	肥満 4 度

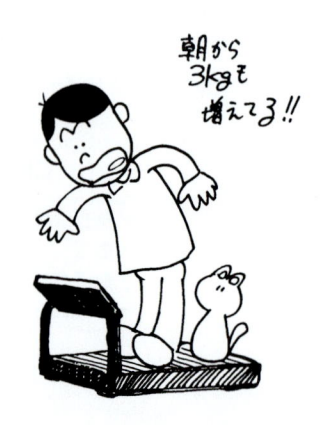

- 栄養スクリーニング；NSI（nutritional screening initiative）

　表3-3のような質問を患者に投げかけ，「わたしは」で始まる患者の回答をyesがあればそれのみにチェックを付けてもらう．合計点数が多いほど，栄養的に問題があることになり，栄養スクリーニングの問診としては簡便で，栄養状態の定量化が容易になる．

- 身体計測（図3-1）
  (1) まず，肩峰と尺骨肘頭の中点を決める．
  　　利き腕でないほうの腕を内側に屈折させる．
  　　メジャーで肩峰と尺骨肘頭の長さを測定し，その中点に印をつける．
  (2) 上腕三頭筋部皮下脂肪厚（TSF），上腕周囲長（AC），上腕筋囲長（AMC）を測定する．これらのうち，後2者は筋蛋白量を反映する指標と言われている．

表3-3　栄養スクリーニング

わたしは―	yes（点）
病気または症状のため，食べ物の種類や量が変化した	2
1日に食べるのは2食以下だ	3
果物，野菜，乳製品をあまり食べない	2
3杯以上のビール，日本酒などの酒類をほとんど毎日飲む	2
食べるのが困難になるような歯や口腔の問題がある	2
経済的な理由により，食事を制限せざるを得ない	4
毎日一人で食事をしている	1
1日3種類以上の薬を飲んでいる	1
過去6か月間に約5kgの体重の増減があった	2
自分で買い物や料理をして食べることのできないことがある	2
合計点数	

判定
合計点数
0～2　　栄養状態良好
3～5　　栄養状態低下の傾向
6以上　　栄養不良の危険

上腕三頭筋部皮下脂肪厚(TSF)

上記で決定された中点より2cm上の腕の背側の皮膚を脂肪部分を離すようにしてつまみ上げる．

脂肪部分をキャリパーで3回計測し，平均をとる．

上腕周囲長(AC)

上記で決定された中点の周囲を計測する．

3回計測し，平均をとる．

上腕周囲長は筋蛋白量だけでなく皮下脂肪の要素も含まれるので，エネルギー摂取を反映すると言われている．

(3)上腕筋囲長(AMC)

AMCはACとともに筋蛋白量の消耗程度の指標となり，総合的栄養指標を計測する指標になると言われ，下記の計算式から求められる．

上腕筋囲長(cm)＝上腕周囲長(cm)－π(3.14)×上腕三頭筋部皮下脂肪厚(cm)

TSF，AC，AMCの基準値は**表3-4**にまとめたので参考にされたい．

表3-4 身体計測

		基準値
男性	上腕三頭筋部皮下脂肪厚(TSF)(mm)	11.36±5.42
	上腕周囲長(AC)(cm)	27.23±2.98
	上腕筋囲長(AMC)(cm)	23.67±2.76
女性	上腕三頭筋部皮下脂肪厚(mm)	16.07±7.21
	上腕周囲長(cm)	25.28±3.05
	上腕筋囲長(cm)	20.25±2.56

2．血圧

血圧とは，動脈血の圧力のことであり，心拍出量と血管抵抗の積で表される．そのため，心拍出量を増加させる体液量の増加や，アンジオテンシ

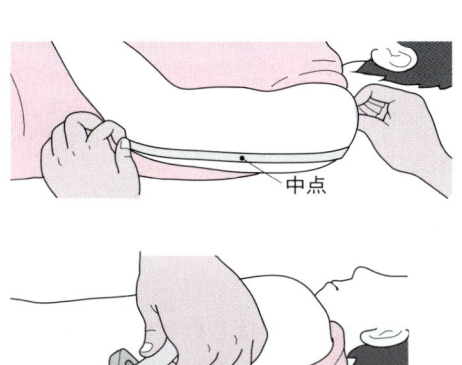

■肩峰と尺骨肘頭の
　中点の決め方
①利き腕でないほうの腕を
　内側に屈折させる．
②メジャーで，肩峰と尺骨
　肘頭の長さを測定し，そ
　の中点に印をつける．

■上腕三頭筋部皮下脂肪厚
　(TSF)の求め方
①中点より2cm上の腕の
　背側の皮膚をつまみ，脂
　肪部分を離す．
②脂肪部分をキャリパーで
　3回計測し，平均をとる．

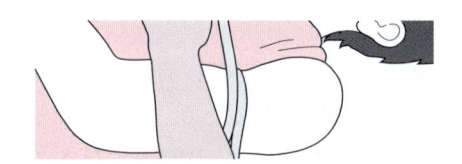

■上腕周囲長(AC)の求め方
①中点の周囲をメジャーで
　計測する．
②3回計測し，平均をとる．

図 3-1　上腕三頭筋部皮下脂肪厚(TSF)と上腕周囲長(AC)の測定

ンⅡやカテコールアミンなどのように血管収縮作用をもつ内分泌ホルモンの分泌亢進は血圧を上昇させる．正常血圧は収縮期血圧が 130 mmHg かつ拡張期血圧 85 mmHg 以下であり，収縮期血圧が 140 mmHg 以上，あるいは拡張期血圧が 90 mmHg 以上と，どちらか一方でも超えれば高血圧と言える．ここで，拡張期血圧は正常で，収縮期血圧だけ高い場合，収縮期高血圧と呼ぶ．

目標とする至適血圧は収縮圧で 110～125 mmHg

　正常範囲内であっても，望ましい血圧(至適血圧)は収縮期 110～125 mmHg/拡張期 80 mmHg 未満である．なお，収縮期血圧が 100 mmHg 以下のものを一般に低血圧という．

　高血圧症は，本態性高血圧と二次性高血圧に分けられる．高血圧患者の 90% 以上は，本態性高血圧であるが，本態性高血圧の原因は，はっきりし

表 3-5　血圧の測定法

①座位で毎日同じ時間で
②排尿(排便)後に
③食前，服薬前に
④測定する腕と心臓は同じ高さに
⑤寒すぎず，暑すぎない適当な室温(20～25℃位)の部屋で
⑥リラックスした状態のなかで

ておらず，遺伝的因子が約50％，生活習慣病をはじめとする環境因子が約50％と言われている．一方，二次性高血圧を引き起こす疾患は，大きく腎性，内分泌性，中枢神経系，その他に分けられる．腎疾患により腎機能が障害されると，血圧を調節するレニンの産生調節異常が起こり，血圧が上昇する．

また，本態性高血圧であっても，進行すると脳や心臓，腎臓などに負担がかかり，やがて重篤な障害を引き起こす要因となるため，早期の検査が重要である．血圧計を家庭に備え付け，自分で測定する習慣をつけることが大切である．ちなみに，頭痛，頭重感，息切れ，めまい，耳鳴りがある場合は血圧が高い可能性があるので，注意を要する．

血圧の測定は，表3-5のような状況で行なう．

血圧が正常な範囲を超えて，高い状態が長く続くと，やがて動脈硬化や脳卒中，心不全，腎不全などの合併症を引き起こす要因となる．逆に，腎臓病が悪くなって，CKD病期3～5，腎硬化症などになると，血圧が上がってくる(表3-6)．

3. 尿一般検査(試験紙法)

1) 蛋白

健常者でも，1日100～150 mgの蛋白が尿中に排泄される．このうち30～50％は尿細管(ヘンレ上行脚)上皮細胞より分泌され，これはTamm-Horsfall蛋白と呼ばれるが，生理的蛋白と言える．また，正常でも1日

表 3-6　血圧判断基準

血圧 (mmHg)	基準値	
	至適血圧　　　：＜125（収縮期）かつ＜80（拡張期）	
	正常値　　　　：＜130（収縮期）かつ＜85（拡張期）	
	正常高値血圧：130〜139（収縮期）または 85〜89（拡張期）	
	軽症高血圧　　：140〜159（収縮期）または 90〜99（拡張期）	
	中等症高血圧：160〜179（収縮期）または 100〜109（拡張期）	
	重症高血圧　　：≧180（収縮期）または≧110（拡張期）	
	収縮期高血圧：≧140（収縮期）かつ＜ 90（拡張期）	

0.03 g 未満の尿中へのアルブミン排泄がある．**表 2-2**（34 頁）で病期 1，2 蛋白尿 A1 の枠で重症度が白抜きになっているのはこのためである．1 日 0.03〜0.2 g 程度のアルブミン尿は通常の尿蛋白試験紙では検出できない．ラジオイムノアッセイ（RIA）でないと検出できないほどであるため，微量アルブミン尿と呼ばれる．早期糖尿病性腎症の診断に応用される．

　尿中微量アルブミン検査は，わが国の保険診療では糖尿病性腎症の患者にしか算定できない．しかも，3 か月に 1 回に限られている．これと同類の検査に尿中トランスフェリン，尿中Ⅳ型コラーゲンなどがある．ちなみに，陽性率が 40％を超える高血圧症でさえも保険診療で微量アルブミン検査が認められておらず，検査の実施を臨床医や患者から強く望まれている．

　したがって，蛋白尿が試験紙法（**表 3-7**）で発見されたなら**表 3-8**の腎疾患の存在が疑われるので，さらなる精査が必要であるということになり，まずは 1 日蛋白排出量を調べる必要がある．アルブミン尿でみてもこれが 0.3 g/日以上であれば，顕性蛋白尿と呼ぶことになる．

● 蛋白尿の定義

　尿中アルブミン値，あるいは尿中蛋白を尿中クレアチニン値で割った値は，1 日アルブミン排出量（g/日），あるいは 1 日蛋白排出量（g/日）と近似している．米国の基準では，この値が 0.3 以上を異常蛋白尿と定義している．言い換えると，CKD の診断基準は既述の通りであるが（34 頁参照），

表 3-7　尿蛋白の各種尿試験紙の比較

製品の種類	蛋白部分の比較						
	測定感度	判定時間	色調表の表示				
栄研	10〜20 mg/dL	直後	ー	痕跡 10〜20	＋ 30	＋＋ 100	＋＋＋ 300	＋＋＋＋ 1,000 mg/dL
エームス	15〜30 mg/dL	直ちに〜60秒	陰性	±	＋ 30	＋＋ 100	＋＋＋ 300	＋＋＋＋ 1,000 mg/dL
テルモ	約 15 mg/dL	10秒	陰性	± 15	＋ 30	＋＋ 100	＋＋＋ 300	＋＋＋＋ 1,000 mg/dL
ヘキスト	10〜15 mg/dL	30〜60秒	ー		＋ 30	＋＋ 100	＋＋＋ 500 以上 mg/dL	＋＋＋＋
BM	6 mg/dL	60秒	陰性		30	100	500 mg/dL	

表 3-8　蛋白尿の原因となる腎疾患

急性糸球体腎炎	膠原病（ループス腎炎，PN, RA，ウェゲナー肉芽腫など）	
慢性糸球体腎炎	紫斑病性腎炎	急速進行性腎炎
急性腎盂腎炎	原因不明の慢性腎炎	溶血性尿毒症性症候群
慢性腎盂腎炎	腎・尿路結核	妊娠高血圧症候群（妊娠中毒症）
慢性間質性腎炎	薬剤性腎症	遺伝性腎炎
糖尿病性腎症	囊胞腎	海綿腎
アミロイドーシス	移植腎拒絶反応	腎硬化症　　その他

1日尿蛋白排出量 0.3 g 以上が3か月以上続くと，eGFR が 90 mL/分以上でも CKD と診断できる．ちなみにこの蛋白尿は，日本腎臓学会は 0.5 g/日以上としている．筆者は CKD の早期発見率とフォローアップ率を高めるには糖尿病性腎症の早期診断と同様，0.2 で線引きしてよいのではないかと考え，その都度指摘していたところ，新たに K/DOQI で提案された CKD の病期分類（34 頁）には 0.3 g/日以上をアルブミン尿 A3 に分類し警戒するよう呼びかけている．

2）潜血反応

血尿の診断に必要であり，陽性であれば，尿路結石，膀胱癌などの泌尿器疾患をはじめ，ほとんどすべての腎泌尿器疾患の存在を考えてよい．潜

表 3-9　血尿の各種尿試験紙の比較

製品の種類	潜血部分の比較			
	測定感度	判定時間	色調表の表示	
栄研	赤血球：5〜10/μL ヘモグロビン： 0.015〜0.03 mg/dL	30 秒	− ＋ ＋＋ ＋＋＋ 　 20 50 250 個/μL 　 0.06 0.15 0.75 mg/dL	
エームス	赤血球：5〜15/μL ヘモグロビン： 0.015〜0.045 mg/dL	60 秒	（非溶血）（溶血） 陰性　 ±　　 ±　 ＋　＋＋　＋＋＋	
テルモ	赤血球：約 5 個/μL	60 秒	− ＋ ＋＋ ＋＋＋ ＋＋＋＋ 陰性 赤血球　　 10　 50　 250 個/μL 　　 ヘモグロビン	
ヘキスト	赤血球：5〜10/μL ヘモグロビン・ミオグロビン： 0.015/.100 mg/dL	30〜60 秒	− ＋ ＋＋ ＋＋＋ 　　 赤血球　　 5〜10 50 300 個/μL 　　 ヘモグロビン 0.03　 0.2 1.0mg/mL	
BM	赤血球：約 5 個/μL ヘモグロビン：約 10 個/μL	60 秒	陰性 赤血球　　 約 5〜10 約 50 約 250 個/μL 　　 ヘモグロビン 約 10　　 約 50 約 250 個/μL	

血反応が±程度で，蛋白尿が認められなければ，その時点では異常はないと考えてよい．

　試験紙法の判定基準は**表 3-9** に示すとおりで，原則的には，正常とは潜血は（−）であるが，尿中への赤血球漏出は尿 1 mL あたり 8,000 個程度はあり得ることで，尿沈渣で言えば 400 倍も強拡大にて 1 視野あたり 4〜5 個までの赤血球は認められる．それを超えた場合には潜血尿陽性と判断されるが，筆者は，1 視野あたり 10 個までの赤血球は正常域に入れてもよいのではないかと考えている．

　ヘモグロビン尿やミオグロビン尿が出現している場合も，試験紙法による尿潜血反応は陽性となる．これは，試験紙法による潜血反応の原理が尿中赤血球に由来するヘモグロビンのペルオキシダーゼ作用により，試験紙に含まれる過酸化物から過酸化水素が遊離され，過酸化水素が試験紙に含まれている還元型クロモゲンを酸化して，酸化型クロモゲンとなり着色することを応用したものであるためだが，ヘモグロビン尿やミオグロビン尿

の場合は当然ながら，沈渣赤血球は認められない．赤血球が存在する尿を長時間放置した場合や，酸性尿，低張尿，細菌尿でも尿沈渣で赤血球が存在しないのに，試験紙法にて陽性を示すことがあるので，検診での判定は注意する必要がある．

逆に，尿沈渣にて赤血球が確認されているにもかかわらず，試験紙法にて陰性であれば，使用した試験紙が古くて劣化しているか，ビタミンC製剤服用のために尿中にアスコルビン酸が存在する場合である．アスコルビン酸には還元作用があるため，還元型クロモゲンから酸化型クロモゲンへの変換が阻害されるために，偽陰性を呈することとなる．

尿沈渣検査は採尿直後の尿で行う

それゆえ，尿の検査は採取直後の新鮮尿が対象となる．早朝尿はよく濃縮されており，しかも酸性で沈渣成分がよく保存されているので，早朝尿による検査が最適である．時間がたつと，それだけ細菌の作用で尿素が分解して尿 pH が上昇し，尿中赤血球，上皮細胞，円柱などの有形成分は崩壊し，多くの化学成分が分解・変質する可能性があるため，採取 1～1.5 時間以内に検査することが重要である．そして，尿沈渣は，新鮮尿を 1,500 回転あるいは 2,500 回転で 5 分間遠心させたものを強拡大（400 倍）にて検鏡するよう勧められる．遠心速度が速いと円柱成分が破壊される可能性があるので，注意しなくてはならない．

血尿のみ認められる場合に糸球体腎炎の可能性は低い

血尿と蛋白尿が認められた場合は，糸球体病変の存在が疑われるが，下部尿路系の感染，腫瘍，結石など非糸球体性血尿は，腎盂以下の尿路より

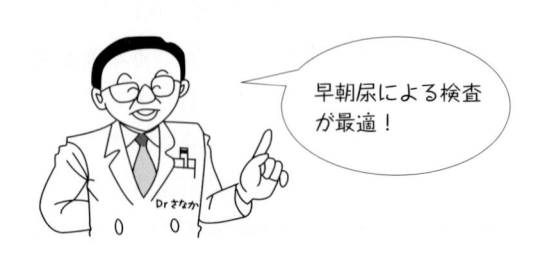

早朝尿による検査が最適！

表 3-10　潜血反応陽性疾患

腎臓	急性糸球体腎炎　慢性糸球体腎炎　遺伝性腎炎 原因不明の慢性腎炎　全身性血管炎（ANCA 関連血管炎など） 膠原病（ループス腎炎，PN，RA，ウェゲナー肉芽腫症など） 紫斑病性腎炎　急速進行性腎炎　腎皮質壊死 溶血性尿毒症性症候群　妊娠高血圧症候群　薬剤性腎症 急性腎盂腎炎　慢性腎盂腎炎　腎結核 アミロイドーシス　腎静脈血栓症 移植腎拒絶反応
	結石　囊胞腎　水腎症　特発性腎出血
	腎血管系走行異常　腎盂静脈瘤　腎梗塞
	腎腫瘍
尿管・膀胱・尿道	膀胱炎　尿道炎　膀胱ポリープ
	結石　尿管静脈瘤
	腫瘍　外傷　膀胱内異物・寄生虫（日本住血吸虫）
全身性疾患	出血傾向（血液凝固異常疾患　抗凝固薬使用中）

出現する浸出液や分泌液などの混入が蛋白尿陽性と判定される場合があるので，要注意である．

潜血尿は表 3-10 に示すような疾患や病態の存在が類推できる．このうち，新生児あるいは乳児においては，虚血性腎障害，凝固異常症，腎奇形，膀胱炎や腎盂腎炎などの感染症，1〜5 歳の幼児においては，膀胱炎あるいは腎盂腎炎，腎奇形に加えて，糸球体腎炎や高 Ca 尿症などの存在を想像する．5 歳以上の小児になると，膀胱炎，腎盂腎炎，糸球体腎炎，高 Ca 尿症の頻度が高くなる．

成人では，IgA 腎症や膜性増殖性腎炎による慢性糸球体腎炎，薬剤に起因する間質性腎炎などの存在を示唆する頻度が高くなる．むろん，尿路系の悪性腫瘍，尿路結石，前立腺肥大症，尿路感染症などにも注意しなくてはならない．糖尿病や長期鎮痛剤服用者では腎乳頭壊死も無視できない．

表 3-11　尿糖の各種尿試験紙の比較

製品名	会社名	±	1+	2+	3+	4+	単位
ウロペーパーG	栄研化学	40〜60	100	250	500	2,000	mg/dL
プレテスト	和光純薬	30	100	250	500	2,000	mg/dL
ダイアスティックス	バイエルメディカル	100	250	500	1,000	2,000	mg/dL
オーションスティックス	アークレイ	50	100	500	500	1,000	mg/dL
BMテスト	ロシュダイアグノスティックス	—	50	100	300	1,000	mg/dL
テステープ	リリー	—	1/10	1/4	1/2	≧2	%

3) 尿糖

1日量として30〜130 mgの尿糖排泄が認められる．これは，血漿中のグルコース濃度の正常値は100 mg/dL前後であることから考えると，糸球体で濾過されたグルコースの99.9％以上が再吸収されていることになり，実際に，大部分は近位尿細管で再吸収される．

ところが，糖尿病などのように血糖が上昇してくるような病態が存在すると，糸球体で濾過されたグルコースが尿細管糖再吸収極量（TmG；transport maximum of glucose）を上回って尿糖が出現する．尿細管障害が存在する場合にも尿糖陽性になるが，血糖やHbA1cを測定するなど，糖尿病の有無を診断するためにさらなる検査を推し進める必要がある．

> 尿糖検査には食後2時間の尿を採取する

糖尿病の早期発見は重要なので，尿糖のスクリーニングには最も尿糖が出やすい食後2時間目に採った尿が最適ということになる．

主要な市販尿糖試験紙法による定性値と判定量値を**表3-11**にまとめた．グルコース酸化酵素を用いる試験紙法がブドウ糖に対して特異性が高く，簡便で，感度が鋭敏であり，半定量が可能などの特徴から，一般臨床検査でももっぱら本法が使用されているが，酸化還元反応であるため，尿中にアスコルビン酸などの還元物質が存在した場合，偽陰性が認められる

ので，注意する必要がある．

4）白血球反応

　陽性であれば，急性腎盂炎，慢性腎盂炎など尿路感染症の存在が疑われる．

　白血球試験紙の白血球検出感度は10〜25個/μLであり，沈渣検査法の有意の白血球尿と言える基準値（5/HPF以上）と試験紙法の検出感度は概ね一致している．この検査白血球中のエステラーゼ活性により試験紙を呈色させるものであり，定性反応と尿沈渣の白血球数算定との間に乖離が生じることがある．その場合の解釈は下記となる．

- 白血球試験紙（−），尿沈渣白血球（＋）

　高浸透圧尿（高比重尿）などでは試験紙への浸み込みが弱くなるため陰性傾向になる．また，高蛋白尿，高ブドウ糖尿，高濃度のシュウ酸，高濃度のセファレキシン，ゲンタマイシンなどの抗菌薬，保存剤として添加されたホウ酸などは，白血球反応を阻害する．

- 白血球試験紙（＋），尿沈渣白血球（−）

　尿の放置などにより白血球の崩壊が進むと，白血球数は減少するが，尿中のエステラーゼ活性は24時間放置してもほとんど変化が認められないため，放出されたエステラーゼが試験紙と反応する．むしろ反応が強くなることもある（逆に採尿直後の新鮮なものでは白血球が崩壊しにくいためエステラーゼ活性が得られず反応が弱いこともある）．アルカリ尿や低浸透圧尿などでも同様な理由から反応が強くなる．

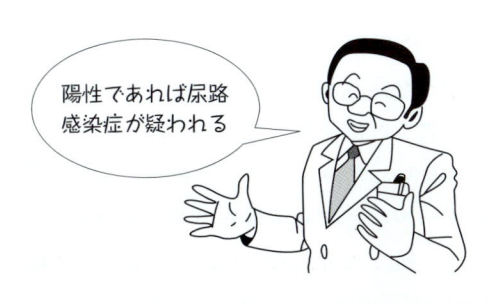

表 3-12　浮腫に伴う随伴症状と原疾患

随伴症状	原疾患
起座呼吸，チアノーゼ，頸静脈の怒張	うっ血性心不全
上気道炎症症状に引き続き肉眼的血尿や高血圧	急性糸球体腎炎
貧血	慢性糸球体腎炎や糖尿病性腎症によるネフローゼ症候群
腹水，腹壁静脈怒張，手掌紅斑，肝脾腫，黄疸	肝硬変
嗄声，脱毛，四肢冷感，体重増加，徐脈	甲状腺機能低下症
満月様顔貌，中心性肥満，多毛，腹部の皮膚線条，高血圧	Cushing 症候群

2 CKD が疑われ専門的な精査が必要な場合

1．症状

1）浮腫

　浮腫（edema）とは，血管の外の体液が正常より 2～3 L 以上貯留しているときにみられる．CKD では，浮腫は左右両側性で，初期のうちは下腿に認められるが，体液貯留が高度であったり心不全を合併すると，全身性となる．ネフローゼ症候群でも全身性浮腫を呈することが多い．

　夕方の体重が朝より 2～3 kg も増え，翌朝もそのまま変わらないという状況は異常といえる．下腿（すね）の前面を指で圧すと，へこみができるなど所見がみられるようになる．

　浮腫に伴う随伴症状（表 3-12）は，原疾患への鑑別診断の手がかりとなる．表 3-12 にまとめたような症状がなくても，心弁膜症や高血圧などの心疾患，糖尿病，腎機能障害や肝機能障害を指摘されたことがあれば，原疾患として，それぞれへの疑いは増す．また，治療歴の確認も重要で，クロルプロマジンやバルビタールなどの向精神薬，非ステロイド性抗炎症薬（NSAIDs），エストロゲン，抗てんかん薬，Ca 拮抗薬などの降圧薬，シ

クロホスファミドなどの抗腫瘍薬，抗菌薬などの様々な薬剤で浮腫が生じる．

> 全身浮腫（左右対称的）と局所浮腫は全く異なる意味を持つ

全身浮腫

全身性浮腫のうち，心臓・肝臓・腎臓や内分泌系の異常が認められない場合は，特発性浮腫と診断される．本症のほとんどは女性であり，局所性因子としての毛細血管の透過性の亢進や，レニン-アンジオテンシン-アルドステロン系の亢進や，抗利尿ホルモン（ADH）の過剰な反応や，中枢性・末梢性のドパミン系の活性低下などが病因としてあげられている．

局所浮腫

局所浮腫は局所の炎症，静脈閉塞，リンパ管閉塞などが原因として考えられる．全身疾患はない場合に局所浮腫にクインケ浮腫（Quincke）と呼ばれる全く原因不明に突然口や唇，目などの周りの局所性浮腫（むくみ）が起こることがある．Angioedema（血管神経性浮腫）とも呼ばれ，アレルギーと言われているが，放置していても数時間くらいで回復するので，突発性局所性浮腫とも呼ばれる．特に，喉頭，声帯に現れることもあり，そのときには呼吸困難の原因になるので注意が必要である．

2）尿の泡立ち・血尿（色調）

蛋白尿が比較的高度の場合，尿に泡立ちが認められ，血尿の程度が高度になると，血性の色調を呈し，肉眼的血尿と呼ばれる．尿の泡立ちはネフローゼ症候群，肉眼的血尿は尿路結石，膀胱癌などの泌尿器疾患，急性糸球体腎炎，半月体形成性糸球体腎炎などでみられる．

3）尿意頻数・腰部痛

尿意頻数は膀胱炎，前立腺肥大など，泌尿器疾患の存在を想像させ，腰部痛は整形外科の疾患を除くと，腎盂炎，尿路結石，全身性浮腫を伴うネフローゼ症候群などで認められる．

4) 尿毒症症状

　CKD 病期 1〜3 は自覚症状に乏しく，血圧測定，尿検査，血液検査，画像診断，腎生検などの検査を実施しない限り，診断できないと言っても過言ではない．

　CKD 病期 4〜5，さらには末期腎不全と呼ばれる腎代替療法への導入が必要になる状態になって，初めて**表 3-13** にまとめたような自覚的，他覚的症状が出るようになる．これらの臨床症状は大部分は尿毒症物質（uremic toxin）（**表 3-14**）が直接的，間接的に関与しており，身体諸臓器の機能障害の要因となり，尿毒症症状あるいは単に尿毒症と呼ばれる．

2．CKD の病態把握に必要な検査

1) 血圧

　血圧の測定は CKD の進行抑制を目指した治療方針の決定に欠かせない（48 頁参照）．

2) 尿一般検査

● 試験紙法

　尿蛋白，糖，潜血，白血球を試験紙にて定性的，半定量的に判定する〔**表 3-7**（50 頁），〜3-11（54 頁）参照〕．これらの異常は腎臓病，糖尿病，

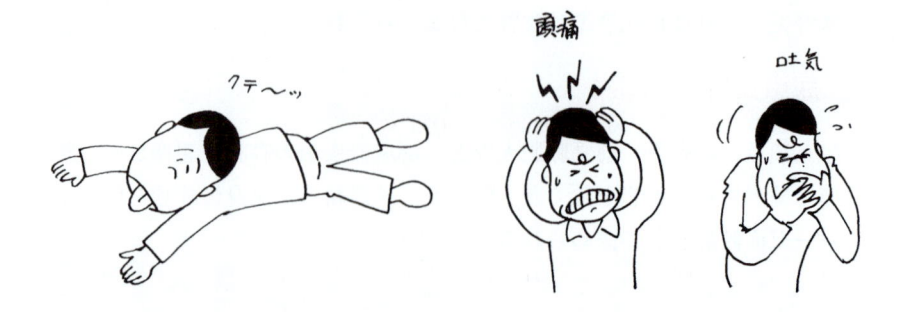

表 3-13　慢性腎臓病になると現れる臓器別自他覚症状（尿毒症症状）

中枢神経系	不安，不眠，脱力，不随意運動，振戦，痙攣，記銘力障害，錯乱，昏迷，昏睡
末梢神経系	知覚異常，restless leg，burning foot，drop foot，筋痙攣，こむらがえり，近位筋萎縮
感覚器	視力障害，角結膜石灰化，red eye，網膜症，めまい
口腔	尿臭，口腔乾燥，唾液減少，味覚異常，味覚低下
心血管系	心不全，不整脈，心嚢炎，高血圧，動脈硬化症
呼吸器	呼吸困難，泡沫状血性喀痰，butterfly wing 肺
消化器系	食思不振，悪心，嘔吐，便秘，下痢，消化管出血，膵炎
血液系	貧血，出血傾向，凝固異常，リンパ球減少，易感染性
骨格系	腎性骨異栄養症：線維性骨炎，骨軟化症，骨粗鬆症，骨軟化症，病的骨折
皮膚	色素沈着，瘙痒感，uremic frost
下垂体	成長障害，成長ホルモン
性ホルモン	月経異常，不正出血，性欲減退，女性化乳房，乳汁異常分泌
副甲状腺	副甲状腺機能亢進症，副甲状腺機能低下症
甲状腺	甲状腺機能低下症
腎	エリスロポエチン産生低下，レニン産生異常，ビタミンの産生障害，多尿・乏尿，高窒素血症，尿毒症
水・電解質	脱水，溢水，夜間多尿，乏尿，低 Na 血症，高 Na 血症，高 K 血症，低 K 血症，低 Ca 血症，高 Ca 血症，高リン血症，高マグネシウム血症，高 Al 血症，代謝性アシドーシス
全身	疲れやすい，だるい，倦怠感，眠たい，低体温，低栄養（IGF・I 異常，IGF・I 結合蛋白産生亢進，カルニチン異常，アミノ酸異常）

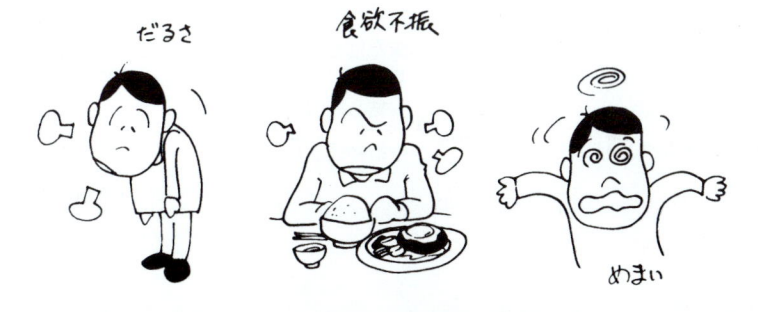

表 3-14 考えられる尿毒症毒素の一覧

物質	分子量	どの尿毒症症状の原因になる可能性があるか
水素イオン	1	アシドーシス
水	18	溢水, 肺水腫
アルミニウムイオン	26.98	透析脳症, 骨症
カリウム	39	心機能抑制
ジメチルアミン	45	細胞毒性
トリメチアミン	59	細胞毒性, 魚臭
尿素	60	消化器症状, 出血傾向, 糖代謝異常, 貧血酵素阻害(キサンチンオキシダーゼなど), 蛋白合成障害, 細胞透過性亢進
シアン酸	65〜43	中枢神経症状, カルバミル化(ヘモグロビン, アルブミン, インスリンなどの蛋白のアミノ基と反応)
メチルグアニジン	73	消化器症状, 貧血, 末梢神経症, 血小板機能障害, 中枢神経症状, インスリン分泌亢進, DNA合成阻害, 高トリグリセリド血症, 線溶活性阻害, 酵素阻害(Na^+, K^+ATPase, acetylcholinesterase, LDH, ジアミノオキシダーゼ)
シュウ酸	90.03	臓器沈着, 心臓刺激伝導異常
フェノール	94	中枢神経症状, Na^+, K^+ATPase阻害
クレアチニン	113	溶血, 赤血球産生抑制, 糖代謝障害
グアニジノプロピオン酸	131	溶血
スペルミジン	145.25	溶血, 赤血球産生抑制
パラヒドロキシフェニール酢酸	152.15	胃腸内での細菌(プロテウス)または寄生虫(ジアルジア), 真菌(カンジダ), の異常増殖またはその他の胃腸感染症で上昇. 血小板凝集抑制, Na^+, K^+ATPase阻害, アルブミン結合能阻害作用
ジヒドロキシベンゼン酸	154.12	中枢神経症状

(次頁につづく)

表 3-14 考えられる尿毒症毒素の一覧(つづき)

物質	分子量	どの尿毒症症状の原因になる可能性があるか
ヒドロアクリル酸	167	中枢神経症状，タウリン輸送阻害
タウロシアミン尿酸	168.11	痛風，動脈硬化促進
グアニジノコハク酸	175	血小板機能障害，溶血，心機能抑制，グロゼン合成阻害，リンパ球幼若化反応抑制，トランスケトラーゼ阻害
グアニジノ酢酸	175	血小板凝集抑制，心機能抑制
インドキシル硫酸	175	腎不全進行促進，動脈硬化促進
馬尿酸	179.18	アルブミン結合能阻害作用，腎尿細管有機酸転送阻害，耐糖能異常
ミオイノシトール	180	末梢神経障害
スペルミン	202	赤芽球増殖抑制，動脈硬化症促進作用
フラン環誘導体	268	アルブミン結合能阻害
ペントシジン	379	NFκB 活性促進，動脈硬化促進，骨コラーゲン老化架橋
中分子物質	500～5,000	リンパ球幼若化反応抑制，赤芽球コロニー形成抑制
β_2 ミクログロブリン	11,800	透析アミロイドーシス

尿路系疾患の存在を示唆する．

顕微鏡検査

尿沈渣を顕微鏡的に観察し，400 倍で赤血球数や白血球数を，100 倍で円柱の種類と存在を診断する．

赤血球，白血球の存在は，それぞれ血尿，白血球尿を意味し(55 頁参照)，円柱は腎臓の異常を意味している．赤血球円柱は腎臓からの出血を，白血球円柱は腎臓あるいは腎盂の感染を，上皮円柱や顆粒円柱は慢性糸球体腎炎，脂肪円柱や卵円形脂肪体はネフローゼ症候群でみられることが多い．

その他，上皮細胞(扁平上皮細胞，移行上皮細胞，尿細管上皮細胞，細胞質内封入体細胞など)，異型細胞(移行上皮癌細胞，扁平上皮癌細胞，腺

癌細胞など），大食細胞（マクロファージ），尿路剝離細胞，細菌，種々の円柱〔硝子円柱，上皮円柱，顆粒円柱，蝋様円柱，脂肪円柱，ヘモグロビン円柱，ヘモジデリン円柱，ミオグロビン円柱，ベンス・ジョーンズ蛋白円柱，空胞変性円柱，血小板円柱，細菌円柱，ビリルビン円柱，塩類（結晶）円柱など〕，結晶（尿酸塩，ビリルビン，シスチン，コレステロールなど）などに注意する．

肉眼的血尿は，尿に対する血液の割合が0.1％を超えるほど赤血球が漏出している場合にみられ，出血箇所が存在していることが示唆され，尿路系の悪性腫瘍が原因となっている可能性が高い．尿細胞診にて尿沈渣中の異常細胞の有無を観察しなくてはならない．特に中年以降の癌年齢では，腎臓癌，膀胱癌，前立腺癌を除外診断する必要がある．

3）尿量チェック

1日尿量をチェックする．一定時間の蓄尿量でもよい．

以下は，日常臨床の場で使用している蓄尿検査用の患者向けパンフレットである．参考にされたい（図3-2）．

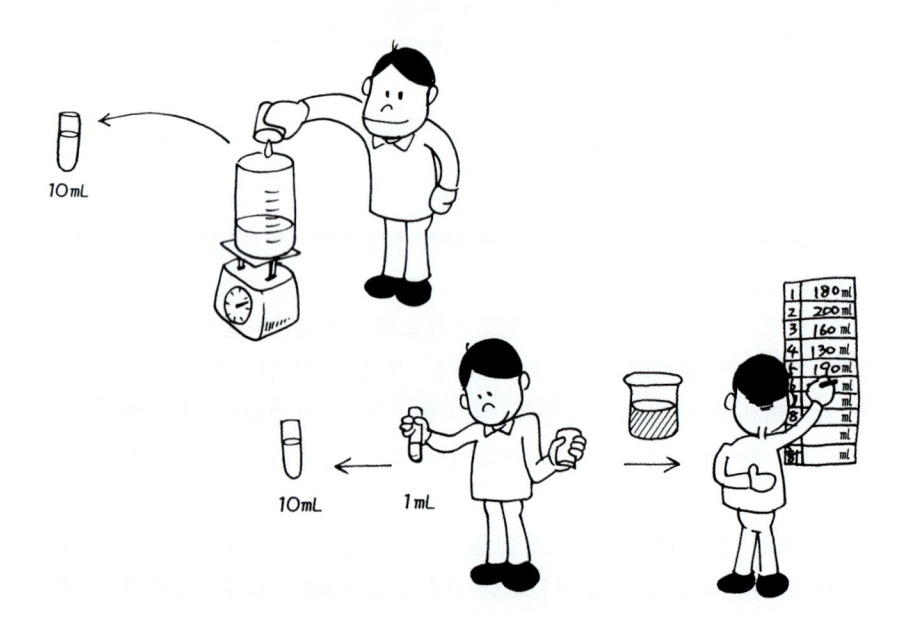

『24 時間蓄尿』

『24 時間蓄尿』とは，ある時刻から翌日の同時刻までの 24 時間の間に排泄される尿を，排泄するごとに少量ずつ貯めていく採尿の方法です．この蓄尿を検査することで，普段の生活の中での腎臓の調子を知ることができます．

『24 時間蓄尿』のための基本的な注意

1 日中尿量を計れる日（休日で，長時間の外出の予定がない日など）に蓄尿を行うようにしてください．

蓄尿を行う前に，排出した尿量を計る容器（目盛りの付いた紙コップ），尿を保存するための容器（フタ付きのプラスチック容器）を用意してください．

蓄尿方法の実際

① 蓄尿の開始時刻を決めます．大便のときの排尿後とするのが便利だと思います．膀胱の中を一度，空っぽにできたり，次の排尿は大便のことは考えなくてよいからです．このときの尿は紙コップに取らずに廃棄し，実際に排尿を行った時刻を「蓄尿開始時刻」として記録してください．

② 蓄尿は開始すると，翌日の開始時間と同じ時刻までかかります．このため開始する時刻は，都合にあわせて決定してください．

③ 開始時刻になったら…
上記の①，②の注意をよく承知し，次のことを実行してください．
- 排尿するときは，尿を便器ではなく紙コップにすべて出し，出た尿の量を紙コップの目盛りから読み取り，時刻と尿量を記録してください．
- 記録をしたら，紙コップの中の尿の少量（目安としてはスプーン 1 杯程度ですが，目分量で構いません）を保存用のプラスチック容器に直接入れ，フタを閉め，紙コップに残った尿は廃棄してください．
- 尿を取るのに使った紙コップは繰り返し使います．蓄尿が終わるまで捨てないでください．
- 蓄尿が終了するまでの期間（夜，寝ていてトイレに行きたくなったときなども含めて）排尿するときは毎回，上記の③の操作を行ってください．
- 毎回保存容器（管）に取る尿は，前の分の尿と混ざってもかまいません．また，保存容器（管）から尿があふれそうになったら，予備の容器（管）に入れるようにしてください．

④ 開始時刻から 24 時間たったら…
- 開始日の翌日，蓄尿を開始した時刻と同じ時刻に 24 時間蓄尿は終了します．
- 尿を入れた保存容器は，しっかりとフタを閉めてください．
- この容器は，外来の前日などに蓄尿を行った場合は，常温で病院に出かけるまで保管しておいても構いませんが，外来日まで日数がある場合は，ビニール袋などに入れ，冷凍庫に保管しておいてください．

⑤ 蓄尿完了のための最後の注意
- 都合により途中で中止をしたり，忘れたときはそこで，蓄尿という行動はすべて中止して下さい．
- ただし，その時点で溜まっている尿を最後に蓄尿コップに入れた時点の時刻は記載して下さい．既に始まりは記載してあるはずですから，これで蓄尿は完了です．
- ある一定の時間の尿の一部がそこにあると言うことになります．これで十分に検査はできます．尿量も 1 時間当たりの尿量として計算できるのです．

蓄尿記録（お名前　　　　　　　　　　）

平成　　年　　月　　日

蓄尿開始時刻		午前・午後　時　分	
時　分	尿量（cc）	時　分	尿量（cc）

図 3-2　24 時間蓄尿検査の方法

4) 尿生化学検査で分かること

腎臓の働き（クレアチニンクリアランス；24時間法），尿中蛋白排出量，摂取蛋白量，摂取食塩量，摂取カリウム量，摂取リン量も推定できる．

腎臓の働き（クレアチニンクリアランス；24時間法）

クレアチニンなど主として，腎の糸球体で篩(ふるい)にかけられて，体の外に出される物質の排泄具合をみるものである．言い替えると，クレアチニンクリアランス（creatinine clearance；Ccr）とは，クレアチニンを除去するのに必要な1分間あたりの腎糸球体血液量を意味し，糸球体の働きが悪くなると，この値が小さくなる．しかも，大まかであるが，化学工場としての機能とも並行する．したがって，その程度が分かれば，すなわちCcrを測定すれば，患者の「腎臓がどのくらい悪いか」を判定できる．

Ccr 測定の実際

2時間法と24時間法がある．

いずれも尿を一定時間溜めたり，その間に採血したりするだけなので，患者にとってはしごく簡単な検査法と言える．

計算には，次のような式が使われる．

$$Ccr(mL/分) = 分時尿量 \times \{(尿中クレアチニン値) \div (血中クレアチニン値)\} \times [1.73(m^2) \div 体表面積(m^2)]$$

体表面積計算式

$$体表面積 = 体重^{0.425} \times 身長^{0.725} \times 0.007184$$

あるいは，

$$体表面積 = \frac{\sqrt{身長 \times 体重}}{60}$$

単位：体表面積；m^2　体重；kg　身長；cm

検査に先立って，患者には，できるだけ多くの水を飲むように注意する．また可能であれば，検査値に影響する内服薬（シメチジンなど）の検査

前日の夜と当日の朝の分の服用を一時的に中断させる．ただし，シメチジンはクレアチニンの尿細管分泌を抑制するので，あらかじめ服用することによりCcrに糸球体機能のみを表出できるとの意見もある．

正常値は90〜130 mL/分であるが，年齢とともに低下し，40歳を超えると年齢が10歳上がるごとに，だいたい5〜7 mL/分程度減少する．

- 女性：88〜128 mL/分

なお，$1.48 m^2$とは，日本人の平均的な体表面積で，体格の大きな欧米人は$1.73 m^2$という数値が使われている．病院では体表面積で補正した値が算出されるが，簡易的には体表面積補正は省略してよい．

蛋白尿

蛋白排泄量の持続的な増加は，通常，腎障害の存在あるいは進行性悪化を示す．一般に，「蛋白尿」とはアルブミン，他の特異蛋白（低分子グロブリン）の総和として捉えられており，0.3 g/日以上が基準量と考えられている（48〜50頁参照）．

蛋白尿を質的に分けて考えると，尿中アルブミン排泄量の増加は糖尿病，糸球体疾患，高血圧による慢性腎疾患の鋭敏なマーカーと言えるし，低分子グロブリン排泄量増加は，尿細管間質性疾患のマーカーと考えられている．なお，「ミクロアルブミン尿」はアルブミン排泄が正常範囲を超え，総蛋白が検出限界以下の場合をいうことも知っておく必要がある．

尿蛋白選択性（selectivity index＝CIgG/Ctf）

selectivity indexとは，大分子量のIgGと小分子量のトランスフェリン（tf）のクリアランス比であり，0.25以上あると選択性が悪くステロイド反応性が悪いと判断される．ネフローゼ症候群では微少変化群で選択性がよく，膜性腎症では選択性が悪い．

病的蛋白尿には，糸球体性蛋白尿と尿細管性蛋白尿がある．尿細管性蛋白尿は糸球体で濾過されるβ_2ミクログロブリンや，α_1ミクログロブリンが尿細管で再吸収されず尿中に出現するものである．尿細管性蛋白尿は，重金属による尿細管障害，薬剤性腎障害，間質性腎炎，Fanconi症候群などで認められる．

蛋白尿で注意すべきは糸球体炎

　蛋白尿で最も注意しなければならないのは糸球体性蛋白尿である．これは糸球体腎炎や糖尿病，高血圧，SLEなど種々の糸球体を障害する病変で出現する．糸球体性蛋白尿が1日1g以上尿中に排泄される場合には予後が悪く，将来的に慢性腎不全で透析療法を必要とする可能性が高い．たとえば高度蛋白尿が出現するネフローゼ症候群では，軽度から中等度の蛋白尿に比べ組織型が同じでもその予後が不良である．また，職域検診の20年にわたる長期経過観察でも，血尿に比較して蛋白尿のほうが予後不良である．したがって，1日0.3g以上の糸球体性蛋白尿の出現は，治療の必要性があり，38頁，49〜50頁で述べたように0.2g/日以上の蛋白尿は要注意ということになる．

　糸球体性蛋白尿の治療は，原因疾患やその組織型によって異なるが，一次性慢性糸球体腎炎の場合には免疫抑制薬（ステロイド，シクロスポリン，ミゾリビン，シクロホスファミド）や抗血小板薬（ジピリダモール®，塩酸ジラゼプ®），抗凝血薬（ヘパリン®，ワーファリン®），ACE阻害薬（エースコール®），アンジオテンシンⅡ受容体拮抗薬，経口吸着薬（クレメジン®）などが用いられる．

　また，小児と成人において蛋白尿を検出しモニターするためには，随時（「スポット」）尿サンプルが用いられる．頻回に蓄尿することは煩雑で，患者を長くフォローするためには不向きであるからである．この場合，朝の初尿が望ましいが，初尿を入手できない場合には随時に採取した検体でよ

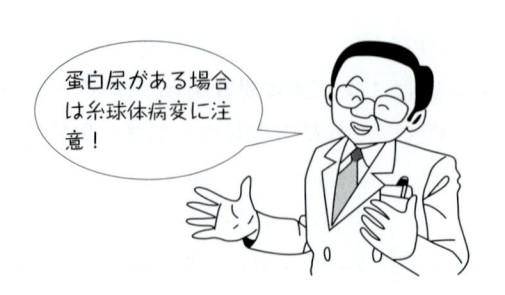

蛋白尿がある場合は糸球体病変に注意！

い．ただし，定量測定は必要で，また蛋白尿も1日量として求めることが必要で，それができない場合は，随時（「スポット」）尿中の蛋白-クレアチニン濃度比（蛋白排泄率）の測定は欠かせない．

• 推定蛋白摂取量

蓄尿した尿から1日尿中尿素窒素排泄量（g）を測定すれば，Maroniの式と呼ばれる下記の計算式によって前日の1日の蛋白質摂取量（g/日）を推定できる．

1日の蛋白質摂取量（g/日）＝［1日尿中尿素窒素排泄量（g）＋0.031（g/kg）×体重（kg）］×6.25＋尿蛋白排泄量（g/日）

• 推定食塩摂取量

食塩摂取量は，ナトリウム排泄量＝食塩摂取量との考えのもとに，下記により推定できる（透析療法以外の一般患者・健常者を含む）．

1日食塩摂取量（g/日）＝尿Na（mEq/L）×蓄尿量（L/日）/17

（Na 17 mEq は NaCl 1 g に相当する）

• 推定カリウム摂取量

塩化カリウム換算で，1日尿中カリウム排泄量＝尿中K（mEq/L）×蓄尿量（L/日）/13.4

（K 13.4 mEq は KCl 1 g に相当する）

• 推定リン摂取量

1日排泄量からリン摂取量を類推する（○頁参照）．

リン摂取量（mg）＝（尿中リン排泄量（mg）＋65）÷0.6

尿酸

高尿酸血症が認められた場合には，24時間蓄尿（63頁参照）中の尿酸濃度を測定し，単位時間当たりの尿中尿酸排泄量から尿酸産生量（E_{UA}）と尿酸クリアランス（C_{UA}）を求め，その値をもとに表3-15に示すような病型に分類する．すなわち，E_{UA} が0.51 mg/kg/時より高ければ尿酸産生過剰型，C_{UA} が6.2 mL/分より低ければ尿酸排泄低下型あるいは尿酸産生過剰

表 3-15　E_{UA} と C_{UA} による病型分類

病型	E_{UA}(mg/kg/時)		C_{UA}(mL/分)
尿酸産生過剰型	> 0.51	および	≧ 6.2
尿酸排泄低下型	< 0.48	あるいは	< 6.2
混合型	> 0.51	および	< 6.2

高プリン食制限・絶食・飲水負荷時

尿酸産生量(E_{UA})
E_{UA}：{〔尿中尿酸濃度(mg/dL) ÷ 100〕×〔1,440 分間尿量(mL)〕} × 60/体重(kg)
尿酸クリアランス(C_{UA})
C_{UA}：〔尿中尿酸濃度(mg/dL)〕/〔血清尿酸濃度(mg/dL)〕×〔分時尿量(mL)〕× 1.73 ÷ 体表面積(m^2)

型混合型の高尿酸血症の存在を疑う.

尿中 β_2 ミクログロブリン

すべての有核細胞膜に存在する分子量が約 11,800 の蛋白である β_2 ミクログロブリンは，低分子のため腎糸球体基底膜を通過するが，ほとんどが尿細管で再吸収されて異化される．尿中 β_2 ミクログロブリンの濃度が上昇している場合は，近位尿細管障害による再吸収能の低下が示唆される．

尿中 NAG

NAG はリソゾーム中に含まれる加水分解酵素の一つで，非還元性の 2-アセトアミド-2-デオキシ-β-D-グルコース残基に作用するグルコシダーゼの一種である．前立腺と腎では特に近位尿細管に多く含まれている．NAG の分子量は 11.2～12.6 万と比較的大きいため，血清中の NAG は通常の尿中にはほとんど排泄されない．

NAG は腎尿細管や糸球体障害で尿中に出現し，特に尿細管障害の程度の軽い時期，すなわち試験紙法で尿蛋白が陰性の時期から尿中に逸脱すると言われているため，腎病変の早期発見に有用である．また腎移植後の経過観察や上部尿路感染の指標としても用いられる．

尿中 NAG 活性は朝高く，日中から夜間にかけて低くなる傾向がある．このため冷暗所に 24 時間蓄尿するか早朝尿で測定することが望ましい．pH 8 以上のアルカリ尿，および pH 4 以下の酸性尿では失活し，見かけ

上低値になる．また室温保存でも1～2日で活性が半減するので，冷蔵または冷凍保存が必要である．ネフローゼ症候群，急性腎不全，糸球体腎炎，糖尿病性腎炎，薬物による腎障害で高値を示す．

尿中微量アルブミン，トランスフェリン，Ⅳ型コラーゲン

健常者でもわずかながら尿中に排泄されるが，尿中への排泄量の増加を検査することにより，尿検査で蛋白尿としてはまだ認められないほどの初期の腎障害を検出できる．腎糸球体疾患の初期病変，なかでも，糖尿病性腎症の早期診断では，これらのマーカーの臨床的意義と診断基準も確立されている．

ただし，尿中アルブミンの日内変動，日差変動は大きく，特に運動によりアルブミン排泄率は増加する．したがって，1回のみの検査で判断をすることは危険であり，微量アルブミン尿の診断には蓄尿が必要となる．尿中微量アルブミンは，慢性糸球体腎炎の潜伏期や良性腎硬化症などの非糖尿病性腎疾患や，尿路感染症，高血圧，うっ血性心不全などでも出現するので，これらの除外診断も必要になる．

3. 採血検査で分かること

1) 腎機能指標

採血検査は第2章，1，2 に述べたCKDの病期分類とその後に続く対策の決定に欠かせない腎機能（GFR，eGFR，Ccr）を判定する重要な検査である．ここは，62頁の蓄尿検査の項を参照して熟読していただきたい．

クレアチニン（creatinine）

血清[*1]クレアチニン値と血清クレアチニン測定時の年齢（歳）から推定GFR（eGFR）を求めることができる（35頁参照）．eGFRはCKDの診断，CKD病期分類に必要となる（34頁参照）．

クレアチニンは尿細管からの分泌機能でも体外に排出されるが，大部分

[*1] 血漿から，さらにフィブリンという血液が固まるときに必要な成分を除いたものを血清という．

は糸球体から濾過され，尿細管でも再吸収されず，食事の影響も受けにくいので，糸球体濾過機能の指標として用いられている．注意すべきは測定の精度であり，血清クレアチニンは日本全国どこの施設も全く同じではないので，測定場所が変わると値も変わるので安易な比較はできない．これを標準化する意味でも eGFR を計算するとよい．ただし，血清クレアチニン値は，筋肉量と正比例するので，身体の大きな筋肉質の患者は，そうでない患者より高めになりやすく，やせた患者では腎機能はかなり障害されていても低めになりやすいということを念頭に置いて判断する必要がある．

● 血清クレアチニンはなぜ，筋肉量を反映するか

クレアチニンは筋肉細胞内に分布するクレアチンから作られるため，血清クレアチニンは筋肉量を反映する．

● クレアチンとクレアチニンの違い

クレアチニンはクレアチンから非酵素的に作られた最終代謝産物である．クレアチン（creatine）は，アミノ酸であるアルギニン（Arg）とグリシン（Gly）とから作られたグアニジノ酢酸からグアニジノ酢酸メチルトランスフェラーゼを触媒として肝臓，腎臓，膵臓，脾臓で生成され，全体の95％が骨格筋に含まれ，残りは，心臓，脳，精巣などに蓄えられる．体重 70 kg の健康な男性のクレアチンの体内量は約 120～140 g で，1 日に約 2～3 g が消費され，その分が合成されたり，食物から摂取されて，バランスが保たれている．

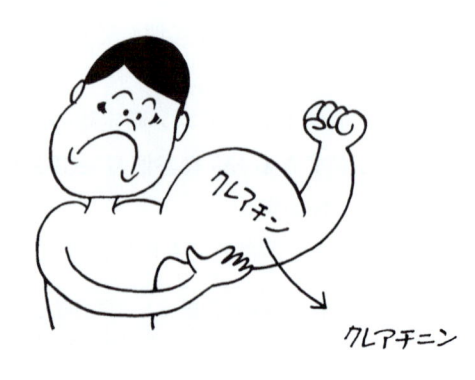

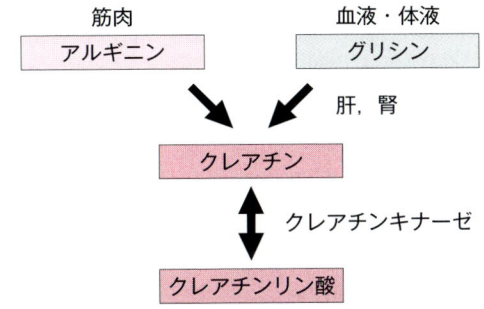

```
         筋肉              血液・体液
      ┌─────────┐       ┌─────────┐
      │ アルギニン │       │  グリシン  │
      └─────────┘       └─────────┘
             ↘           ↙  肝，腎
              ┌─────────┐
              │  クレアチン  │
              └─────────┘
                  ↕ クレアチンキナーゼ
              ┌──────────────┐
              │ クレアチンリン酸 │
              └──────────────┘
         エネルギー源として筋肉に貯蔵される
```

図 3-3　クレアチン産生経路
クレアチンとクレアチンリン酸の生成は双方向性である

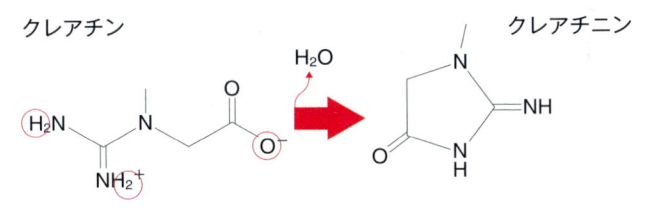

図 3-4　クレアチニンはクレアチンから作られる

クレアチンは肝臓においてさらにクレアチンキナーゼの存在のもとで，リン酸化され，クレアチンリン酸（phosphocreatine）になる．クレアチンリン酸は，筋細胞，神経細胞に蓄えられると，無酸素的に ADP から ATP を生成するため，エネルギー源として貯蔵されることになる．すなわち，エネルギー消費のない休息時には，クレアチンリン酸の合成のほうに進み，運動によってエネルギー消費を必要とするときは分解によって ATP の供給源になる．安静時にクレアチンリン酸はクレアチンに変わるため，クレアチンリン酸とクレアチンは双方向性反応といえる．この反応により ATP の欠乏を防ぐことができる（図 3-3）．

● クレアチニン産生速度

クレアチニンは図 3-4 のように酵素も使わずにクレアチンから作られる．クレアチンは既述のようにクレアチンリン酸として筋肉に貯えられるので，筋肉量が多いということは筋肉で作られるクレアチニンの量も多い

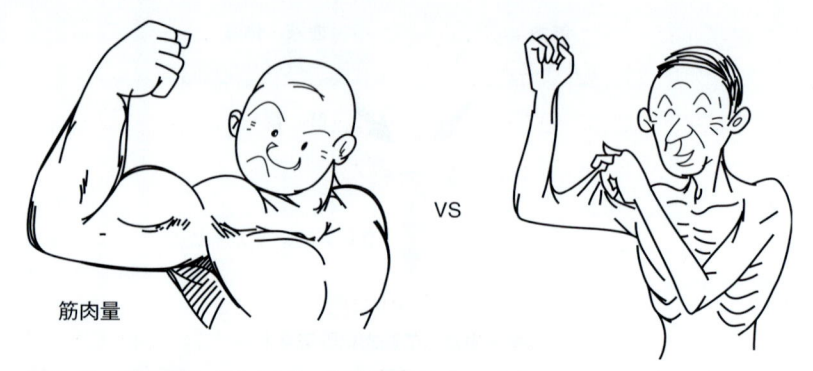

図 3-5　筋肉量とクレアチニン産生量
筋肉量が少ないとクレアチニン産生量が多く，血清クレアチニン値は低めになる

ということになる．腎機能が障害されていなければ，クレアチニンはどんどん尿中に捨てられるので，筋肉量は尿中クレアチニン量に影響することになる．逆に言えば，尿中クレアチニン量は筋肉量を反映する．一方，尿がほとんど出ない腎不全患者では血液中クレアチニン濃度が反映するので，血清クレアチニン値は筋肉量，すなわち栄養指標になる．透析終了時のクレアチニン濃度と次回の透析前クレアチニン濃度からクレアチニン産生速度が求められるので，これを知ることによって，その患者の栄養状態を動的に推察することができる(図 3-5)．

シスタチン C (cystatine C)

シスタチンCは，分子量 13,300 の塩基性低分子蛋白で，全身の有核細胞から cystein protease として産生され，生体内での酵素による細胞および組織の障害を抑制している．血中のシスタチンCは腎糸球体から濾過され，近位尿細管で再吸収される．炎症時に増加するなどの性質もなく，細胞内外の環境変化に影響を受けずに，一定の割合で産生される．しかも，クレアチニンが筋肉量の影響を受けたり，$β_2$ ミクログロブリンが悪性腫瘍の影響を受けたり腎前性の影響を受けるのに対し，シスタチンCは腎前性の影響を受けない．その他，クレアチニンに比較して性差および年齢差もない．このため，GFR のマーカーとして応用されている．

血清シスタチンCの測定には，ラテックス試薬にヒトシスタチンCに

対するポリクローナル抗体を感作したラテックスシスタチンC凝集法による．

血清シスタチンCは，以下のような特徴があると言われ，その測定は健康保険の算定対象であり，3か月に1回の実施が認められている．

すなわち，

ⅰ) シスタチンCは，血清クレアチニンのように食事，運動による影響を考慮する必要がない安定した指標である．

ⅱ) シスタチンCは，クレアチニンのように性差年齢差による基準範囲の違いを考慮することなく評価することが可能である．

ⅲ) GFRが80 mL/分前後の軽症腎機能障害において，シスタチンCは診断感度および診断特異度が高いため，早期診断スクリーニング，モニタリングの両方に有用である．

ⅳ) 腎糸球体濾過機能の評価法として，シスタチンCはクレアチニンの測定と同程度か，それ以上の性能を有する．

ⅴ) シスタチンCは，外来での腎機能検査など，利便性を生かした運用が期待される．また，早期腎症の診断にも使用できるため，健康診断などの領域でも広く利用することができる．

などであるが，eGFRの算定式(35頁参照)が開発された今日，血清クレアチニン測定を注意深く実施し，非糖尿病性腎臓病であれば，次から77頁までに述べる理由により健康保険の算定対象であるペントシジンの測定を組み合わせることのほうが臨床的には有用との実感を筆者は持っている．

ペントシジン(pentosidine)

ペントシジンは1989年にShellらによって脳硬膜より単離され，その構造は還元糖(リボース)にリジンとアルギニンが結合した分子量379のイミダゾピリジウム環を有している(図3-6)．

生成過程は，図3-7に示すように，非酵素的酸化反応による蛋白糖化反応であり，酸化ストレスが反応に深く関与する．最終的にはアマドリ化合物を経て，蛍光を有する後期反応生成物(AGEs)を形成し，蛋白質と強く結合し，体内の様々な部位に存在すると同時に尿細管からの分泌のみで体外に排出されると推察されている．

図 3-6　ペントシジンの化学構造

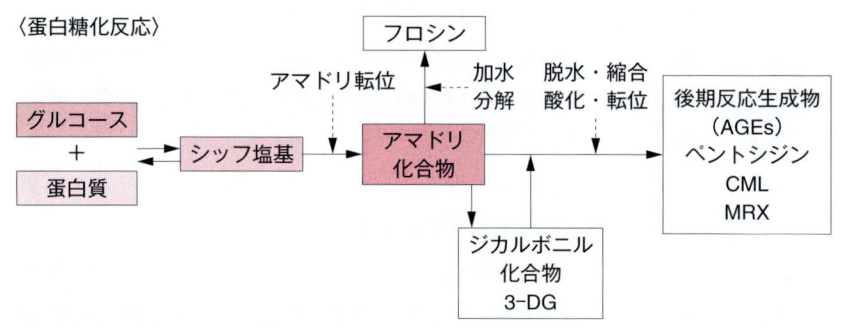

図 3-7　ペントシジンの生成過程
非酵素的酸化反応による蛋白糖化反応であり，酸化ストレスが反応に深く関与する．
3-DG：3-デオキシグルコソン　CML：カルボキシメチルリジン　MRX：メイラード反応生成物 X

　Shell らはその後，末期腎不全患者や糖尿病患者の皮膚，血中，腎糸球体基底膜などでペントシジン含量が著しく増加していることを報告した．糖尿病性腎症の初期患者の皮膚コラーゲン中のペントシジン含量が著しく増加し，腎疾患患者の血中ペントシジン濃度が健常者と比較して 20 倍近く増加しているとの報告もある．

　ペントシジンは，ELISA 法（enzyme linked immunosorbent assay，酵素免疫測定法）にて測定できる．

● 腎機能指標としてのペントシジン
　ペントシジンは，図 3-8 で明らかなようにクレアチニンクリアランスと双曲線を描いて逆相関するため，対象疾患が非糖尿病性 CKD であれば，

3. CKD の検査と診断　75

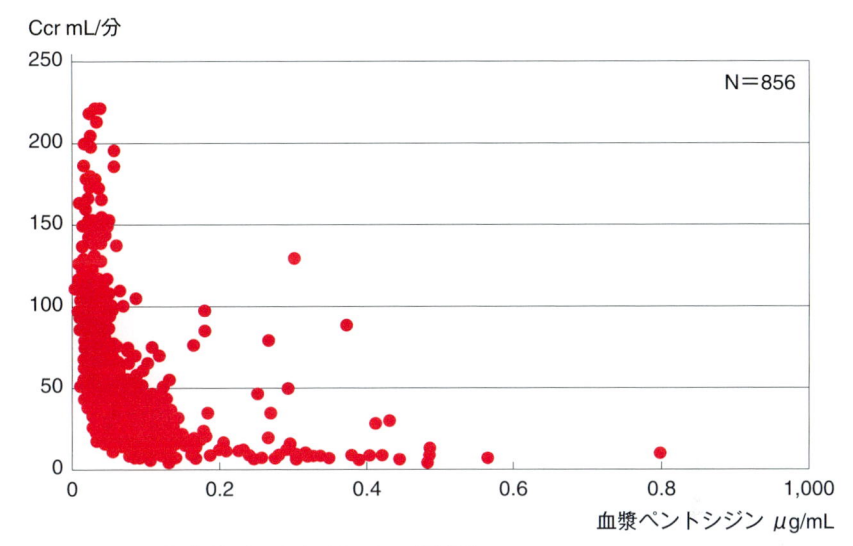

```
Ccr mL/分
250
200                                                  N＝856
150
100
 50
  0
  0     0.2    0.4    0.6    0.8    1,000
                            血漿ペントシジン μg/mL
```

図 3-8　Ccr と血漿ペントシジンとの相関性

腎機能指標として健康保険の診療報酬が認められている．糖尿病性腎症については，生成過程における糖化反応の関与などから影響が懸念され，現在のところ適応外となっているが，次に述べるように，糖尿病病態を反映していることはなく，HbA1c との相関もないことが知られている．

　ペントシジン測定値と腎機能との関係を明らかにするため，筆者は，健常者($n=139$)，保存期腎不全患者($n=159$)，血液透析患者($n=118$)，腹膜透析(CAPD)患者($n=26$)を対象に血漿ペントシジン濃度測定した．

　血清クレアチニン値は Ccr が約 30 mL/分程度まで低下しないと血中濃度の上昇がみられないのに対し，血漿ペントシジン濃度は，Ccr が 71〜90 mL/分の軽度腎機能低下群において，健常者の 1.84 倍と既に上昇が認められた．さらに，血漿ペントシジン濃度は腎機能の低下に伴い，中等度腎機能低下群では 2.20 倍，高等度腎機能低下群では 2.65 倍，腎不全群では 5.09 倍，尿毒症群では 8.61 倍と上昇していた．

　その後，症例を重ね，856 例について Ccr と血漿ペントシジンとの相関性を検討したところ，**図 3-8** のようにこれまでの成績の再現性が確認された．血漿ペントシジン濃度は，腎機能の低下に伴い，血漿中の濃度が上

昇し，これは血清クレアチニン値の上昇よりも早期の段階での腎障害を反映することより，早期腎症マーカーとして有用であり，ペントシジンが腎機能指標になりうると結論された．

それと同時に，Ccr 30 mL/分以上の患者にペントシジンが高値の症例が存在することが判明し，血漿ペントシジンが単に腎機能だけでなく酸化的ストレスに曝露されたような病態の併存，あるいは今後，腎機能の悪化を招来するような病態の存在の予知マーカーになる可能性があることが判明している．

●ペントシジンの腎機能指標以外の臨床的意義

骨コラーゲンにペントシジンが架橋結合し，骨脆弱化の原因になっていることが指摘されている．

また，自然発症糖尿病ラットの骨強度，コラーゲン架橋を検討すると，骨密度の減少やコラーゲン含有量に変化がないにもかかわらず，糖尿病ラットの骨強度は低下を示すことが明らかになっている．その原因としてSaito は，コラーゲン架橋には生理的でしなやかな弾性をもたらすコラーゲンの生理的架橋が減少し，ペントシジン架橋が増えていることを発見した．

さらに Yamamoto らは，閉経後 2 型糖尿病患者ではペントシジンが独立した骨折リスクとなることを報告している．酸化ストレスマーカーである尿中ジチロシンと尿中ペントシジンは有意な相関を示し，尿中ペントシジンと尿中 8-OHdG についても相関があると報告もある．

酸化ストレスのサロゲートマーカー，動脈硬化症との関連性が論じられているように，CKD の合併症指標，重症度指標にもなり得ると言え，今後の展開が注目される．

●イヌリンクリアランス（inulin clearance；Cin）

体内で代謝を受けず，糸球体のみから体外に排出され，尿細管での分泌・再吸収がない，しかも，生物活性を有しない安定な物質があれば，それを生体に負荷し，血中と尿中の濃度変化を測定することによって糸球体機能を評価できることになる．そのような物質が，チコリの根から抽出されたのが，多糖類の一種のイヌリン（分子量 3,000〜8,000，平均 5,200）である．内因性クレアチニンクリアランス（Ccr）と異なり，点滴静脈注射し

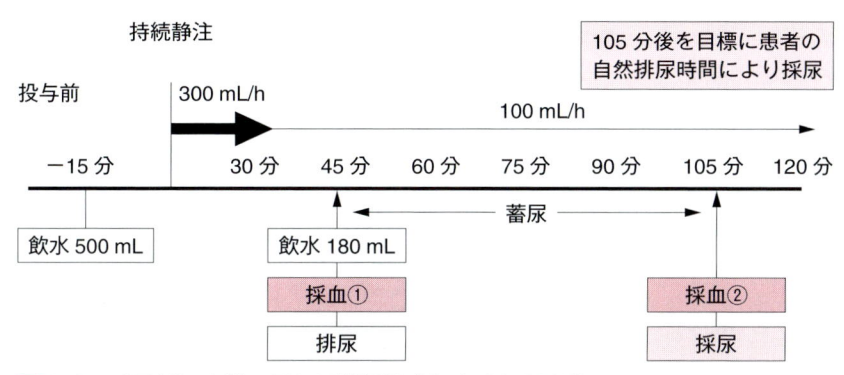

```
持続静注
              300 mL/h              100 mL/h
投与前        ────────▶ ──────────────────────▶
                                              105 分後を目標に患者の
                                              自然排尿時間により採尿
-15 分   30 分  45 分  60 分  75 分  90 分  105 分  120 分
─────────┼─────┼─────┼─────┼─────┼─────┼──────┼─────
                      ◀────── 蓄尿 ──────▶
飲水 500 mL    飲水 180 mL
               採血①                      採血②
               排尿                        採尿
```

図 3-9 イヌリンクリアランス簡易法 (Horio M, 2009)

なくてはいけないという手間と，点滴ができる状態にある患者にのみ実施できるという制約はあるが，この数値はCKDの診断基準，病期分類のもとになり，正確な糸球体機能検査のためには欠かせない．このため，健康保険の適応検査になっているが，**図 3-9** のように，検査前に 500 mL，検査開始後に 180 mL の飲水，イヌリン溶解液の 120 分をかけた点滴静脈注射などの準備が必要であり，手間暇がかかる．

● イヌリン注射液の調製方法

　イヌリンクリアランス (Cin) 測定用にイヌリードという名称のイヌリン (4 g/40 mL) 液が市販されている．使用にあたっては，まず，本剤 1 バイアルを加熱溶解する．完全溶解が必要であるが，本剤は水に溶けにくく，通常状態では沈殿しているので，特に注意が必要となっている．そのため次の方法で，必要時に，調整を行わなければならない．それから，日本薬局方（日局）生理食塩液 360 mL に希釈する．

■ 沸騰水浴を使用する場合

① バイアルを振り混ぜてから溶解ラックに入れ，あらかじめ沸騰させた水浴中で約 20 分間加熱する．その間，数回沸騰水浴から溶解ラックごと取り出し，よく振り混ぜる．

② 沸騰水浴からバイアルを溶解ラックごと取り出し，完全に溶解していることを確認する．

③ 完全溶解が確認されたら，バイアルを室温付近まで放冷する．生理食塩

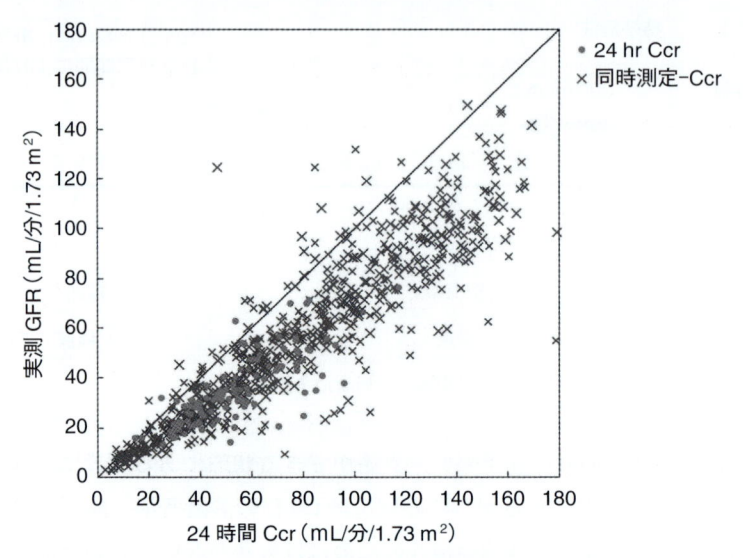

図 3-10　24 hr Ccr と GFR の相関(堀尾勝，他，2008)
実測 GFR(Cin)は Ccr の 0.715 倍

液で希釈する前に無色から微黄色の澄明な状態であることを確かめる．
■ ドライバスを使用する場合
①バイアルを振り混ぜてから，あらかじめ約 100℃に加熱したドライバスに入れ，約 20 分間加熱する．この間，数回ドライバスから取り出し，バイアルをよく振り混ぜ，完全に溶解させる．
②バイアルをドライバスから取り出し，完全に溶解していることを確認する．
③溶解したバイアルを室温付近まで放冷する．生理食塩液で希釈する前に無色から微黄色の澄明な状態であることを確かめる．
● イヌリンクリアランス(Cin)とクレアチニンクリアランス(Ccr)
　図 3-10 の実測 GFR とはイヌリンクリアランス(Cin)であり，実測 Ccr とは 24 時間クレアチニンクリアランスであるが，ここで明らかなように，Ccr の 0.715 倍が実測 GFR に近似する．この違いがどこからくるかは，推測の域を脱しないが，クレアチンが糸球体濾過だけでなく，尿細管からの分泌による排泄機序を受けるためと考えている．

筆者は，蛋白摂取量が過剰であると，CinとCcrの差が大きくなる傾向があるとの印象を持っており，適正蛋白摂取量を評価するための指標としてCinとCcrの両者を求めることは，臨床的に非常に有用である．

パラアミノ馬尿酸

パラアミノ馬尿酸（PAH：paraamino hippuric acid）は，体内で代謝されず，大部分が糸球体で濾過され，さらには近位尿細管から分泌される．尿細管での再吸収を受けないので，そのまま尿中に排泄される．したがって，尿細管機能が正常な健常者では，血漿中PAH濃度が10 mg/dL以下では，1回のネフロン循環でほぼ血中のPAHの100%が除去されてしまう．すなわち，PAHクリアランスは腎血漿流量を表すということになる．ただし，尿細管機能に影響があるような病態（腎不全，尿細管性アシドーシスなど）や薬剤（サルファ剤，PAS，プロベネシド，解熱薬，利尿薬など）が投与されている場合は，必ずしも腎血漿流量を示すものではないので注意を要する．

PAHクリアランスは腎の血漿流量（RPF）とよく一致し同時に近位尿細管の機能を示すものとされており，健康保険による診療報酬の対象検査である．

なお，近位尿細管機能のみを正確に測定するには尿細管排泄極量の検査を行なわければならない．

その他のクリアランス検査

健康保険による診療報酬の対象検査としては，チオ硫酸クリアランス，EDTAクリアランス，MAG3クリアランスなどがあるが，チオ硫酸クリ

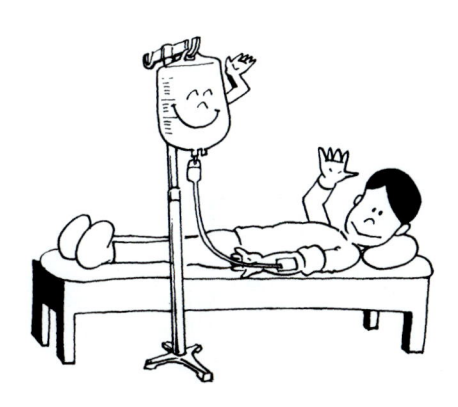

アランスはイヌリンクリアランスほどの精度は期待できないために現在ではほとんど実施されていない．EDTA クリアランス，MAG3 クリアランスは放射性同位元素を使用するため，利便性に乏しく，ほとんど実施されていない．研究的には α mannopyranosyl-L-tryptophan（MPT）クリアランス検査が知られているが，普及するとは思えない．

◉ CKD における質的診断指標

① 画像診断検査
- 超音波検査

　嚢胞腎，水腎症，腎盂炎，萎縮腎，腎結石，尿路結石の診断には欠かせない．

- 腎盂造影検査，膀胱造影検査

　超音波検査が進歩し，最近は実施されないことが多いが，嚢胞腎，水腎症，腎盂炎，尿管腎盂逆流症，腎結石，尿路結石の診断に必要とされる．

② 腎生検

　病理組織学的な診断を必要とする原発性糸球体腎炎，自己免疫性腎炎，ANCA 関連血管炎，紫斑病性腎炎，急速進行性腎炎などの確定診断には欠かせない．

2）CKD の重症度指標

　CKD 病期 1～3a，3b，少なくとも CKD 病期 1～2 は自覚症状に乏しく，重症度の把握は困難である．しかしながら，適切な検査により CKD 初期から重症度を把握することができる．

　CKD では，表 3-14（60～61 頁）にあげたような尿毒症物質（uremic toxin）が蓄積し，これらが直接的，間接的な原因となって，身体諸臓器の

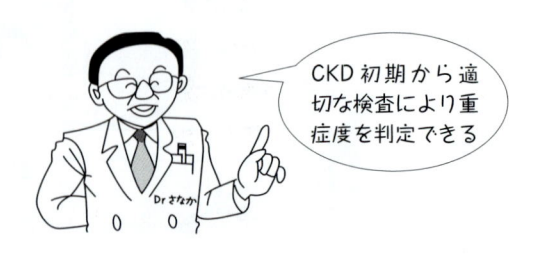

> CKD 初期から適切な検査により重症度を判定できる

機能障害を引き起こす．このような尿毒症物質の蓄積を知ることはCKDの病態把握，重症度把握には不可欠であるが，日常臨床の場でそのすべてを検査することは不可能であり，しかも保険診療という限られた社会資源の範囲で検討されなくてはならない．

これらの制約の中で，次に述べるような検査は実施可能なので，その意義について熟読し，得心していただきたいと思う．

尿素窒素（urea N；UN）

組織および食物中の蛋白質に由来するアミノ酸は，生体内の酵素もしくは腸内細菌の作用を受けて分解される．その結果として生じるアンモニアは有毒なため，肝臓の尿素サイクルで尿素に合成される．尿素窒素とは，尿素サイクルによって合成された尿素の中に含まれる窒素分のことで，血液中の尿素は腎臓に運ばれ，糸球体で濾過されて尿中に排泄される．尿素は，腎糸球体から濾過され，一部は尿細管で再吸収される．そのため，腎臓の排泄機能が低下すると血清値の上昇を認める．通常，検査室ではこの尿素の中の窒素の部分を測っており，血清尿素窒素値の上昇として捉えられる．したがって，尿素窒素値を測定すれば，腎糸球体の濾過能，あるいは腎尿細管での再吸収量を検査することができるので，腎障害発見のスクリーニング指標として用いられる．ただし，蛋白質摂取量や，組織崩壊による蛋白異化亢進に影響されることに注意が必要である．

なお，尿素は腎尿細管で再吸収されることが知られており，これにより腎は髄質領域に降浸透圧部分が作られる．尿素は原尿（6～7頁参照）からの水の回収に一役買うことになる．健常者では尿素は直ちに希釈されてしまうため血中濃度が上昇することはないので，多くは見過ごされている．ラシックスが使用されると遠位尿細管・集合管での尿素の透過性が亢進し，血清尿素値が上昇することがあるのはこのためである．

尿素窒素，クレアチニン比

尿素窒素もクレアチニンも窒素化合物で，老廃物の一つである．したがって，通常は腎臓の働きが悪くなると，血液中の濃度が互いに平行して上昇してくる．

しかしクレアチニンは，腎機能と筋肉量に影響されるが，尿素窒素は，

食べた蛋白質の量や，摂取されたエネルギー量（作られた ATP 量）にきわめて密接に関係するので，摂取蛋白が絶対的，相対的に過剰になれば，尿素窒素，クレアチニン比は上昇し，10 以上になる．また，蛋白制限食が適切であれば，腎不全の進行のために血清クレアチニン値は上昇傾向にあっても，血清尿素窒素は低値に抑えることができる．

　腎機能障害とともに体液中に増加し，尿毒症起因物質として知られているものにグアニジノコハク酸（GSA）がある（**表3-14**，60 頁）．筑波技術大学の青柳は単離肝細胞における GSA の産生が尿素の濃度に比例して産生されることを発見し，尿素を低下させることの重要性を説いた．同時に，尿素サイクルが回転し，尿素が増加することはアルギニン産生を減少させてしまうことも明らかにした．

　そもそも，アルギニンは，生体内では尿素合成系の酵素群により産生されている．しかも，アルギニンは，成長ホルモン分泌促進アミノ酸であり，成長期のラットでは食物からのアルギニン供給が絶たれると成長障害を起こし，成長期では必須アミノ酸と言われている．すなわち，尿素が上昇しているということは，生体には欠かせないアミノ酸が不足していることを意味しており，アルギニンを補うことの重要性が示唆される．同時に，血中尿素の上昇を直ちに蛋白過剰，エネルギー不足による蛋白合成低下に結びつけ，そのまま低蛋白食に直結させることの危険性を知る必要がある．

　尿素により増加する GSA 産生は，アルギニンにより著明に減少する．低蛋白食は継続させたとしてもアルギニンは補充する必要があり，今後は分子栄養学とでも言うべききめ細かい低蛋白食治療法が求められている．なお，体内のアルギニンを増やすには，アルギニンそれ自体を補うべきであることは言うまでもない．その他オルニチン，シトルリン，グルタミン，グリシンも有用であり，ピンポイントに補充すべき必須アミノ酸といえる．

❦代謝性アシドーシス

　生命活動，栄養素の代謝に伴って体内では必ず，酸が生成される．この営みの維持のためには，過剰な酸を排除して，至適濃度に維持する必要が

表 3-16 代謝性アシドーシスの原因になる内因性生成物

代謝	不揮発酸
糖質	有機酸（ピルビン酸，乳酸など）
蛋白質	リン酸，硫酸（例えば，1～2 g/kg 体重の蛋白質摂取により 40～60 mEq のリン酸，硫酸が生成されると言われている）
脂質 リン脂質	ケトン体（アセト酢酸，β-ヒドロキシ酪酸） リン酸

ある．その指標が細胞外液のpHであり，通常は 7.38～7.44，血液は 7.4±0.05（H^+濃度として 1/107～1/108 mEq/L）と，きわめて狭い範囲に一定に維持されている．このような目的で，血液や体液の緩衝作用（緩衝機構），呼吸による調節作用，腎臓による調節機構が存在する．かくして，生体は酸塩基平衡が保たれているが，CKDではこの平衡は破綻し，血液（動脈血）pHは低下し，表 3-16 にあげたような不揮発酸の蓄積，CKDによる尿細管機能異常のために代謝性アシドーシスをきたしていることが多い．

a）酸の生成

三大栄養素（糖質，脂質，蛋白質）の代謝は，ミトコンドリアでの完全燃焼により，多量の揮発性の酸（二酸化炭素と水）と不揮発酸を生成する．揮発性の炭酸は，肺から呼吸により排出され，代謝で生じる不揮発酸（表 3-16）は，腎から排泄される．

通常，これらの代謝過程では，20,000 mEq/日の二酸化炭素が生成され，大部分（16,000 mEq/日）は呼吸（肺）から排泄され，一部（4,200 mEq/日）は炭酸を経て，水素イオン（H^+）として尿（腎臓）から排泄される．不揮発性酸（有機酸，ケトン体，硫酸，リン酸）は 50～70 mEq/日が生成され，尿（腎臓）から排泄される．このため，代謝性アシドーシスが存在しているということは，通常では測定できない不揮発酸が蓄積し，通常では推測できない次項 b）の酸の処理機構のうち．腎臓経路で述べる尿細管機能異常が存在していることを想像させることになる．

b) 酸の処理機構

> 二酸化炭素，水素イオン，不揮発酸の処理は，呼吸，腎臓，血液の3つのルートがある

- 呼吸器ルート：二酸化炭素と水素イオン（揮発性酸）の排泄

組織で生成された二酸化炭素は，約90％が赤血球に取り込まれ，約10％は血漿中に取り込まれる．二酸化炭素（CO_2）と水（H_2O）は，赤血球内で炭酸脱水酵素（CA：carbonic anhydrase）により水和され，炭酸（H_2CO_3）となる．揮発性の炭酸は呼吸によって肺から捨てられる．

- 腎臓ルート

有機酸，ケトン体，硫酸，リン酸（不揮発性酸）の排泄

不揮発性酸排泄量は約 70 mEq/日と言われ，腎臓の尿細管から尿中に排泄される．尿細管細胞中でも，炭酸脱水酵素（CA）により，二酸化炭素と水から，炭酸が生成され，HCO_3^-の再吸収として表される．この再吸収量は約 4,500 mEq/日なのでこれらを H^+ 量に換算すると，腎臓の尿細管の総 H^+ 分泌量は，合計して 4,570 mEq/日ということになる．

蛋白質分子の約16％を占めている窒素は，アルカリ性アンモニア（塩基性）を介して，尿素回路で，尿素（中性）に変換されるので，酸塩基平衡に関与しない．しかし，窒素は腎臓でアンモニアとして排泄され，アンモニアは，H^+を中和して尿をアルカリ化させ，アンモニウムイオン（NH_4^+）として尿から排泄されるので，緩衝系としての役割をわずかにせよ果たすことになる．

- 血液ルート

細胞内の代謝で生成された酸（水素イオン：H^+）は血液中に拡散し，緩

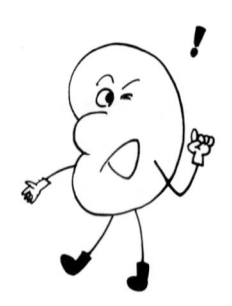

衝機構に入る．この緩衝機構は酸全体の40％を処理する．

このような血液の緩衝機構(緩衝系)としては，重炭酸系，ヘモグロビン系，血漿蛋白系，リン酸系とが存在する．全緩衝作用のうち，約65％を重炭酸系(重炭酸緩衝系)[*2]が担っている．その他にも，ヘモグロビン系，血漿蛋白系，リン酸系の緩衝機構[*3]があり，それぞれ約30％，約5％，約

[*2] 重炭酸緩衝系(bicarbonate buffer system)：重炭酸系(重炭酸緩衝系)は，炭酸(H_2CO_3)と，重炭酸(HCO_3^-)との混合系で，血液中では，以下のような関係で平衡が保たれている．

$$CO_2 + H_2O \leftrightarrow H_2CO_3 \leftrightarrow H^+ + HCO_3^-$$

水と二酸化炭素から，炭酸を生成する反応は赤血球内にあるCA(carbonic anhydrase：炭酸脱水酵素)によって促進され，同時的に，炭酸は，一部が水素イオン(H^+)と，重炭酸イオン(HCO_3^-)とに解離して存在する．この関係は解離定数をKとすると，下記の式で表すことができる．

$$[H^+] = K \times [H_2CO_3] / [HCO_3^-] \text{ (Hendersonの式)}$$

逆対数で表すと，

$\log[H^+] = \log K + \log[HCO_3^-] / [H_2CO_3]$ (Henderson-Hasselbalchの式)
$pH = pK + \log[HCO_3^-] / [H_2CO_3]$
$pK \fallingdotseq 6.1$ なので，$pH = 6.1 + \log[HCO_3^-] / [H_2CO_3]$

血液のpHは，$[HCO_3^-] / [H_2CO_3]$比(血漿中の重炭酸イオンと炭酸の濃度の比率)で決まることを意味する．

ここで注意すべきは，$pH = -\log[H^+]$なので，pHの値が1異なる(低い)ということは，$[H^+]$(水素イオン濃度)にすれば，10倍異なる(高い)という事実である．
$pH = 6.1 + \log[HCO_3]/0.03 \times PCO_2 \propto [HCO_3]/PCO_2 =$ 腎臓/呼吸

[*3] リン酸緩衝系：もし，重炭酸の補充なしに正常域にあるとすれば，骨から炭酸カルシウムを湧出させることによって，体内に蓄積した酸を中和して，代謝性アシドーシスが是正されてしまっているに過ぎない．すなわち，腎機能障害が比較的軽い場合は，pH 7.30，HCO3 − 12～18mEq/L以下になることはない．腎不全患者の骨は骨萎縮，骨脱灰と呼ばれ脆く，病的骨折を起こしやすくなっている．このような骨脱灰の主な原因は，活性型ビタミンDが腎臓で作られないためであるが，アシドーシスに対する骨の自動調節も無視できない．また，ペントシジンなどのアシドーシスの場合は，生理的な生体反応として通常の炭酸・重炭酸だけでなく，骨にある炭酸カルシウム，リン酸系の緩衝機構(phosphate buffer system)が使用される．その結果，骨の脱灰，萎縮に拍車がかかることになる．まさに，患者は骨身を削って骨脱灰を起こしながら，代謝性アシドーシス，すなわち水素イオンという毒物から自分自身の身体を守っているのだ．重曹や沈降炭酸カルシウムなどを適宜服用して，骨身が削られないように注意しなくてはいけない．

5%を占める．

酸塩基平衡と CKD

炭酸イオンの基準値は 22～26 mEq/L である．CKD では原疾患が何であれ，糸球体濾過値（Ccr）が 30 mL/分以下に低下すると，基本的には血液の pH は酸性（アシドーシス）に傾いてくる．

代謝性アシドーシスの細胞においては，H^+ が血液中から細胞内に入り，交換に K^+ と Na^+ が細胞内から細胞外（血液中）に出るので，血清 K 濃度が上昇する．pH が 0.1 低下すると，血清 K 濃度は約 0.6 mEq/L 上昇する．これに対して，血清 Na 濃度は元々血清 K 濃度の 35 倍程度高いので，通常，有意に上昇しない．

> 体内で生成される二酸化炭素と水から炭酸を経て水素イオン（H^+）と重炭酸（HCO_3^-）が作られる

酸塩基平衡調節系では，酸（H^+）は，腎臓の尿細管で排泄し，重炭酸イオン（HCO_3）は，糸球体で濾過した後，主に近位尿細管で再吸収される．代謝性アルカローシスで，血漿中の重炭酸イオンが上昇した場合は，重炭酸イオンは，尿細管での再吸収量が減少し，尿中に排泄されることにより，液中の pH を一定に維持する．

一方 H_2CO_3 が炭酸ガスになって肺から捨てられると，全体としてはアルカローシスの方向に向かう．代謝性アシドーシスのように HCO_3 が低下する病態では，HCO_3 1 mEq/L の低下で PCO_2 は 1～1.3 mmHg 低下する．

酸塩基平衡調節系の基準値は以下のようにまとめられるので，病態把握の参考とされたい．

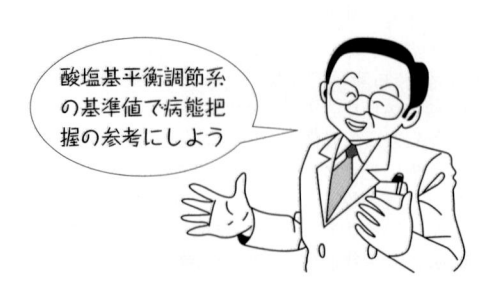

> 酸塩基平衡調節系の基準値で病態把握の参考にしよう

pH	7.40 ± 0.05
PCO_2	40 ± 5 mmHg
HCO_3	24 ± 2 mmol/L
AG	12 ± 2 mmol/L

● リン酸緩衝系

● アニオンギャップ

　アニオンギャップ（anion gap）とは陽イオンの合計から陰イオンの合計を引いたもので，AG（anion gap）＝$(Na^+ + K^+) - (Cl^- + HCO_3^-)$と定義される．

　一般にはK^+の値は高K血症の場合を除いて，無視できる程度に小さいため，AG（anion gap）＝$Na^+ - (Cl^- + HCO_3^-)$の式が用いられ，基準値は12 ± 4となる．

　血液中の陽イオン（cation）は，Na^+，K^+，測定されない陽イオン（Mg_2^+やCa_2^+など）であり，陰イオン（anion）は，Cl^-，測定されない陰イオン（リン酸など）がある．

　これらのイオンは，陽イオン＝陰イオンがイオンでは同等であるはずなので，$Na^+ + K^+ +$測定されない陽イオン＝$Cl^- +$測定されない陰イオン

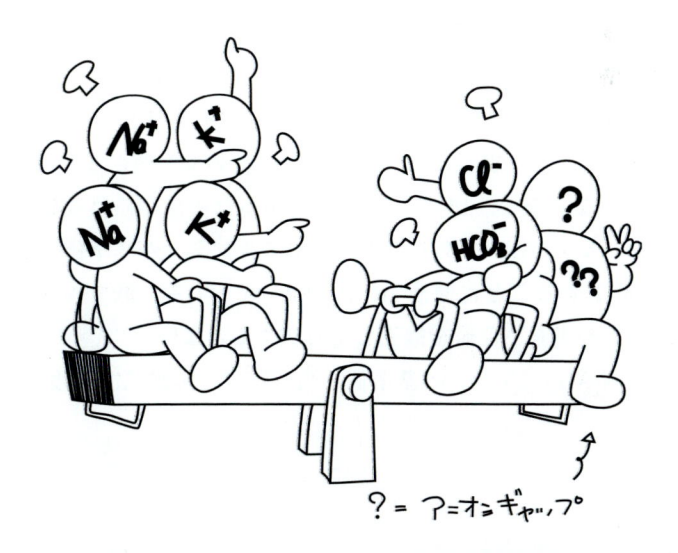

表 3-17　代謝性アシドーシスの原因

内因性酸産生増加	乳酸アシドーシス ケトアシドーシス(糖尿病性, 飢餓性, アルコール性) 中毒性物質(サリチル酸, トルエン, エチレングリコール, メタノール, パラアルデヒドなど) 先天性代謝障害
内因性酸排泄障害	急性腎障害(AKI) 慢性腎障害(CKD 病期 3〜5) 遠位尿細管性アシドーシス(Ⅰ型, Ⅳ型)
重炭酸喪失	近位尿細管性アシドーシス(Ⅱ型 RTA) 炭酸脱水酵素阻害薬使用 消化管ドレナージ, 消化管瘻 腸管尿路変向術 下痢

の関係が成立するため,AG が上昇するのは,測定されない陰イオンが増加した場合か,測定されない陽イオンが低下した場合となる.

臨床現場では,測定されない陰イオンが増加する病態がほとんどで,具体的には乳酸,ケト酸,腎不全で蓄積する有機酸などが増加した場合で,代謝性アシドーシスを示す(286 頁).代謝性アシドーシスの原因(表 3-17)のうち,酸分泌障害(尿細管性アシドーシス),重炭酸過剰喪失(下痢)などではアニオンギャップは正常で,Cl が高値を示す.このような病態は CKD 病期 3b,4 で多いので,血清クロール値にも注意したほうがよい.

なお,低アルブミン血症があるときには AG の基準値が変わるので,注意しなくてはならない.血清の AG の約 80％は蛋白の陰性荷電で,その多くはアルブミン(Alb)であるため,血清アルブミンが基準値(4 g/dL)から 1 g/dL 低下するごとに血清 AG は約 2.5 低下する.低アルブミン血症では当該時点の実測 AG 値を補正して解釈するとよい.

補正＝実測 AG＋2.5×(Alb 基準値−当該時点の実測 Alb 濃度)

3) CKDの合併症指標

> 合併症の治療はCKD寛解への方程式には欠かせない

● カリウム（K）異常

K摂取量は一般には100 mEq/日前後と言われている．大部分が小腸（空腸，回腸）から血管内に吸収され，約90 mEqが腎より尿中に，約10 mEqが大腸より便中に排泄されバランスがとれている．腎による調節と細胞内外の分布の変動によって，血清K濃度は3.5～5.0 mEq/Lという狭い範囲内に調節されている．

Kの能動的な細胞内移行は，Naポンプを介して行なわれ，これに関与するのがインスリン，交感神経刺激，アルドステロン，酸・塩基平衡であり，これらはいずれもK調節に重要な役割を演じている．細胞内のKの一部はKチャネルを介して受動的に細胞外液に移行することも知られている．

a）低K血症

血清K値1 mEq/Lの低下は体内から10～30％（体内総K量は約50 mEq/kgで，98％が細胞内に存在）のK喪失を意味する．血清K値が3.5 mEq/L以下になると，細胞内Kが細胞外に移動しやすくなるため，電気インパルスの形成，その伝導，筋収縮，いずれもが阻害される．心電図ではQT延長，T波の平低化，U波の出現，不整脈が生じる．筋力低下は四肢の筋から出現し，次第に骨格筋や呼吸筋へと波及する．重症では骨格筋への血流低下による神経筋反射の消失，呼吸筋麻痺が生じる．低K血症による平滑筋の障害は麻痺性イレウスによる便秘や胃拡張の原因となる．

慢性の低K血症は腎尿細管細胞の空胞変性，腎硬化，間質の線維化などの組織学的変化と尿濃縮力障害を起こす．その他，膵への血流低下によるインスリン分泌の低下を招き，高血糖の原因となる．

◆ 原因 ◆

偽性低K血症，細胞内へのKの移動，K摂取低下，消化管からのK喪失，腎からのK喪失などがある．これらの鑑別には現病歴の聴取，血圧，

脈拍数の把握，血中 K，Na，Cl 濃度，尿中 K，Cl 排泄量，血液ガス分析，血漿レニン活性，アルドステロン，グルココルチコイド，コルチゾールなどの検査を行う．

　アルドステロンは，腎集合管管腔側腹に存在する K チャネルに作用して K 排泄を促進し，同時に，Na チャネルに作用して Na 再吸収を促進する．

　原発性アルドステロン症では，過剰に分泌されたアルドステロンの作用により，体内に Na が貯留する．しかし，Na 貯留が進行すると代償的に Na 利尿がみられるので尿中 Na 排泄はある程度保たれる．Cushing 症候群では，過剰分泌された糖質コルチコイドが部分的に鉱質コルチコイド作用も有するため，原発性アルドステロン症と同様の病態が生じる．

①偽性低 K 血症

　白血球数が増加している血液を室温に放置すると血清中の K が白血球内に移動して低 K 血症になる．

②細胞内への K の移動

　アルカローシスでは K が細胞外から細胞内へ移動するため，pH が 0.1 上昇すると血清 K は 0.3～1.3 mEq/L 低下する．逆に pH 0.1 の低下で，血清 K 濃度は同程度に上昇する．K シフトがなければ，血清 K 濃度の 0.3 mEq/L の低下は体内貯蔵 K の 100 mEq 減少を意味する．また，インスリンは骨格筋や肝細胞の Na^+，K^+ATPase を直接刺激し，K の細胞内への移行を促進する．

③K 摂取低下

　飢餓や神経性食欲不振症では K 摂取不足が低 K 血症を起こす．

④消化管からの K 喪失

　摂取した K の 10～15％（成人では 7～15 mEq）は便から体外に排泄される．経口摂取された K は小腸で吸収され，4～5 mEq が空腸に到達し吸収される．下痢は大腸からの K と重炭酸イオンの分泌を増加させ，低 K 血症と酸血症を引き起こす．

⑤腎からの K 喪失

　腎は摂取した K の 9 割を体外に排泄する．循環血液量の増大や利尿薬の使用により尿流量が多くなると，尿中への K 分泌は増加する．

TTKG(transtubular K concentration gradient) =

$$\frac{尿K}{血清K} \div \frac{尿浸透圧}{血清浸透圧}$$

TTKG が 4 以上なら腎性の K 喪失が考えられる．TTKG が 3 未満なら腎からの K 喪失はない．

> カリウム値は低過ぎてもよくないが高値はもっと悪い

b）高 K 血症

偽性高 K 血症（溶血などで細胞内 K が出てくる）を除外すれば，あとは，K 過剰投与，腎からの K 排泄障害，細胞内からの K 移動の 3 つに大別される．これらの鑑別のためには，糸球体濾過値，血漿アルドステロン濃度，尿中 K 排泄量などの検査は欠かせない．

FEK (fractional excretion of K：分画 K 排泄) = {(尿中 K 濃度/血清 K 濃度)÷(尿中クレアチニン濃度/血清クレアチニン濃度)}×100

FEK の正常値は 10〜20％であるが，高カリウム血症で，FEK が増加していれば K の過剰摂取を，低下していれば腎からの排泄低下を考える．

◆ 症状 ◆

① 心・血管系に対する影響；心・血管系の異常はまず心電図にみられる．K 濃度が 5.5 mEq/L を超えると，まず T 波増高，尖鋭化（テント状 T）が現れ，さらに上昇すると PQ 間隔延長，QRS 幅増大，K 濃度が 8 mEq/L を超えると P 波は消失し，QRS は正弦波様になり，心臓は機能を停止する．

② 神経・筋症状；知覚異常，脱力感，筋力低下，弛緩性四肢麻痺などがみられる．

③ 消化器症状；悪心，嘔吐，下痢，腹痛などが出現する．

◆ 原因 ◆

① 偽性高 K 血症

採血時あるいは採血後に溶血による赤血球からの K 放出や，採血時の駆血によりその部位の筋肉からの K が流出などにより，高 K 血症になる

ことがある.

②K過剰

内因性K負荷；横紋筋融解症，火傷，消化管出血，腫瘍融解症候群などに伴う，細胞内からのK放出.

外因性K負荷；大量輸血（特に保存血）による赤血球など細胞成分からのK遊出．K製剤（塩化カリウム，L-アスパラギン酸カリウム，グルコン酸カリウム）の過剰投与．

③腎からのK排泄障害

- GFRが20 mL/分以下に低下；乏尿性急性腎不全や進行した慢性腎不全で高K血症がみられる．

- アルドステロンが正常（または高値）の場合；

TTKG (transtubular K consentration gradient：尿細管K濃度勾配) が5以下の場合，皮質部集合管におけるアルドステロンの作用不足が起き，高K血症になる．逆にTTKG 7以上はアルドステロンによる腎からのK喪失が起きる．

- アルドステロン分泌が低下している場合；

アルドステロンは遠位尿細管や皮質集合管などの遠位ネフロンに作用してNaの再吸収とKの分泌を促進する．したがって，アルドステロン欠乏で高K血症となる．

● CKDにおける高K血症

CKDでは，下記の理由で高K血症になることが多い．

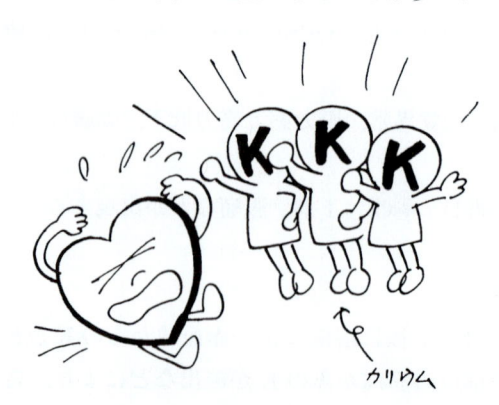

- 腎からの排泄機能が不十分で，血液中に溜まってしまう．
- 合併する代謝性アシドーシスのため，細胞内のカリウムが細胞外に出やすくなっている．
- 不適切な蛋白制限食，食欲不振によるエネルギーの摂取不足，高尿素窒素血症による高浸透圧血症，発熱，消化管出血，手術後あるいは感染症など細胞・組織崩壊が進行している場合は，食べたカリウム量が少なくても細胞内のカリウムは細胞外(血清中)に遊出しやすくなっている．

ナトリウム(Na)異常

> 食塩の過剰摂取は，CKD 患者には自殺行為に近いが，摂取が少な過ぎるのも CKD 悪化の原因になる

体内の Na は主として細胞外液に分布し，細胞外液に含まれる陽イオンの約 90%を占めている．他方，細胞内液には K が分布している．これらの分布の違いは膜に存在する Na, K, ATPase の活動性と Na と K に対する膜の透過性によって決まるが，通常は，細胞外 Na, K と細胞内 K, Na の濃度はほぼ同じとなる．

血清 Na 濃度は細胞外液中の水分量(正しくは体内水分量)に対する Na 量を表しており，血清 Na の正常値は 135〜145 mEq/L と比較的狭い範囲に維持されている．血清 Na の低下は体内 Na の低下を示唆するが，水分量が変化すれば Na 量が同じでも Na 濃度は変わる．それゆえ，血清 Na 濃度が低いと体内 Na 量が少ないとの判断は必ずしも正しくないし，その逆も正しくない．

食塩(Na)は，体液の浸透圧形成に寄与する因子として，主要な役割を演じているが(94 頁参照)，食塩の過剰摂取は高血圧の原因になり，それが CKD の悪化をもたらすので，食事療法(208 頁参照)では減塩が求められる．ただし，過度の減塩が低ナトリウム(Na)血症の原因になるので，注意する必要がある．その一方で，CKD では食塩過剰にもかかわらず希釈性低 Na 血症になることがあるので，これまた要注意である．

CKD 患者の多くは，血圧コントロールのために食塩摂取制限を励行している．このため，Na 欠乏傾向になっていることが多い．そのうえ，腎

不全患者の腎臓は，体内の過剰なNaを排泄する力が亢進しているため，食塩制限が行き過ぎると，体内の総Na量が欠乏しやすくなっている可能性ある．このため，低Na血症となる．

しかしながら，欠乏ではないにもかかわらず，総Na量を上回る水分の貯留があると，低Na血症を起こしやすいという落し穴がある．これが希釈性低Na血症である．

> 本当は溜まっているのに，貯留した水分のために薄まってしまっているのが希釈性低Na血症．騙されないように

a）低Na血症

低Na血症は，血中Na濃度135 mEq/L以下に低下した状態で，全身倦怠感，食欲低下，気分不良，眠気などの症状が現れ，尿毒症症状の悪化と誤解されることがあるので，注意しなくてはいけない．

低Na血症による低浸透圧血症は，細胞外の水分を細胞内に移動させ，細胞内液量の増加の原因になる．これと関連して症状が出る．特に中枢神経細胞における脳浮腫が問題で，嘔気，全身倦怠，頭痛，様々なレベルの意識障害を起こしてくる．

症状の程度は，実際の血清Na値よりもNa低下の進行速度に関連し，長期に低Na血症が続いている場合には無症状の人もいる．痙攣，昏睡は急速かつ，Na 120 mEq/L以下になって出現することが多いが，下がる程度，スピードによっては低Na血症が高度でなくても起こり得る．

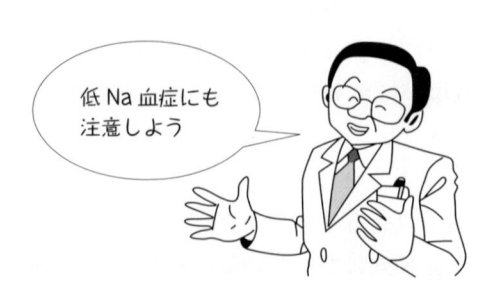

◆ 原因 ◆

①血漿浸透圧が正常値ないし高値である．
　次のような Na 以外の浸透圧活性物質の存在が疑われる．
- 高血糖
- マニトール投与
- 経尿道手術時に使用される灌流液の尿道粘膜からの体内吸収．
- 重症の脂質異常症や高蛋白血症

②尿が希釈されているにもかかわらず低 Na 血症を示す
　心因性多飲などがあり，ADH の分泌がほとんどない．また減塩により，腎の希釈部位への Na の到達量の減少がある状況下では，水分の取り方が多ければ，低 Na 血症となりうる．
　普通の食事でも 12 L を超える飲水があれば低浸透圧血症（低 Na 血症）を起こす．

③細胞外液が少ない
　腎臓が Na を保持しようとするため尿中 Na は 20 mEq/L 未満となることが多く，次のような病態の存在が推察される．
- 腎外性 Na 喪失；嘔吐，下痢，経管ドレナージなど消化管からの喪失や，熱傷，膵炎，腹膜炎といったサードスペースへの喪失などがあげられる．この場合は腎前性腎不全となる．
- 利尿薬
- 塩類喪失腎症

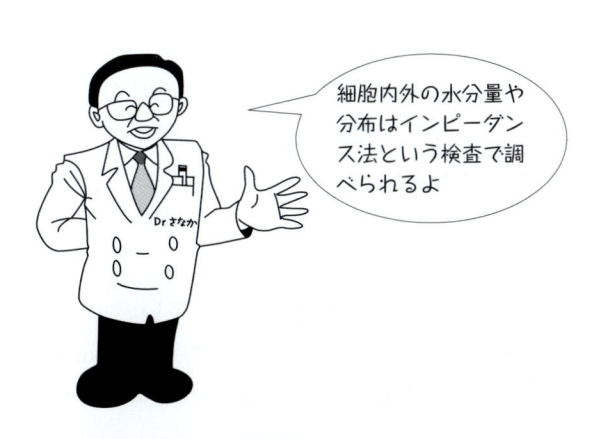

> 細胞内外の水分量や分布はインピーダンス法という検査で調べられるよ

- 浸透圧利尿
- 副腎不全
- 中枢性 Na 喪失

④細胞外液が多い

　Na 過剰を上回る水過剰がある場合である．多くは浮腫を伴っている．腎不全やその他の浮腫性病変として，うっ血性心不全，肝硬変，肝不全，ネフローゼ症候群などがあげられる．日常診察で最も多いのはこのタイプである．

⑤細胞外液はほぼ正常

　高齢者の癌患者などで起こる SIADH，甲状腺機能低下症，ACTH 単独欠損症，多飲症などがあげられる．ただし，①低張輸液で治療開始されている脱水症，②ビール多飲者のように，塩分を含めた溶質の摂取が少ないが飲水量が多い場合などでは，尿中 Na は 20 mEq/L 以下になることがある．

⑥偽性

　脂肪などの増加による見かけ上の水過剰．多発性骨髄腫，高蛋白血症，脂質異常症，高血糖で起こることがある．一般に，血糖が 100 mg/dL 増加すると，血清 Na 値は 1.3〜1.6 mgEq/L 低下する．

　b）高 Na 血症

　臨床上は 150 mEq/L 以上を高 Na 血症として扱うことが多いが，慢性の場合は 160 mEq/L 程度でも無症状のことが多い．

　他方，急激な血清 Na 上昇では，神経系細胞の急激な細胞内脱水を惹起し，不穏・意識障害（傾眠，昏迷，昏睡）などの中枢神経症状や，筋硬直・筋痙攣・振戦などの神経筋症状が出現する．脳内出血，くも膜下出血，静脈洞血栓などをきたすこともある．

◆ 原因 ◆

①水喪失が Na 喪失を上回っている

　実際は体内総 Na が減少している多い．

- 腎からの Na 喪失；Na 喪失は，尿中 Na が 20 mEq/L を超えている場合は，糖尿病に伴う高血糖やマニトールの静脈注射などのように，

何らかの原因で血漿浸透圧が亢進して浸透圧利尿で Na が腎から喪失する場合が考えられる．
- 腎以外からの Na 喪失；尿中 Na が 10 mEq/L 以下の場合は腎以外からの喪失と考えられる．この場合，高張性脱水とも言われ，尿浸透圧は通常 800 mOsm/kgH$_2$O 以上と高い．繰り返す嘔吐で胃液が失われる場合や，下痢で大量の腸液が失われる場合に高 Na 血症がみられる．これは Na 喪失を超えた水喪失が起きやすいためである．大量の発汗でも同様の病態が生じる．

②水喪失，水摂取の減少
- 腎からの喪失，腎以外からの喪失，水摂取の減少に分けられる．
- 腎からの Na 喪失；バソプレシン欠乏による中枢性尿崩症やバソプレシンに対する尿細管反応性低下による腎性尿崩症でみられ，尿濃縮障害による低張尿が特徴的な所見である．
- 腎以外からの喪失；発熱による皮膚や肺からの不感蒸泄増加があげられる．
- 水摂取の減少；意識障害患者や渇中枢に障害のある患者で水摂取が十分でないために，高 Na 血症が発症する例がある．

③Na 過剰
食塩の過剰摂取を原因の最初にあげると同時に，アルドステロンの腎作

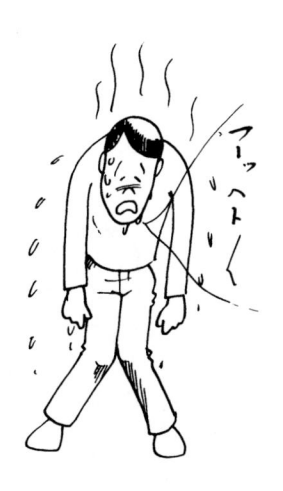

用を思い出す必要がある．すなわち，アルドステロンは，腎集合管管腔側膜に存在するKチャネルに作用してK排泄を促進し，同時に，Naチャネルに作用してNa再吸収を促進する．

原発性アルドステロン症では，過剰に分泌されたアルドステロンの作用により，体内にNaが貯留する．しかし，Na貯留が進行すると代償的にNa利尿がみられるので，尿中Na排泄はある程度保たれる．Cushing症候群では，過剰分泌された糖質コルチコイドが部分的に鉱質コルチコイド作用も有するため，原発性アルドステロン症と同様の病態が生じる．

● Ca・P・骨代謝異常

骨代謝に重要な役割を演じているビタミンDの最終活性型は，腎臓尿細管上皮細胞で作られる．CKDではこの生成異常に始まって，副甲状腺，Ca・P代謝異常，代謝性アシドーシスなど様々な病態が関与して，CKD-MBD (chronic kidney disease related mineral and bone disorder：慢性腎疾患に伴う骨ミネラル代謝異常) と呼ばれる病態を併発する．

a) ビタミンDの誕生から血中放出まで

コレステロールが代謝され，プロビタミンD_3(7-デヒドロコレステロール)となったあと(117頁参照)，皮膚上で紫外線(波長300 nm付近)を受けて，光化学的にプレビタミンD_3，ビタミンD_3(コレカルシフェロール)へと変化する．

皮膚で産生されたものであれ経口摂取されたものであれ，ビタミンD_3は，肝臓で25位の位置の炭素がヒドロキシ化の代謝を受け，25-ヒドロキシコレカルシフェロール〔25(OH)D_3〕へと変化し，肝細胞に貯えられる．必要に応じて放出された25(OH)D_3は，腎臓の尿細管に移送され，1位の

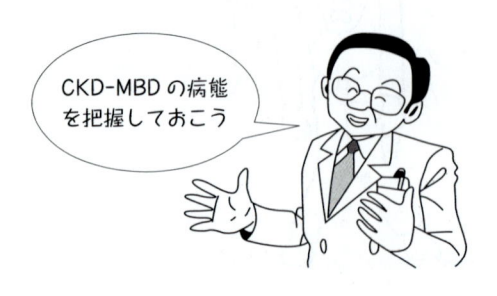

CKD-MBDの病態を把握しておこう

位置の炭素がヒドロキシ(水酸)化の代謝を受け,副甲状腺ホルモン(parathyroid hormone, PTH)の存在の下で,活性型ビタミンD〔1,25-ジヒドロキシビタミンD_3；1,25$(OH)_2D_3$,カルシトリオール〕が作られ,血液中に放出される.このようなビタミンDの腎における活性化は,低リン血症において促進されることでも知られており,低リン食を勧めることはビタミンD活性化を誘導することになる.

b) 活性型ビタミンDの働きとCKD

活性型ビタミンDの主な作用は,①腸管からのCa^{2+}ならびにリン酸イオンの吸収を促進し,腎尿細管でのCa^{2+}の再吸収を促進する.②PTHの産生・分泌を抑制し,血中濃度を低下させる.副甲状腺細胞の増殖を抑制するとの報告もある.③骨芽細胞に作用して骨のリモデリングを促すとともに骨の石灰化を促進する.

> CKD患者がかかる骨の病気は骨軟化症だけではない

それゆえ,活性型ビタミンDが不足すると小児ではくる病,成人では骨軟化症になる.CKDでは,25$(OH)D_3$の1位の位置の炭素の水酸化酵素を作る細胞が破壊され,1,25$(OH)_2D_3$の生成が減弱し,ビタミンD欠乏になるだけでなく,低カルシウム血症やリンの排泄障害による高リン血症二次性副甲状腺機能亢進症とそれに続く線維性骨炎,さらには副甲状腺機能の抑制に伴う無形性骨などの合併もあり,腎性骨異栄養症(renal osteodystrophy；ROD)と呼ばれる特異な病変を形成する.しかも,骨ミネラル代謝異常が心血管系疾患などによる生命予後,CKDの病態の進展にも密接な関係があることが判明している.このため,CKDの骨ミネラル代謝異常は,元はと言えば,ビタミンD欠乏に端を発しているが,今日ではCKD-MBD(chronic kidney disease-mineral and bone disorder)という概念で捉えられるようになった.

c) カルシウム(Ca)

Caは骨に99%存在している.血清Caの約45%は蛋白質と結合しており,約5%はリン酸やクエン酸と結合し,残りの約50%は遊離Caイオン(イオン化Ca)として血中に存在し生物活性を発揮している.通常,血漿

Ca濃度は9.0～11.0 mg/dLの範囲に調整されているが，Caは細胞機能の調節および骨代謝に重要な役割を果たし，その生物作用は血清蛋白濃度に左右される．このため，Ca代謝異常を正確に把握する必要があり，血清アルブミン濃度を指標として補正しなくてはならず，特に，血清アルブミン値が4.0 g/dL未満の場合には，通常次のPayneの式により生理的な血清Ca濃度(血清補正Ca濃度)を算定するよう勧められている．

血清補正Ca(mg/dL)＝実測血清Ca(mg/dL)＋{4－血清アルブミン(mg/dL)}

ただし，血清アルブミン値が4.0 g/dL以上のときは，血清Ca実測値がそのまま血清補正Ca濃度となる．

CKD病期3以降になると，血清カルシウム値は低く血清リン値は上昇傾向を示す．そして，骨病変としては，骨軟化症，骨粗鬆症を起こしやすい．しかし，リン吸着剤としてのCa製剤の投与や腸管Ca吸収を促進する活性型ビタミンD製剤は血清Ca濃度を上昇させ，高Ca血症を引き起こしやすい．また，二次性副甲状腺機能亢進症の場合は線維性骨炎により骨吸収が惹起されるため，高リン血症を伴う高Ca血症を呈することがある．このような場合には，Ca製剤や活性型ビタミンD製剤の投与量を減量ないし中止しなくてはならない．CKD病期5Dになると，二次性副甲状腺機能亢進症はさらに著明となり，副甲状腺の摘出術，PEIT(percutaneous ethnol injection therapy)などを考慮する必要のある患者が出てくる．

d) リン(P)

人体の総リン量は体重の1%(500～600 g)であり，そのうちの84%はカルシウム塩として骨(400～500 g)に存在する．残りの9%は骨格筋，6%は骨格筋以外の軟部組織，1%は血漿に含まれる．細胞内では，リンはエネルギー代謝や細胞機能に必要な種々の高分子化合物として存在し，炭水化物，脂質，蛋白と結合し，特に蛋白質は1 gあたり15 mgが結合している．

血漿などの細胞外液中のリンは，副甲状腺ホルモンやビタミンDなどによって3.0～4.5 mg/dL(0.080～1.44 mmol/L)の濃度にコントロールされており，これ以下でもこれ以上でも骨障害を起こす．特に，高リン血症は副甲状腺機能亢進症の原因になる．なお，細胞内のリンは主要な陰イオン

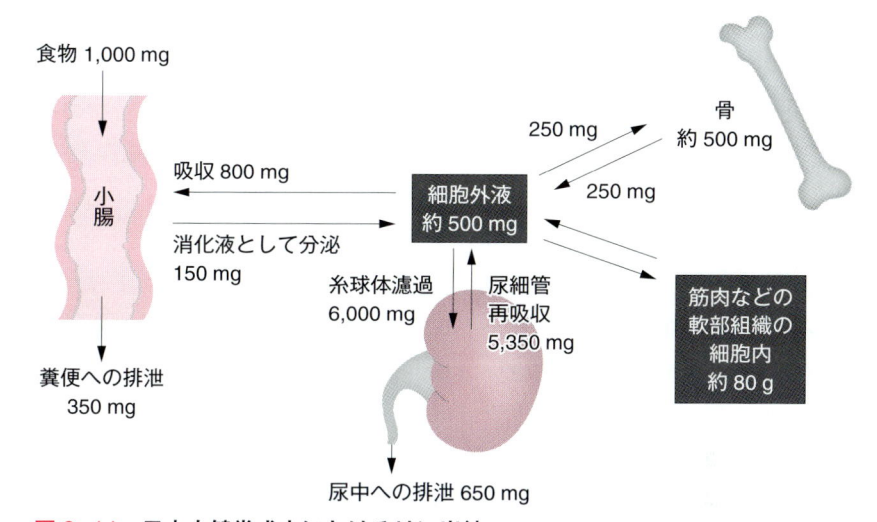

図 3-11　日本人健常成人におけるリン出納

であり，310 mg/dL の濃度を示すと言われている．

● リンの出納（図 3-11）と CKD

　CKD の病期 3 から 4，5 と進むと，血中のリン値が上昇してくる．これは次の機序によって引き起こされる．

① リンの 1 日摂取量は 20 mg/kg（だいたい 1,000 mg）以下に抑える．摂取リンは，腸管において有機リンに加水分解され，無機リンに変えられる．腸管は 80％（800 mg）のリンを吸収する一方で，150 mg のリンを消化液として分泌するので，糞便には摂取したリンの 35％が糞便中に捨てられる．また，皮膚からのリン喪失量もあり，1 日あたり 65 mg と言われている．

② 血漿中のリン量は 6,000 mg なので，これが 1 日ですべて濾過されるとすれば，リンの糸球体濾過量は 6,000 mg であるが，尿細管は，副甲状腺ホルモン，ビタミン D などの調節系のもとで 90％近く再吸収するので，尿中へのリンの 1 日排泄量は 700 mg になる．

③ 摂取したリンの 60％は腎，40％は腸管から排泄されるということになり，リン排泄経路が障害されている CKD では腎排泄は徐々に期待でき

なくなるので，無尿の場合は 400 mg に制限（吸着剤などによる排除分も含めて）しないといけないということになる．

なぜなら，リン値の上昇は，低カルシウム血症，副甲状腺ホルモンの過剰分泌（副甲状腺機能亢進症），さらには骨粗鬆症の原因となるからである．

したがって，低リン食を実行し，リンの吸着薬（沈降炭酸カルシウム，酢酸カルシウム）や活性型ビタミン D を服用して，血中リン値の上昇，カルシウム値の低下などが起きないよう工夫し，副甲状腺ホルモン分泌過剰を招かないよう配慮しなくてはいけない．

さらに大切なことは，高リン食は腎不全の悪化につながり，低リン食は進行抑制に働くという事実である（214 頁参照）．

低リン食が実行されているか否かは，血清リン値が正常域か否かをチェックすると同時に，1 日尿中リン排泄量を実測すれば，CKD であっても尿中リン排泄は摂取量の約 60％とほぼ一定に保持されている．したがって皮膚からのリン喪失量を 1 日 65 mg と仮定すると，下記の計算式から推察できる．

$$リン摂取量(mg) = [尿中リン排泄量(mg) + 65] \div 0.6$$

GFR が 50mL/分程度まで低下してきた時点で，もし尿中リン排泄量が 500mg/日以上であればリン摂取量を制限する必要がある．

e) マグネシウム（Mg）

Mg は骨に 60％，筋肉に 25％が存在し，酵素活性やエネルギー代謝に重要である．一般的に透析患者では腎排泄低下のため高値を示す．また副甲状腺に対しては Ca と類似した作用を示すとされる．高 Mg 血症を示すときは透析液 Mg 濃度，Mg 含有薬剤（制酸剤，下剤）の服用の有無や水道水をチェックする必要がある．一方，低 Mg 血症では PTH が低値となり，異所性石灰化が進行するという報告がある．

f) 血清アルカリフォスファターゼ（ALP）

ALP はリン酸化合物を加水分解する酵素であり，細胞膜に存在し膜を介してリン酸の転送に関わっている．アイソザイムでは大きく肝型 ALP

と骨型 ALP に分けられる．健常成人はその主体が肝型であるが，小児では成長期のため骨型が増加している．透析患者では二次性副甲状腺機能亢進症に基づく線維性骨炎や骨軟化症により骨型 ALP（bone specific alkaline phosphatase；BAP）が上昇し，総 ALP も上昇する．その他骨型が上昇する疾患として，骨肉腫，悪性腫瘍骨転移，ベーチェット病，骨折の回復期，甲状腺機能亢進症，成長ホルモン治療後などがある．

このように ALP は肝障害がない透析患者においては，よい骨代謝回転の指標となり，病態の把握・治療方針決定や治療効果の判定に有用で，必ず測定されるべき検査項目である．

現在では，骨型 ALP（BAP）濃度を分離しての測定も可能となり，骨芽細胞の機能状態ひいては骨形成状態を知る指標になると考えられている．しかしながら，総 ALP と BAP はよい正相関関係が認められるため，特殊な場合を除けば日々の診療においては総 ALP 値の測定で十分にその目的を果たせる．

g）オステオカルシン（bone GLA protein；BGP）

オステオカルシンはビタミン K に依存して GLA 化される血清蛋白の一つで，骨代謝回転（特に骨形成）と密接な関係があるといわれる．この血中濃度を測定することにより骨の代謝回転の評価と治療決定に役立ち有用と考えられる．二次性副甲状腺機能亢進症患者に対して副甲状腺摘出術を考慮するときに参考にされる．正常値は 2.5〜13 ng/mL で，透析患者においても 25〜30 ng/mL 以上あれば高代謝回転骨病変の存在が強く疑われる．

h）アルミニウム（Al）

アルミニウムは腎排泄のため，腎機能低下例では高値を示す．透析患者

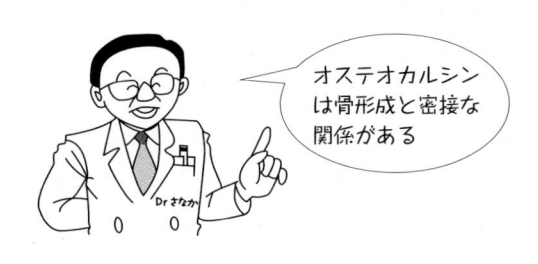

ではかつてアルミを含有したリン吸着剤の大量使用が原因で体内にアルミニウムが蓄積し，透析脳症（Al脳症），低代謝骨回転のビタミンD抵抗性骨軟化症（Al骨症）が惹起された．透析脳症では言語障害や認知症などを呈し，ビタミンD抵抗性骨軟化症では骨折や骨痛を呈する．現在ではアルミニウム製剤の透析患者に対する投与は禁忌となり，アルミ中毒者は激減した．PTHやアルカリフォスファターゼ（ALP）の上昇がなく，Deferrioxamine（DFO）負荷試験陽性で血清Alが10 μg/L以上のときAl骨症を疑う．

i) 副甲状腺ホルモン（parathyroid hormone；PTH）

PTHは副甲状腺から分泌される84個のアミノ酸から成るペプチドホルモンである．分泌時にはアミノ酸残基で言えばN末端とC末端が存在するが，流血中に入ると，完全分子（intact）と中間部-C末端部になる．これは，N末端は活性部ではあっても半減期が非常に短く不安定なので，安定的に測定できないためである．

PTHは，生体におけるCaとリンの両者と調節する．骨代謝回転を決定する最も重要かつ強力な因子である．

● intact PTHとwhole PTH

intact PTH：84個のアミノ酸でできたPTHの完全分子を測定しているが，同時に，完全分子以外の6種類のフラグメント（PTH7-84など）も一緒に測定する．PTH7-84はPTH1-84が示すPTH作用に拮抗する可能性も指摘されており，臨床数値の解釈にあたっては，このことを考慮する必要がある．

whole PTH：PTH1-84のみを測定している．

intact PTHとwhole PTHは極めて高い正相関係があり，whole PTH×1.7≒intact PTHの式の関係が成立した相互に変換が可能である．将来はともかく現時点では，これまでの臨床データの蓄積の点から，intact PTHが標準的なPTH測定系であり続けている．2003年の米国発のK/DOQIガイドラインや2006年に提出されたわが国のJSDTガイドラインでも，今もintact PTHが採用されている．K/DOQIガイドラインではintact PTHとして150〜300 pg/mLを，JSDTガイドラインではintact PTHと

して 60〜180 ng/mL が維持管理目標値となっている．

● 高感度 PTH

　PTH の構造的に中間部にある安定的な C 末端部を測定するのが高感度 PTH である．これは比較的，正常域から低値側に感度が良いため，副甲状腺機能低下の診断に用いられる．

　j) 副甲状腺エコー検査（超音波検査）

　長期透析患者において高頻度に合併する二次性副甲状腺機能亢進症は血液検査により疑われたことに始まって，頸部の超音波検査による腫大の確認によって診断へとつながる．

　副甲状腺は甲状腺の背側にあり，左右上下に合計四腺存在する．正常で腫大のない副甲状腺は画像上描出されることはない．しかし腫大すると超音波では低エコーの甲状腺外腫瘤として認められ，二次性の副甲状腺機能亢進症では副甲状腺の四腺のすべてが腫大するが，大きさに違いがみられる．この最大腫大副甲状腺のサイズは，二次性副甲状腺機能亢進症の治療方針決定に重要で，エコー上直径 10 mm 以上の腫大腺か，

$$\text{Volume} = \pi/6 \times a \times b \times c$$

の式で算出される副甲状腺サイズが 500 mm^3 以上の場合には，薬物などによる内科的保存療法に抵抗性で，最終的には副甲状腺摘出術，あるいは PEIT が必要となるのがほとんどである．

　副甲状腺摘出術の術前検査に際しては，もし頸部に四腺のすべてが認められないときには，先天的に副甲状腺が縦隔内に迷入している場合があるため，副甲状腺シンチグラフィや CT などによる胸郭内異所性副甲状腺の検索が必要となる．

　k) 軟部組織の異所性石灰化と血管石灰化

　血清 Ca×リン積が 70 以上の場合や，骨が Ca やリンの緩衝帯として働かない場合（骨代謝回転が低いまたは高い）には軟部組織の異所性石灰化が起きやすく，多くは疼痛を伴う．単純 X 線写真で検出可能であり，特に軟線撮影で検出しやすい．部位がはっきりしていれば，単純 CT における骨条件での出力は極めて有用で，high density area として捉えられる．

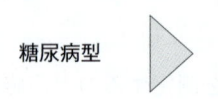

```
┌─────────────────────────────────────────────────────────┐
│              ▶  ● 血糖値（空腹時≧126 mg/dL，随時≧200 mg/dL，│
│   糖尿病型        OGTT 2 時間≧200 mg/dL のいずれか）      │
│              ● HbA1c（現在使用している JDS 値）≧6.1%      │
│              【HbA1c≧6.5%（新たに使用する国際基準値）】   │
└─────────────────────────────────────────────────────────┘
```

図 3-12　糖尿病型診断基準

　好発部位は両肩関節周囲，両肘関節周囲，両股関節周囲，手指関節周囲などである．

　血管の石灰化は好発部位がおおむね定まっている．頸動脈起始部や大動脈弓部・腹部大動脈の分岐部などに好発する．冠動脈も比較的石灰化しやすく，生命予後と密接な関係がある．最近では高速の多連ヘリカル CT で，血管石灰化と血管内腔を診断する試みが行なわれてきている．今後に期待したい診断技術である．

糖尿病指標

● 診断基準

　新糖尿病診断基準は 2010 年に改訂された．この年の 5 月末の第 53 回日本糖尿病学会（JDS）年次学術集会で承認・決定されたもので，その詳細は日本糖尿病学会のホームページ（http://www.jds.or.jp/）上に公開されている．JDS では，糖尿病型とは血糖が空腹時血糖 126 mg/dL 以上，OGTT2 時間値が 200 mg/dL 以上，随時血糖 200 mg/dL 以上のいずれか，HbA1c が JDS 基準で 6.1% 以上，国際基準で 6.5% 以上と定義づけされている（**図 3-12**）．

● 診断のフローチャート

　診断は**図 3-13**のフローチャートにまとめたように，①血糖値と HbA1c がともに糖尿病型を示す患者は糖尿病であるが，②血糖値のみが糖尿病型の場合は，糖尿病の典型的な症状，確実な糖尿病性網膜症のいずれもが存在しない場合は糖尿病と診断せずに再検査に回るべきとし，③ HbA1c だけが糖尿病型の患者も直ちに糖尿病と診断せずに再検査とすべきであると述べられている．ここで，③の場合はその後の検査で，依然として HbA1c のみが糖尿病型であったり，血糖値と HbA1c のいずれもが糖尿病

```
┌─────────────────────────────────────────────────────────────────┐
│ 検査                                                             │
│ 注1) 血糖値とHbA1cの同日測定を推奨し，より早期に糖尿病と診断する．  │
│ 注2) 初回検査と再検査の少なくとも一方で，必ず血糖値による糖尿病型の │
│      判定基準を満たすことが必要（HbA1cのみは不可）．              │
└─────────────────────────────────────────────────────────────────┘
```

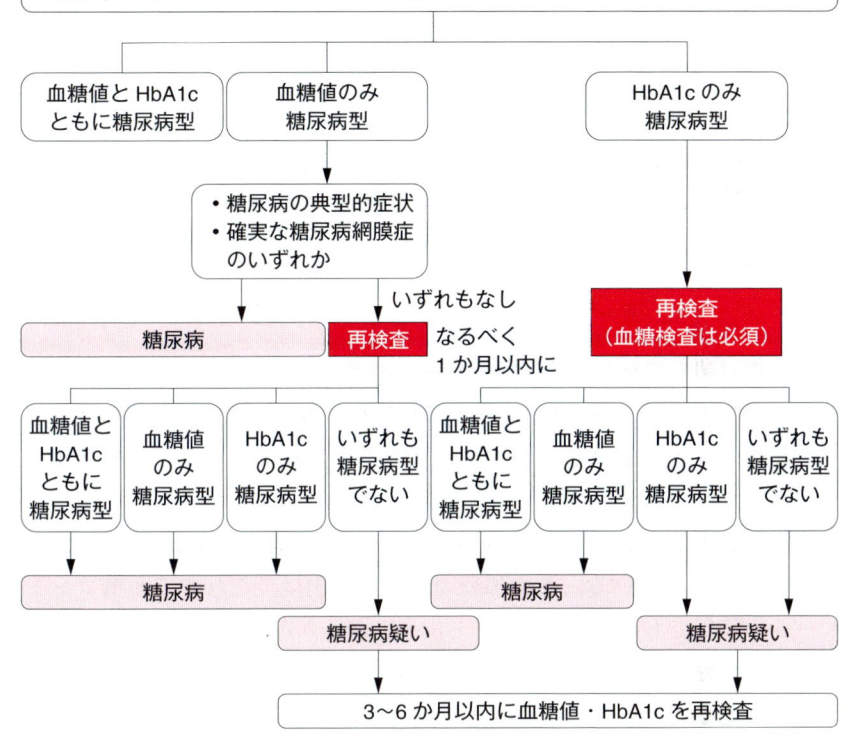

図 3-13 **糖尿病診断フローチャート**
（日本糖尿病学会：糖尿病の分類と診断基準に関する委員会報告より引用改変）

型でない場合は糖尿病疑いとして扱われることになる．②の場合は再検査でも血糖のみが糖尿病型であったり，この時点でHbA1cが糖尿病型になれば糖尿病と診断される．血糖，HbA1cいずれも糖尿病型でなければ，疑い例として扱われることになる．

糖尿病疑い例は②，③いずれも3～6か月以内に血糖値とHbA1cの再検査が求められている．

表 3-18 糖尿病コントロール指標の評価

指標	コントロールの評価とその範囲				
	優	良	可		不可
			不十分	不良	
HbA1c(%)	5.8 未満	5.8～6.5 未満	6.5～7.0 未満	7.0～8.0 未満	8.0 以上
			6.5～8.0 未満		
空腹時血糖値 (mg/dL)	80～110 未満	110～130 未満	130～160 未満		160 以上
食後2時間血糖値 (mg/dL)	80～140 未満	140～180 未満	180～220 未満		220 以上

　血糖のコントロールは糖尿病性腎症の治療の基本であり，コントロール指標として HbA1c が重視されるが，血糖値とあわせて代謝状態を総合的に判断することが推奨され，JDS は 2004 年に血糖コントロールの指標ガイドラインを公表している．ここでの要点はコントロール「可」のところが 2 つに分かれたことであり，HbA1c で 6.5～7.0 未満を不十分，7.0～8.0 未満が不良となっている．この部分の改訂の理由は，これまで血糖コントロールが「可」であってもよしとする向きがあったが，実際に，細小血管症の発症予防や進展の抑制には，さらに良，あるいは優を目指すべきであるということからこのような改訂に至っていると考えられている．不可は，細小血管障害への進展の危険が大きい状態であり，よくよく注意する必要がある（表 3-18）．

a）血糖とその調節

　血糖値は，通常の状態では血糖を低下させるインスリンと，血糖を上げるグルカゴンの作用によって調節されている．食事中のグルコースが体内に吸収され，膵臓のβ細胞外のグルコース濃度が上昇すると，2 型糖輸送担体（GLUT2）を介してグルコースが細胞内に取り込まれ，グルコキナーゼ（膵β細胞と肝臓にしか発現しない）の作用によりグルコースがグルコース 6 リン酸になるなどの糖代謝過程で ATP が産生される．次いで，ATP 感受性 K チャネル（K_{ATP} チャネル）の閉鎖，細胞膜脱分極，電位依存性

Ca²⁺チャネルの開口により，細胞内 Ca^{2+} 濃度が上昇すると，インスリン分泌が起こる．これに呼応して，インスリンが膵α細胞に入って直接的に膵α細胞からのグルカゴンの分泌抑制を起こし，血中グルカゴン値は急速に低下する．

しかしながら，2型糖尿病患者ではグルカゴンの不自然な上昇とインスリンの不十分な分泌にとどまる．また，2型糖尿病は，複数の遺伝因子に環境因子が加わることで末梢組織でのインスリンの利用障害，すなわちインスリン抵抗性の増大をきたすため，インスリン作用不足が生じ，食後高血糖，空腹時高血糖となる．高血糖状態が持続すると，高血糖自体が膵β細胞のインスリン分泌能の低下，末梢のインスリン抵抗性の増大を招き，高血糖の悪循環に陥る．これを糖毒性と呼んでおり，食事療法などで血糖を下げることによって糖毒性を解消させ，膵β細胞の機能の回復につなげることができる．

一方，β細胞機能障害によるインスリン分泌低下は，血糖上昇における肝糖産生の抑制を減弱させるとともに，筋肉，肝，脂肪組織への糖取り込みを低下させる．これらも，高血糖の原因となる．

糖尿病治療の新しい流れとしてのインクレチン

2型糖尿病患者では，インスリン：グルカゴン比の不均衡が高血糖状態に大きく関与しており，インスリン分泌低下，グルカゴン過剰分泌といった膵島のβ細胞とα細胞の双方の機能障害が存在する．

また，栄養素の経口摂取（主にブドウ糖と脂肪）に反応して消化管からインクレチンと呼ばれるペプチドが分泌されることが知られている．一つは空腸K細胞から分泌される GIP（glucose-dependent insulinotropic polypeptide）で，血糖に応じてインスリン分泌を促進する．二つ目は回腸L細胞から分泌される GLP-1（glucagon like peptide-1）で，高血糖状態においてグルカゴン分泌を抑制する作用を持つ．インクレチンの低下はインスリンおよびグルカゴンの分泌異常を悪化させる．これに対してシダグリプチン（ジャヌビア®），ビルダグリプチン（エクア®），アログリプチン（ネシーナ®）などのインクレチンエンハンサーと呼ばれる DPP-4 阻害薬やインク

レチンミメティクスと呼ばれるリラグルチド（ビクトーザ®）などによりインクレチンの活性が維持されると，血糖に応じたインスリン分泌およびグルカゴン分泌は是正され，血糖コントロールが改善されることが明らかになっている．

メタボリックシンドロームはCKDの原因になる

　そもそも，グリコーゲン（ブドウ糖）は，エネルギー代謝過程，すなわち解糖（嫌気的代謝）によりピルビン酸になり，ピルビン酸は細胞のミトコンドリア内でアセチル-CoAに変換される．アセチル-CoAはクレブス回路（好気的代謝）によって代謝され，エネルギーであるATP合成へと向かう．このような体内エネルギーは，有事のための備蓄も必要で，グリコーゲン（ブドウ糖）として肝臓や筋肉に貯蔵される．しかしながら，これらが過剰となれば，貯蔵には回らずに中性脂肪として蓄積されるために，高中性脂肪血症や脂肪肝の原因になる．そして，CKDの原因になるなど，様々な病態を引き起こすことになる．これがメタボリックシンドロームである[*4]．

　血糖は膵β細胞のインスリン分泌能，膵α細胞のグルカゴン調整能，末梢組織での糖消費，肝でのグリコーゲン貯留，肝・腎での糖新生，さらには腎での再吸収極量などによって調整され，血中濃度は早朝空腹時で70～100 mg/dLと，本来は比較的狭い範囲の中で維持されている．

　血糖検査は，糖代謝異常，鑑別疾患，経過観察などに応用される．糖尿病，脂質異常症，肝疾患，膵疾患，腎疾患などでも血糖検査は重要であるし，血糖の調節機構に障害のある疾患で高血糖または低血糖になる．

[*4] メタボリックシンドローム診断基準（2005年4月）では，必須項目となる内臓脂肪蓄積（内臓脂肪面積100 cm^{2}以上）のマーカーとして，ウエスト周囲径が男性で85 cm，女性で90 cm以上を「要注意」とし，その中で①血清脂質異常（トリグリセリド値150 mg/dL以上，またはHDLコレステロール値40 mg/dL未満），②血圧高値（最高血圧130 mmHg以上，または最低血圧85 mmHg以上），③高血糖（空腹時血糖値110 mg/dL）の3項目のうち2つ以上を有する場合をメタボリックシンドロームと定義している．

b) HbA1c

　糖は生体の様々な成分と非酵素的に結合する性質がある．ヘモグロビン（血色素）に結合すると，グリコヘモグロビンが作られる．血液から採取されたヘモグロビンを陽イオン交換クロマトにて分画すると，成人ヘモグロビンの主成分である HbA より早く溶出する微量成分 HbA1 の中に含まれる．HbA1 はさらに亜分画，HbA1a，1b，1c などに分画され，このうち糖化ヘモグロビンである HbA1c は HbA1 全体の約 2/3 を占める．HbA1 や HbA1c は比較的安定で，血糖変化に並行して増減する．安定型糖化ヘモグロビンである HbA1c は赤血球寿命（約 120 日）が尽きるまでその状態を保つため，HbA1c は過去 1～2 か月程度の平均血糖値を反映することになる．したがって，採血時点のマーカーである血糖値，中期マーカーのフルクトサミンやグリコアルブミンと比較して長期間の血糖コントロール指標として用いられる．

> 長期間にわたる血糖コントロールで糖尿病性腎症を防ぐ

　糖尿病性腎症や網膜症，神経症などの慢性合併症の予防には，長期間の血糖コントロール管理が必要であり，そのために HbA1c は最もすぐれた血糖値の長期コントロール指標であると言える．
　値は総ヘモグロビン量に対する HbA1c の割合（%）で表し，JDS 基準値は 4.3～5.5% である．
　HbA1c の表記が変更されている．すなわち，今後，国際標準値が使わ

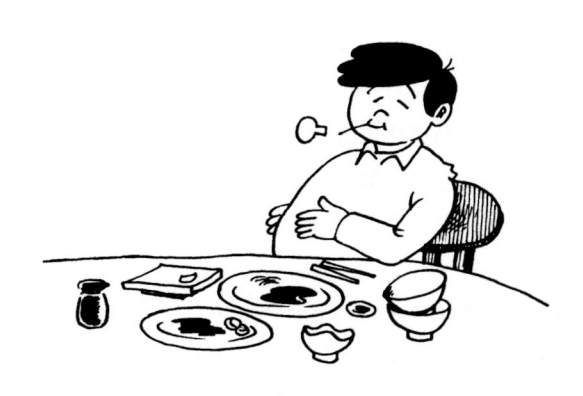

れるようになる．国際標準値は現在使用されている値（日本糖尿病学会標準値；JDS値）に 0.4 を加えた値で表記する流れに変わっているので，注意されたい）．

- 高値を示す病態

糖尿病の血糖コントロール不良による高血糖，腎不全，アルコール依存症などがあるが，高血糖状態にあっても溶血性貧血のように赤血球寿命が短縮する疾患では低値になるので注意を要する．

- 低値を示す病態

赤血球寿命の短縮，低血糖症，ヘモグロビン異常症などがあり，これらのうち，ヘモグロビン異常症では糖化ヘモグロビンが A1c 分画に現れない場合があり，異常低値となるので，注意する必要がある．このような場合にはフルクトサミンやグリコアルブミンが長期血糖値の指標になる．

c) グリコアルブミン

血清アルブミンにブドウ糖が非酵素的に結合したものがグリコアルブミン（glycoalbumin；GA）である．アルブミンの半減期は 20 日前後なので，GA は過去 2〜4 週間の平均血糖値を反映する．基準値（酵素法）は 12.3〜16.5％であり，糖尿病では高値を示す．高血糖状態が長く続いているほど高値となるが，甲状腺機能低下症でも高値となる．一方，ネフローゼ症候群や甲状腺機能亢進症などでは，蛋白の代謝が促進されるため低値となり，肝硬変などによる肝細胞の破壊，低栄養などが原因で，肝臓の蛋白合成機能が低下した場合にも減少する．

従来の測定方法は，専用の分析装置を必要とする HPLC 法であったため，汎用性に欠けるという欠点があったが，近年はプロテアーゼを用いた酵素法が開発され，生化学自動分析装置での測定が可能になっている．

腎性貧血を合併した糖尿病患者では，グリコアルブミンのほうが HbA1c と比較して，より高い相関係数で血糖値と相関すると言われ，その有用性が指摘されている．また，検体の長期保存が可能なので，後日の比較に役立つ．

いずれにしても，糖尿病の人で異常値が出た場合は，基準値に近い値を保つための食事療法，運動療法をはじめとする治療内容を再チェックする

必要がある．

脂質異常症指標

　脂質異常症の指標として知られているコレステロール，LDL コレステロール（悪玉コレステロール），中性脂肪，リポ蛋白が高値のまま放置しておくと，狭心症，心筋梗塞などの動脈硬化性疾患，膵疾患，腎疾患，皮膚・腱黄色腫などを引き起こす可能性が高いことが知られているため，ごく最近まで高脂血症と称されていたが，今は脂質異常症と呼ぶ．これは，善玉コレステロールと言われる HDL（特に大粒子 HDL）コレステロールは動脈硬化病巣にあるアテローム（atheroma）と呼ばれる脂質（コレステロールや中性脂肪），カルシウムや様々な線維性結合組織を含んだ細胞（ほとんどマクロファージ）から構成された動脈血管内での蓄積物（粥腫；atheromatous plaques）からコレステロールを除去する唯一の因子であることが知られており，HDL コレステロールが低値であると，動脈硬化症進展要因になるなど，生体にとって不利であると考えられるため，低 HDL コレステロール血症も問題になるなどの理由による．

a）脂質異常症（高脂血症）の診断基準

空腹時の採血による数値

高コレステロール血症………… 総コレステロール≧220 mg/dL

高 LDL コレステロール血症 … LDL コレステロール≧140 mg/dL

低 HDL コレステロール血症 … HDL コレステロール＜40 mg/dL

高トリグリセリド血症………… 中性脂肪（トリグリセリド）≧150 mg/dL

（日本動脈硬化学会の高脂血症診療ガイドラインより）

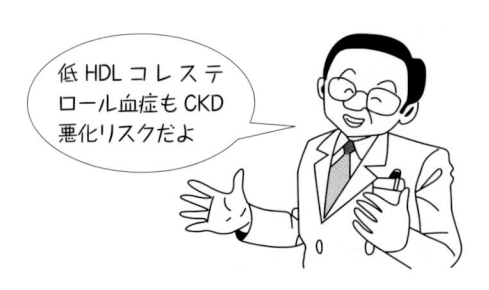

> 低 HDL コレステロール血症も CKD 悪化リスクだよ

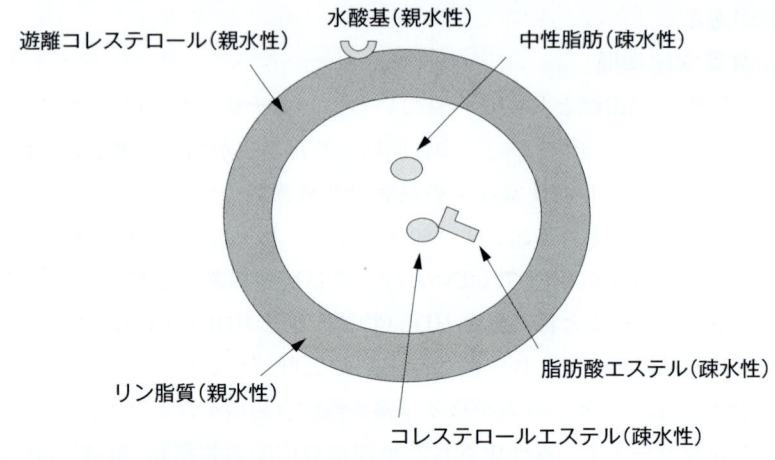

図3-14 リポ蛋白粒子

b) コレステロール，中性脂肪，リポ蛋白の基本的な違い

"水と油"という言葉があるようにコレステロール，中性脂肪いずれも，水に対しては不溶性であり，混じり合うことはできない．当然，水成分である血液中で単独では存在できない．そこで，リポ蛋白という隠れ蓑が作られ，水に対する親和性を獲得し，流血中に溶け込み，生体の必要部位に運搬されている．

すなわち，リポ蛋白は元来，水に対する親和性も有する遊離コレステロールとリン脂質を外殻に配置させ，水に対して全く親和性のない中性脂肪とコレステロールエステルは粒子の内部に隠し，血液に接触させないようにして流血中を運搬されている．

遊離コレステロールの水への可溶性は，分子構造的に4個のリングからなるシクロペンタフェナントレン炭素骨格を有しており，その3β位に親水性を示す水酸基を有しているためであり，コレステロールエステルはこの水酸基に脂肪酸がエステル結合しているために疎水性となっている．中性脂肪も親水性の部分がなく，リポ蛋白の内部に局在することになる（図3-14）．

このように，コレステロールは，そのままでは血液に溶けないため，リ

ポ蛋白の中に隠れるようにして組み込まれ，流血中には VLDL (very low density lipoprotein) として放出される．流血中で IDL (intermediate density lipoprotein), LDL (low density lipoprotein) へと代謝されていく．このことから脂質異常のスクリーニング指標としては食事の影響をまともに受ける中性脂肪ではなく，採血時期の影響を比較的受けにくい LDL コレステロールが選ばれる．

c) コレステロール，中性脂肪，リポ蛋白の外因性経路，内因性経路での代謝の違い

コレステロールには外因性と内因性がある．外因性すなわち食事性は比較的少なく，大部分は，内因性すなわちアセチル CoA を経由しての体内合成であり，主要な合成場所は肝臓である．

既述のように，コレステロールは油性であって，水への溶解性はない．食品中のコレステロールは，十二指腸で胆汁酸によってミセル化[*5]され，水への可溶性を獲得すると，小腸粘膜細胞内に取り込まれる．ここで，すべてが遊離コレステロールに水解され，その後再度エステル化されコレステロールエステルが作られる．これらは直ちにリポ蛋白であるカイロミクロン[*6]を構成して，血液中に放出される．

中性脂肪(トリグリセリド)は消化管内でリパーゼの作用でモノアシルグリセロールと脂肪酸に分解され，小腸粘膜細胞内で再度トリグリセリドに合成され，やはりカイロミクロンに取り込まれ，血中に入る(199 頁参照)．

グリセロール三リン酸に末梢組織由来あるいは肝臓で新生された脂肪酸が付加されることにより，中性脂肪も肝臓で合成されている．これら肝臓で作られたコレステロールや中性脂肪は，VLDL として流血中に放出された後，そこで代謝され，IDL, LDL へと変化する．

[*5] ミセル化：一般に，水と油のように相互に交じり合わない液体は，液滴状に分散しても界面張力が大きいために液滴が合体することで界面の表面積を小さくする作用が働き，最終的には 2 つの層に分離する．

　分子構造のある部分と異なる部分が交じり合わない溶媒に対して親和性を持つ物質を両親媒性物質と呼ぶが，この分散系に両親媒性物質を添加するとこの物質がそれぞれの溶媒に配向するように界面を覆い尽くすように分布する．これをミセル(micelle) と呼び，両親媒性物質がミセルを形成すると液滴の分散系が安定化する．

d）脂質の役割

• コレステロール

血清コレステロール値が増加するタイプの脂質異常症では，マクロファージがコレステロールを運ぶリポ蛋白を貪食して動脈壁における粥状動脈硬化の原因となる．皮膚や腱には黄色腫が形成され，長い年月の末，狭心症，心筋梗塞などの冠動脈疾患や脳血管障害，末梢動脈硬化性疾患へと進展させる．このような状況に陥るため，コレステロール値の測定は生活習慣病検診に欠かせない．

> 悪者イメージのコレステロールは生命維持には欠かせない優れもの

コレステロールは生命維持に必須な役割を果たす物質であることも忘れてはいけない．

なぜならば，

①細胞膜はリン脂質より構成される脂質二重膜構造を呈しているが，コレステロールを含有することによって膜の流動性（粘性度）が安定し，生体膜特有のしなやかさが作られている．細胞膜の水素イオンやナトリウムイオンなどへの透過性は低いことで知られているが，コレステロールがその規定要因になっている．

[*6] カイロミクロン（chylomicron）：カイロミクロンはトリグリセリド（中性脂肪）が主成分（約90％）である．このトリグリセリドは小腸から吸収された外因性（食事性）のものが大部分（86〜92％）で，それ以外は，コレステロールエステルが0.8〜1.4％，遊離コレステロールが0.8〜1.62％，リン脂質が6〜8％，蛋白（アポ蛋白）が1〜1.5％含まれている．

食事中の脂質（トリグリセリド）は，小腸や胃で消化（分解）され，遊離脂肪酸とモノグリセリドとに分解される．小腸内腔内で，遊離脂肪酸とモノグリセリドとは，それぞれのキャリア蛋白に結合して，小腸絨毛から吸収される．肝臓はコレステロール合成系を有しているが，食事由来のコレステロールが増加すると，コレステロールの合成抑制も働くので，カイロミクロン中のコレステロール，トリグリセリドが肝臓に取り込まれると，コレステロールが過剰にならないように調節される．

カイロミクロンは直径が1μmであり，乳状脂粒として光学的顕微鏡で見ることができる．全体としては血液の白濁として知ることができる．

なお，小腸で吸収された脂溶性ビタミン（ビタミンA，ビタミンE，ビタミンK）は，カイロミクロンと結合し，リンパ管を経て，血中に輸送される．

②ビタミン A, D, E および K など脂溶性ビタミンの代謝にも重要な役割を果たしている．ビタミン D は，コレステロールが 7-デヒドロコレステロールに変化し，これに紫外線が当たることによって生成される．

③副腎皮質ホルモンなどの合成に欠かせない．すなわち，コレステロールはステロイドホルモン（コルチゾール，アルドステロンなど副腎皮質ホルモンやプロゲステロン，エストロゲン，テストステロンなどの性ホルモン）の前駆体である．末梢組織のコレステロールは，肝臓に輸送され，大部分は胆汁酸として排泄されるが，肝臓から胆管に排出された胆汁酸（成人で 20～30 g/日）は，95％以上が小腸で再吸収され肝臓に取り込まれる（腸肝循環と呼ばれる循環系を作っている）．

これらの事実から，いかに生体がコレステロールを重視しているかが分かる．

・中性脂肪（トリグリセリド，TG）

中性脂肪はリポ蛋白リパーゼ（lipoprotein lipase；LPL）および肝性リパーゼ（hepatic triglyceride lipase；HTGL）により遊離脂肪酸とグリセロール（一部モノアシルグリセロール）に水解される．生成された脂肪酸は，末梢細胞のミトコンドリアが取り込まれて酸化（β 酸化）を受け，エネルギーとしての ATP 合成に利用される．

体内でエネルギーが不足した場合には，細胞内，例えば脂肪細胞内で再びトリグリセリドに再生され，エネルギー源として貯蔵に回る．

ただし，肝臓でのトリグリセリド合成過剰があれば，脂肪肝の原因になる．

e) 脂質異常症の臨床的意義

・コレステロール

高コレステロール血症では，余剰の LDL が動脈壁内に侵入して酸化され，酸化 LDL に変化する．マクロファージが酸化 LDL を取り込むと，CE（コレステロールエステル）を多量に含有する泡沫化マクロファージに変化し，様々なサイトカイン，ケモカインを産生して動脈硬化発症につながる．Fontaine 分類 II 度以上で薬物療法で血中総コレステロール 220 mg/dL 以下，または LDL コレステロール 140 mg/dL 以下にならな

い閉塞性動脈硬化症はアフェレーシスの保険適応がある．

高LDLコレステロール血症は巣状糸球体硬化症などの腎症発症に関与している．これを除去する治療法であるアフェレーシスは，ネフローゼ症候群を合併し，従来の薬物療法では効果がなく，血清コレステロール値が250 mg/dL以下にならない場合には保険適応もなされており，臨床現場での実績も重ねられつつある．

低コレステロール血症は慢性腎臓病で末期腎不全では低栄養指標でもあり，予後不良のサインでもある．日本透析医学会の調査統計委員会報告によると，血清総コレステロール値が140 mg/dL以下になると，180～210 mg/dLの場合と比較して，生命予後は1.467倍以上も悪化することが明らかになっている．

HDLコレステロール濃度の上昇は，動脈壁でのLDL蓄積を抑制し，アテローム硬化症からの回復をもたらすと期待されているので，逆に，低HDLコレステロール血症はアテローム硬化症悪化のリスクファクターになる可能性がある．

・中性脂肪

高中性脂肪血症は膵炎と関連し，血清トリグリセリドが空腹時に1,000 mg/dLを超える患者では，急性膵炎を惹起することが知られている．このような患者では血清脂質の是正を可及的速やかに行なう必要性がある．

中性脂肪に富んだレムナント様リポ蛋白もLDLコレステロールと同様に動脈硬化惹起性であると言われている．高中性脂肪血症はHDL低下の原因になったり，動脈硬化症の促進因子になる．このためメタボリック症候群では，診断基準の一つになっている．

f) VLDL

VLDL (very low density lipoprotein)もトリグリセリドが主成分（約60％）で，主に内因性経路の脂質（体内で合成されたコレステロール，トリグリセリド）を運搬する．

VLDLは，約40％が蛋白，50～60％がトリグリセリド，15％がコレステロール，15％がリン脂質から構成されている．

肝臓でのトリグリセリドの合成に必要な脂肪酸は，グルコースやアミノ

酸の代謝過程で生成されたアセチル-CoA，あるいは脂肪組織で分解され，遊離脂肪酸として肝臓に輸送されたものから生成される．したがって，糖質やアルコールはVLDL産生を亢進させることになる．すなわちVLDLは，エネルギー源となる遊離脂肪酸をトリグリセリドとして，肝臓から末梢組織（筋組織，脂肪組織）に輸送し，遊離脂肪酸は筋組織では筋収縮のエネルギー（ATP）源となるが，脂肪組織では再びトリグリセリドに合成され，貯蔵される．

VLDLの生成は小腸でも行われ，腸性VLDLと呼ばれる．コレステロールエステル含量が多いのが特徴と言える．

こうして作られたVLDLは，一部は心臓，筋肉，脂肪組織などに発現されているVLDL受容体を介して直接組織に取り込まれるが，大部分のVLDLは，カイロミクロンと同様に，リポ蛋白リパーゼ（LPL）によって分解されて小型化してIDLになる．

g）IDL

IDL（intermediate density lipoprotein）は，VLDLレムナントの一部で，含まれるアポ蛋白のアポEを介して（レムナント受容体により）肝臓に取り込まれ，肝性トリグリセリドリパーゼ（HトリグリセリドL）により分解され，LDLになる．

h）LDLコレステロール

LDLコレステロール（low density lipoprotein cholesterol）は「悪玉コレステロール」と呼ばれている．このLDLはコレステロールの運搬媒体でもあるので，過剰になると血管壁にコレステロールを蓄積させ，動脈硬化を促進し，血栓形成の原因となる．このため心筋梗塞や狭心症，また脳梗塞などの動脈硬化性疾患の危険性が増す．心血管系の合併症との関連が重要な意味を持つCKDの診断と病態把握には不可欠な検査と言える．

LDLコレステロールが高いと酸化LDLも高い

LDLコレステロールが高値のときには動脈硬化を促進する酸化LDLも多い．特に小粒子LDL（small dense LDL；sdLDL）は酸化されやすく，血管内皮細胞脈壁の間隙を通過して，動脈壁に浸透し透過しやすい．血管内

皮組織ではマクロファージが酸化型 LDL を異物と認識して貪食することにより，マクロファージの泡沫化が進む．その結果，動脈壁においてアテロームの形成の原因となる炎症反応が惹起され，動脈硬化が進展する．sdLDL は，LDL 受容体と結合親和性が悪いため，血中滞在時間が通常の LDL より長い．このため，血管内皮と長時間接触することになる．また抗酸化作用のあるビタミン E や CoQ10 の含量が乏しいため，活性酸素よる酸化を受けやすい．

LDL コレステロールは計算式で求められる

　LDL の約 45％はコレステロール（遊離コレステロールが 8％，コレステロールエステルが 37％）から構成され，5〜10％がトリグリセリド，20〜30％がリン脂質である．そこで，次のような式が成立すると言われ，Friedewald の推定式と呼ばれている．

［LDL コレステロール値］＝［総コレステロール値］－
［HDL コレステロール値］－［トリグリセリド値×0.2］

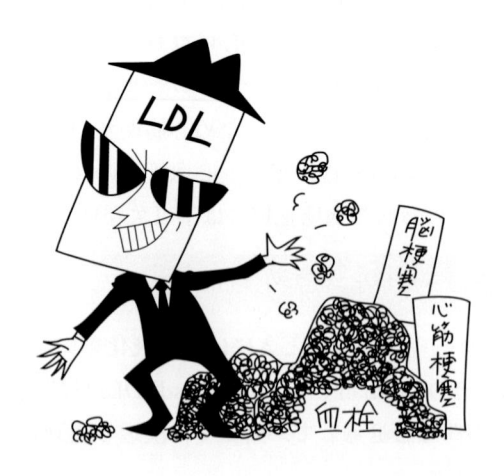

ただし，トリグリセリドの値が高いときは，必ずしも正確でないので注意が必要である．

i) HDL

HDL（high density lipoprotein）は，主に肝臓と小腸において合成されるが，血液中でできるのもある．血液中ではアポBを含むトリグリセリドリッチリポ蛋白（カイロミクロンやVLDL）がリポ蛋白リパーゼ（LPL）により分解された際に，リポ蛋白表層物質より生成される．

一般に，HDLには末梢から肝臓へコレステロールを輸送して異化させる作用があり，血管壁から余分なコレステロールを引き抜き，細胞内に蓄積した過剰なコレステロールを除去する．さらには，細胞内へのLDLの取り込みを抑制するため動脈硬化を予防する効果があり，「善玉コレステロール」と呼ばれる．LDLコレステロール/HDLコレステロール比は1.5以下を目指す．

j) 中性脂肪・トリグリセリド

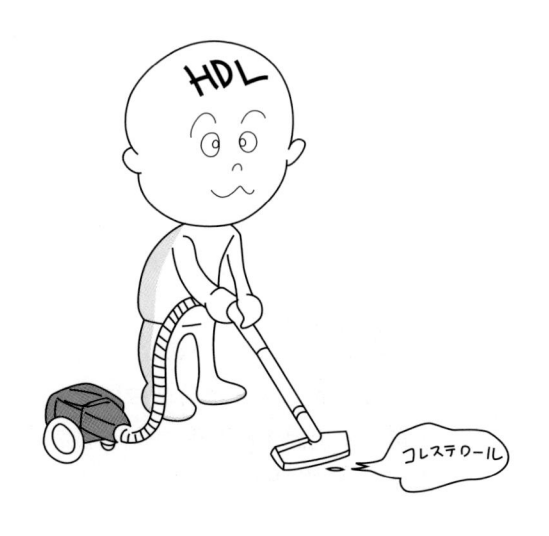

全身の脂肪組織の主成分で，生体のエネルギー貯蔵に寄与するが，高トリグリセリド血症になると，HDLに含有されるトリグリセリド（triglyceride）が増加し，HDL コレステロールが引き抜かれる．このため，血中 HDL コレステロール濃度が低下する．HDL 濃度の低下はコレステロール逆転送の障害を引き起こすため，動脈硬化が促進され，細動脈硬化性腎硬化症を悪化させると推察される．糖尿病，肥満症，虚血性疾患などの病態で測定意義がある．

● 高中性脂肪血症（高トリグリセリド血症）はなぜ危険か

本症自体がカイロミクロンやトリグリセリド自体の水解の遅延を起こし，その結果，カイロミクロン・レムナントの血中での長期滞留へとつながり，高トリグリセリド血症は継続的に続き，動脈硬化症の進展，悪化に拍車をかけるという悪循環が生まれることになる．

k）HHMG-CoA 還元酵素阻害薬における副作用指標

スタチンは，肝臓におけるコレステロールの合成に関与する HMG-CoA 還元酵素の作用を阻害することで知られている．

このようなスタチン系薬物に共通した筋肉障害（横紋筋融解症），肝機能障害が特に注意すべきである．血液検査で血清 CK 酵素値が異常に上昇してるときは筋肉障害が疑われるため，服薬を中止する．特に腎機能の悪い人には副作用が現れやすい．その他，下痢，腹痛，発疹，尿酸値上昇などがある．

これらの筋肉障害（横紋筋融解症），肝機能障害が発生すると筋痛，疲労感，全身違和感などの臨床症状が発現するが，さらに早期には次に述べるクレアチンキナーゼ，LDH などの検査値がその指標となるので，定期的な検査が求められる．

l）クレアチンキナーゼ（CK）

クレアチンキナーゼは，骨格筋，心筋，平滑筋，脳に分布し，クレアチンとクレアチンリン酸との間を触媒する酵素であり，高エネルギーリン酸結合の貯蔵や，ATP の再生に関与する．

クレアチンキナーゼの血中変動はこれらの臓器の損傷を反映する．このため，HMG-CoA 還元酵素阻害剤による横紋筋融解症が起きると，この数値が上昇してくる．本酵素が上昇する疾患に進行性筋ジストロフィー，心筋梗塞などがあり，重症度の判定を目的に測定する．

m) LDH

　肝細胞が変性したり壊死したとき LDH は GOT，GPT と同様に血液中に流失していくため，肝細胞の障害の程度を知る指標となっている．しかし，血中での寿命が短いので病変がおさまれば速やかに低下する．

　LDH は肝臓以外の組織（筋肉や血液など，ほとんどの組織）にも多く含まれているため，HMG-CoA 還元酵素阻害剤による副作用が起きていると，上昇してくる．

　肝臓，筋肉以外では，心臓での病変（急性心筋梗塞，心筋炎，心内膜炎など），肺での病変（肺梗塞，肺炎など），白血病や悪性リンパ腫など，また悪性の血液疾患その他の存在を知るための重要な指標となっている．

尿酸（uric acid；UA）
尿酸の代謝・生成

　CKD では高尿酸血症，痛風，痛風腎が問題になる．高尿酸血症は痛風の原因として知られている．尿酸はプリン体の分解最終産物として知られているが，プリン体の過剰摂取，過剰な尿酸生合成，腎での排泄障害に起因するものは全体の 10〜20％程度に過ぎないと言われており，大部分はいまだ解明されていない．しかし，その代謝や CKD での意義についてわれわれは知っておく必要がある．

　そもそもプリン体は，エネルギー源である ATP，遺伝物質ならびに蛋白合成の根幹である核酸（DNA，RNA）の構成成分の一つであり，細胞内の情報伝達に重要な役割を有する cAMP，cGMP の成分の一部としてきわめて重要な機能を有する．それゆえ，体外からのプリン体摂取と体内での代謝産生（生合成あるいは細胞の新陳代謝）の双方により適量が供給される．食事によるプリン体の体外からの摂取が，体内のプリン体供給に影響することは間違いなく，肉や魚を多く摂取することにより高尿酸血症になりやすい．ところが，機序は明らかではないが，野菜の場合は，プリン体含量が多くても高尿酸血症にはなりにくい．

　尿酸は，キサンチン酸化酵素（xanthineoxidase；XO）により主として肝臓，骨格筋，腸管で産生される．1日に産生される尿酸の3分の2は尿中に，残り3分の1は便中に排泄される．

糸球体で濾過された尿酸は尿細管で再吸収と分泌を繰り返す

　腎臓内では，糸球体で濾過された尿酸は近位尿細管にある尿酸輸送体（URAT1）で再吸収され，同じく近位尿細管に存在する尿酸排泄ポンプ（MRP4 ポンプ）で尿細管内に分泌される．すなわち，近位尿細管起始部（S1）においてほぼ完全に再吸収され，近位尿細管中間部（S2）においては分泌が再吸収を上回り，糸球体濾過量の50％が分泌されることになり，終末部（S3）で，再び再吸収が分泌量を上回る結果，最終的に糸球体で濾過された量の約10％だけが尿中に排泄される（図 3-15）．

◉なぜこのように生体は尿酸を大切にするのか？

　尿酸は図 3-16 に示すように OH⁻ が結合するとアラントインになる．すなわち，ビタミン C よりもはるかに強力な抗酸化物質であることが知られており，このあたりに存在意義があると思われている．低尿酸血症になると腎不全になりやすい．運動負荷後に度々急性腎不全に陥った症例の血中尿酸値は，健常人の数分の一以下であったと言われ，多くの健常者は尿酸の URAT1 による再吸収機構が正常に働き，運動負荷時に発生する酸素ラジカルを消去する十分高い濃度の尿酸を保っているので，腎不全は発症しないと考えられている．キサンチンオキシダーゼ（XO）を人為的に欠失させたマウスでは血中キサンチン，ヒポキサンチン，トリグリセリドは上昇し，尿酸値は低下するが，出生数か月後に腎不全に陥り死亡すること

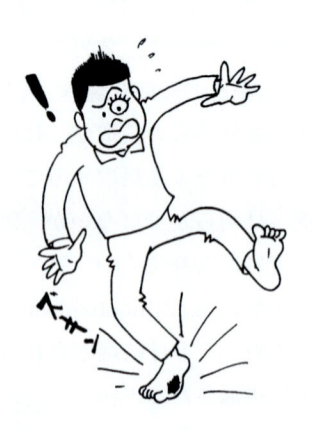

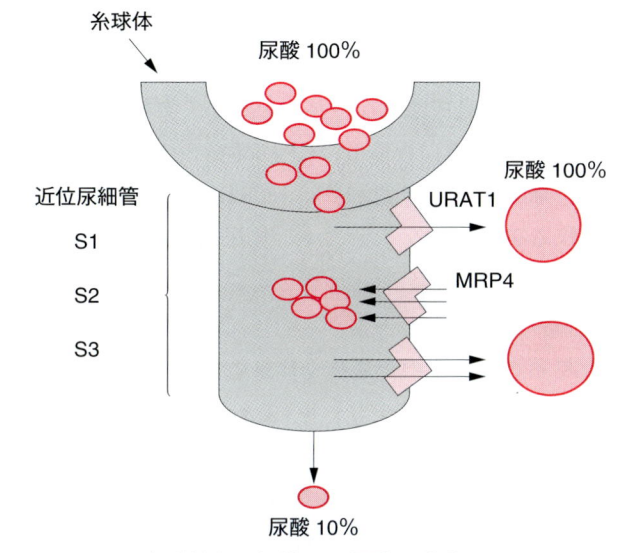

図3-15　糸球体と尿細管での尿酸の挙動

図3-16　尿酸とアラントイン

が報告されている．尿酸は本来は腎臓を守るために存在している可能性があるのではないかと思われる．

高尿酸血症をみたら病型を分類する習慣を持つ

　高尿酸血症が認められた場合には，24時間蓄尿(63頁参照)中の尿酸濃度を測定し，単位時間当たりの尿中尿酸排泄から尿酸産生量と尿酸クリアランスを求めるとよい．この値をもとに**表3-15**(68頁)に示すように，尿酸産生過剰型，尿酸排泄低下型，混合型に分けることができる．すなわ

ち，尿酸産生量（E_{UA}）が 0.51 mg/kg/時より高ければ尿酸産生過剰型，尿酸クリアランス（C_{UA}）が 6.2 mL/分より低ければ尿酸排泄低下型あるいは尿酸産生過剰混合型の高尿酸血症の存在を疑う．すなわち，プリン体の摂取過剰は尿酸産生過剰型になるし，CKD 病期 5d であれば排泄障害が原因になるので，尿酸排泄低下型が多い．CKD は混合型が多いので，過剰産生の原因を探る必要がある．

尿酸は甘味物や飲酒でも増える

しばしば，見落とされるのが果物や蜂蜜の甘味成分である果糖（フルクトース）の摂取過剰や飲酒（アルコール）であり，これらによっても血中尿酸値は上昇することを知っておく必要がある．

そもそも，果糖は，肝の酵素（フルクトキナーゼ）によって代謝され，フルクトース 1-リン酸になるが，その際，ATP からリン酸を奪う ATP 分解が進むと，最終産物として，尿酸が増えてくる．また，飲酒も高尿酸血症の原因になる．これは①アルコールによって ATP の分解が促進され尿酸の生成が増える，②ビールや日本酒ではプリン体を含有している，③大量飲酒では生成された乳酸が尿酸の排泄を阻害するなどのためで，できる限り飲酒は控えたほうがよい．

貧血

われわれが生きていくために不可欠な酸素を運搬する赤血球は，エリスロポエチンという糖蛋白の刺激によって骨髄で作られる．このエリスロポエチンは腎糸球体あたりの動脈血の酸素分圧が刺激となって，腎臓の皮質，おそらく間質（近位尿細管周囲）の細胞（毛細血管内皮細胞など）で作られるために，慢性腎臓病（CKD）になり細胞崩壊，組織崩壊が起きると，エリスロポエチンは作られず，赤血球もできなくなる．したがって，CKD 病期 3 に入ると程度に違いはあっても貧血になる．このため，大部分は腎性貧血と診断できるが，表 3-19 に列挙するような疾患を除外する必要がある．同時に，鉄欠乏性貧血，亜鉛欠乏性貧血，消化管出血の可能性も念頭に置き，検査を進める．

この貧血は，CKD の進行，進展に拍車を掛けたり，心臓病や血管病の

表 3-19 貧血の分類

小球性低色素性貧血	MCV　　＜80 MCHC　＜30	鉄欠乏性貧血（慢性出血や，鉄剤の投与不足），鉄芽球性貧血，サラセミア，無トランスフェリン血症など
正球性正色素性貧血	MCV　　85～100 MCHC　30～36	腎性貧血，再生不良性貧血，溶血性貧血，発作性夜間血色素尿症など
大球性正色素性貧血	MCV　　＞100 MCHC　30～36	悪性貧血，葉酸欠乏症，ビタミンB_{12}欠乏症など（ビタミンB_{12}欠乏は，原因として偏食よりも胃摘出や内因子の分泌障害によるものが問題となる．内因子はB_{12}の吸収に欠かせない）

MCV；mean corpuscular volume，平均赤血球容積：赤血球だけを集めてその容積を調べて，そのなかの赤血球の個数が分かれば，1個あたりの赤血球の容積を知ることができる．下記の計算式で求められる．
MCV＝ヘマトクリット（％）／赤血球数（10^6/mm^3）×10
MCHC；mean corpuscular hemoglobin concentration，平均赤血球ヘモグロビン濃度；赤血球だけを純粋に1 dL集めてきたとき，そのうち何gのヘモグロビンが存在するかという意味で，下記の計算式で求められる．
MCHC（単位はg/dL）＝Hb（g/dL）／Ht（％）×100

併発を引き起こすなど，病状を悪化させたりするので，診断できたら，適切な治療が必要である．また，不適切な食事療法などによる栄養不良や尿毒症の悪化によってさらに深刻化するので，ヘマトクリット値は尿毒症の重症度あるいは栄養状態の指標になる．

a) ヘマトクリット（Ht），ヘモグロビン（Hb）

ヘマトクリット値は，健常では男性39～50％，女性35～43％であるが，貧血になるとこの値が低下してくる．基準となるHb，Ht値は年齢，性により少しずつ異なり，わが国の診断基準値（平均値－2SD）は表3-20にまとめた数値以下であれば，貧血と診断する．したがって20～69歳では，男性でHb 12.0 g/dL，Ht 36.5％を，女性でHb 10.5 g/dL，Ht 31％を下回るなら確実に貧血と診断できる．

b) 赤血球の酸素運搬能力

赤血球の役割の一つである酸素運搬はヘム（heme）とグロビン（globin）の結合した蛋白質であるヘモグロビンが担っている．その中心にいるのが

表 3-20　貧血の診断基準値

男性	20〜59 歳	Hb 12.4 g/dL, Ht 38.7%
	60〜69 歳	Hb 12.0 g/dL, Ht 36.4%
	70 歳以上	(さらに低値)
女性	20〜59 歳	Hb 11.3 g/dL, Ht 34.5%
	60〜69 歳	Hb 10.5 g/dL, Ht 31.5%
	70 歳以上	(さらに低値)

ヘムに含まれる鉄であり，赤血球の赤い色の源になっており，ヘモグロビンのことを血色素と呼ぶのはこのためである．

血液中にどのくらい酸素が溶けているのかを表す指標に酸素分圧がある．また，ヘモグロビン 100 個のうち何個のヘモグロビンが酸素と結合しているのかを知るにはヘモグロビン酸素飽和度を調べればよい．

ヘモグロビンは膨大な量の酸素を運ばなければならない

一般に健常者における動脈血の酸素分圧は約 100 mmHg，静脈血の酸素分圧は約 40 mmHg と言われている．ヘモグロビン酸素飽和度は，それぞれが 98％，75％と算定されている．この差の 23％が末梢組織に送られる酸素であり，ヘモグロビン 100 個のうちわずか 23 個しか酸素の受け渡しに携わっていないことになる．健常者のヘモグロビン量は，血液 100 mL 当たり 15 g なので，15 g×0.23＝3.45 g のヘモグロビンが酸素の受け渡しの役割を演じていることになる．1 g のヘモグロビンは 1.3 mL の酸素と結合するので，血液 100 mL があれば，3.45×1.3＝約 4.5 mL の酸素を受け渡すことができると算定される．さらに，1 分間の心拍出量 5L/分をかければ，50 dL (5 L)/分×4.5 mL/dL＝225 mL/分であり，われわれは 1 日 324 L という膨大な量の酸素をヘモグロビンに運搬させ，時々刻々，消費しているのがわかる．

c）鉄，フェリチン，トランスフェリン，UIBC，TSAT

このように，ヘモグロビンにおける鉄の状況を知ることは重要である．

そこで，体内の鉄状態を定期的にチェックする必要があり，その指標には血清鉄(Fe)値，血清フェリチン値(Ferrittin)，UIBC，トランスフェリン飽和率(TSAT)などを用いる．

- 鉄

血清鉄は，血清中に存在する鉄の量を表し，その基準値は下記で，これより高い場合は，溶血性貧血，再生不良性貧血，白血病，サラセミアなどが疑われ，基準値より低い場合は，鉄欠乏性貧血，出血性貧血，慢性感染症，悪性腫瘍などの可能性を念頭に置き，対応する．

$$男性：54～200\ \mu g/dL \quad 女性：48～154\ \mu g/dL$$

- フェリチン

フェリチンは，すべての細胞に存在する蛋白で，トランスフェリンによって運ばれてくる鉄を細胞内に貯蔵し，鉄が必要な場合は速やかに利用されるよう調節されている．また，鉄が過剰に吸収されてもフェリチンを形成し，過剰鉄による直接的な組織障害を防ぐという機能も持つ．血清フェリチンは貯蔵鉄の量を反映して増減する．しかし，体内で鉄が減少し，潜在的な鉄欠乏状態から鉄欠乏性貧血へと進展しても，血清鉄は貯蔵鉄からの補給を受けるために，比較的末期まで低下しない．したがって，鉄欠乏状態を早期に診断するためには血清フェリチン測定が有用ということになる．この基準値は下記に示す通りであり，血清フェリチン 1 ng/mL は貯蔵鉄 8～10 mg に相当すると言われている．

$$男性：39.4～340\ ng/mL \quad 女性：3.6～114\ ng/mL$$

- トランスフェリン

生体内における鉄の結合蛋白がトランスフェリンである．鉄はトランスフェリンと結合することにより，鉄を必要としているところへ運ばれる．トランスフェリンは肝臓で作られているため，肝障害や栄養障害が起こると減少するが，鉄欠乏性貧血の場合は，鉄の不足から鉄と結合できないトランスフェリンが増加するので高値を示す．

基準値　190〜320 mg/dL

- 不飽和鉄結合能（UIBC）

　不飽和鉄結合能（UIBC）とは，不飽和（未結合）のトランスフェリンと結合しうる鉄量であり，血清中のすべてのトランスフェリンと結合できる鉄の総量を総鉄結合能（TIBC）という．「TIBC＝UIBC＋血清鉄」で表される．

　正常人の場合，トランスフェリンの約1/3が鉄と結合し，残りは未結合の形で存在するので，不飽和鉄結合能は高値となると，鉄欠乏状態，急激な肝細胞障害，造血亢進などの存在が示唆される．

基準値　163〜251 μg/dL

- トランスフェリン鉄飽和率（TSAT）

　トランスフェリンの鉄結合部分と非結合部分の比率はトランスフェリン飽和率と呼ばれる（基準値は35％前後）．

　健常者では1 mgのトランスフェリンは1.3 μgの鉄と結合するので，トランスフェリン量と総鉄結合能の間には，トランスフェリン（mg/dL）×1.3＝総鉄結合能（μg/dL）の関係がある．一方，血清トランスフェリンと結合できる鉄の総量が総鉄結合能である．

　そこで，鉄の値を注目し，トランスフェリンの鉄結合能力にあった十分な鉄分があるかどうかは，下記の式を基に推察できる．

トランスフェリン鉄飽和率（TSAT）（％）
＝〔血清鉄（μg/dL）/総鉄結合能（TIBC）（μg/dL）〕×100

基準値　20％以上

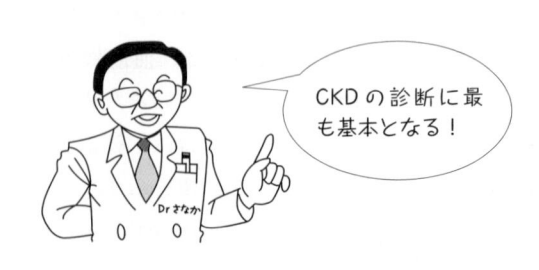

CKDの診断に最も基本となる！

表3-21 鉄欠乏の診断基準

JSDT	TSAT≦20%および血清フェリチン値≦100 ng/mL
NKF-DOQI	TAST≦20%および血清フェリチン値≦100 ng/mL
EDTA	TSAT≦20%および血清フェリチン値≦100 ng/mL あるいは低色素性赤血球≧10%

表3-22 生化学的検査・血液学的検査による栄養指標

マーカー		半減期	低栄養
血清アルブミン		17〜23日	3.5 g/dL 以下
血清トランスフェリン		7〜10日	200 mg/dL 以下
血清プレアルブミン		1〜2日	15 mg/dL 以下
血清総コレステロール		2日	150 mg/dL 以下
リンパ球	T細胞	4〜6か月	1,500/mm^3 以下
	B細胞	2〜3日	

　これらの数値のうち，TSAT 20%以下および血清フェリチン値100 ng/mL以下では鉄欠乏と判断し，補充療法が必要になる(**表3-21**).

d) 栄養指標

　栄養指標のうち，生化学的検査，血液学的検査による指標には**表3-22**がある．これらはCKDの診断のために最も基本的で，いつの場合にも必要な検査である．低栄養の合併が疑われたなら，血清アルブミン，トランスフェリン，リンパ球数など栄養指標の推移に注意する必要がある．

・アルブミン(Alb)

　血清アルブミン値はネフローゼ症候群の診断には不可欠である．ネフローゼ症候群のないCKD患者では，血清アルブミン値を長期的な視点で観察し，適切な治療方針を立てるための栄養指標として利用することができる．特に，適切な栄養状態を維持した低蛋白食を実現するためには，本検査指標は欠かせない．

　蛋白質制限がエネルギー不足を伴ってしまっている場合には，血清アル

ブミン濃度の低下が起きてくる．われわれの身体はアルブミンプールによって血清アルブミン濃度を可能な限り一定に維持しようとしている．それゆえ，3.5 mg/dL以下に低下しているということはかなりの低栄養状態と判断すべきである．透析患者についての統計であるが，血清濃度が3.5 mg/dL以下になると，生命予後が極端に悪くなることが知られている．食事療法の指導，実施にあたっては特に注意する必要がある．

・トランスフェリン

　トランスフェリンは貧血の指標であり，129頁で述べた通りであるが，同時に血中半減期が7～10日(ちなみにアルブミンは17～23日と言われている)であることが比較的明確であることを応用して，栄養指標として用いられる．トランスフェリンの正常下限は健常者で190 mg/dLとされているが，栄養指標として使用する場合，筆者は200 mg/dL以下にしないということを目安としている．

・Geriatric Nutritional Risk Index (GNRI)

　GNRIはBouillanneらが2005年に発表した栄養スクリーニング法である．高齢者を対象に検討されているので，CKD患者の栄養指標に使用できるか否かはいまだ明らかではないが，参考にすることを勧めている．

　計算式は下記による．

$$GNRI = 14.89 \times 血清アルブミン値(g/dL) + 41.7 \times (DW/IBW)$$

　　　IBWはBMI=22となる体重

　　　DW＞IBWの場合は，DW/IBW=1とする．

評価基準としては，

82～91　中等度栄養障害リスク

92～98　軽度栄養障害リスク

98＜　　リスクなし

などが提唱されている．

　DWはドライウエイトであり，透析患者では透析指標として日常的に使用される体重である．非透析例では日常体重と仮定する．

文献

- Shell DR, Monnier VM : Structure elucidation of a senescence cross-link from human extracellular matrix. J Biol Chem 264 : 21597-21602, 1989
- Beisswenger PJ, et al : Increased collagen-linked pentosidine levels and advanved glycation end products in early diabetic nephropathy. J Clin Invest 92 : 212-217, 1993
- Takahashi M, et al : Quantification of the cross-link pentosidine in serum from normal and uremic subjects. Clin Chem 39 : 2162-2165, 1993
- Sanaka T, et al : Plasma pentosidine levels measured by a newly developed method using ELISA in patients with chronic reanal failure. Nephron 91 : 64-73, 2002
- Yamamoto M, et al : Serum pentosidine levels are positively associated with the presence of vertebral fractures in postmenopausal women with type 2 diabetes. J Clin Endocrinol Metab 93 : 1013-1019, 2007
- Kato Y, et al : Quantification of Modified Tyrosines in Healthy and Diabetic Human Urine using Liquid Chromatography/Tandem Mass Spectrometry. J Clin Biochem Nutr 44 : 67-78, 2009
- Saito M, et al : Reductions in degree of mineralization and enzymatic collagen cross-links and increases in glycation induced pentosidine in the femoral neck cortex in cases of femoral neck fracture. Osteopos Int 17 : 986-995, 2006
- Yamamoto M, et al : Serum pentosidine levels are positively associated with the presence of vertebral fractures in postmenopausal women with type 2 diabetes. J Clin Endocrinol metab 93 : 1013-1019, 2008
- Tsukahara H, et al : Formation of advanced glycosylation end products and oxidative stress in young patients with type 1 diabetes. Pediatr Res 54 : 419-424, 2003
- Cantley LK, et al : 1,25 (OH) 2 D-dihydroxyvitamin D3 suppresses parathyroid hormone secretion from bovine parathyroid cells in tissue culture. Endocirinology 117 : 2114-2119, 1985
- Moneva MH, Dagogo-Jack S : Multiple drug targets in the management of type 2 diabetes. Current Drug Targets 3 : 203-221, 2002
- Butler AE, et al : β-cell deficit and increased β-cell apoptosis in humans with type 2 diabetes. Diabetes 52 : 102-110, 2003
- Unger RH : Alpha- and beta-cell interrelationships in health and disease. Metabolism 23 : 581-593, 1974
- Ahren B : Inhibition of dipeptidyl peptidase-4 (DPP-4) -a novel approach to treat type 2 diabetes. Curr Enzyme Inhib 1 : 65-73, 2005
- Enomoto A, et al : Molecular identification of a rena l urate—anion exchanger that regu l ates blood urate levels. Nature 417 : 447-452, 2002
- Wu X, et al : Hyperuricemia and urate nephropathy in urate oxidase-deficientmice. Proc Natl Acad Sci USA 91 : 742-746, 1994

- 熊谷裕通：CKDと栄養・食事管理　腎不全・透析患者の栄養障害とアセスメント．臨床栄養 115：429-432，2009
- 青柳一正：新しい腎不全における酸化ストレス増加機構—尿素におけるアルギニン産生の阻害．腎と透析 54：724-727，2003
- 青柳一正：アルギニンとその関連物質の代謝．腎と透析 65：676-680，2008
- 佐中孜，他：慢性腎不全の早期診断マーカーとしてのペントシジン測定の有用性．腎と透析 56：777-783，2004
- H Honda, et al：Olmesartan Medoxomills Associated with Decreased Plasma AGEs, Pentosidine, and N-(Epsilon)-Carboxymethyl-Lysine Levels in Hemodialysis Patients. Clin Exp Hypertension 34：17-23, 2012
- M. Horio et al：Simple sampling strategy for measuring inulin renal clearance. Clin Exp Nephrol 13：50-54, 2009
- 堀尾勝，今井圓裕，安田宜成，他；わが国におけるCKD対策の新たな展開—日本腎臓学会日本人のGFR推算式プロジェクト．第51回日本腎臓学会学術総会(福岡)，2008年5月30日

4 CKDにおける戦略的多重標的療法

1 基本戦略

1. CKDのどこを治療の標的にするか

　CKD治療には5つの要点がある．筆者はこれらをCKDの多重標的療法と呼んでいる．すなわち，CKDの治療は，①CKDの原因となる腎臓病（原疾患）治療，②食事療法，③ARB/ACEI〔アンジオテンシンⅡ受容体拮抗薬（ARB；angiotensin Ⅱ receptor blocker/アンジオテンシン変換酵素阻害薬（ACEI；angiotensin converting enzyme inhibitor）〕，④経口吸着薬，⑤合併症治療（IHD，高血圧，脂質異常症，貧血，動脈硬化症などへの対策）を集学的に実施するといった5つの要点にまとめられる．これらの治療戦略パートのうち，②食事療法，③ARB/ACEI，④経口吸着薬，⑤合併症治療は，CKDとしての共通の進行機序に対する戦略的治療手段なので，原疾患とは無関係にどのCKDにも共通して必要となる．これらのどれが主役になるかは病期（ステージ）（表4-1）によって異なる．

　CKDでは，蛋白尿，高血圧，脂質異常症，貧血，血液凝固亢進，尿毒症毒素の体内蓄積などがみられるようになる．同時に，これらはCKD増悪の原因にもなり，図4-1のようなCKDの悪循環系を形成する．その結果，進展，停滞，増悪を反復して，最終的には末期慢性腎不全へと進む．

　また，表4-2にまとめるような合併症もある．最近は心腎相関と呼ばれ，これまで注目されてきた脱水，腎毒性薬剤の使用，動脈硬化症，低栄養など以外に，心血管疾患がCKDの進行の危険因子として注目されている．

　むろん，原疾患への対応も当然，重要である．しかし同時に，高血圧治療は言うまでもなく，それ以外の作用を期待してのARB，ACEIの使用，

表4-1 CKDの多重標的療法（集学的治療）

病期	集学的治療
1	原疾患治療，食事療法，ARB/ACEI，合併症治療（血液凝固亢進，高血圧，脂質異常症など）
2	原疾患治療，食事療法，ARB/ACEI，合併症治療（虚血性心血管病，動脈硬化症，高血圧，脂質異常症，血液凝固亢進など）
3aおよびb	食事療法，ARB/ACE，経口吸着薬，合併症治療（虚血性心疾患，動脈硬化症，高血圧，脂質異常症，貧血，血液凝固異常症など），原疾患治療（糖尿病性腎症）
4	ARB/ACEI，食事療法，経口吸着薬，合併症治療（虚血性心疾患，動脈硬化症，高血圧，脂質異常症，貧血，血液凝固亢進），原疾患治療（糖尿病性腎症）
5	ARB/ACEI，合併症治療（虚血性心疾患，動脈硬化症，高血圧，脂質異常症，貧血，血液凝固亢進，低栄養など）経口吸着薬，食事療法，透析療法（D），腎移植（T）

※集学的治療の内容として列挙した事項の順番が病期毎に多少異なることに留意されたい．さらには，合併症の重症度や発生頻度も病期毎に異なることも考慮している点にも注意して本表を高覧していただきたい．

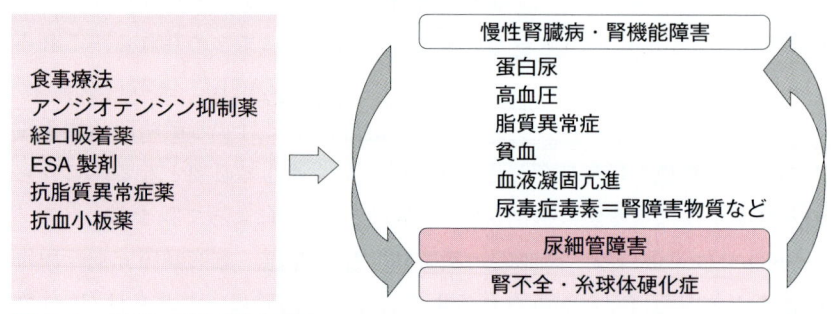

図4-1 CKDの進展悪化機序

食事療法
アンジオテンシン抑制薬
経口吸着薬
ESA製剤
抗脂質異常症薬
抗血小板薬

慢性腎臓病・腎機能障害
蛋白尿
高血圧
脂質異常症
貧血
血液凝固亢進
尿毒症毒素＝腎障害物質など
尿細管障害
腎不全・糸球体硬化症

食生活習慣の是正としての食事指導は基本治療として位置づけられる．

2. CKDの原因となる腎疾患に対する治療的介入

慢性腎臓病は表4-3，4-4にまとめる疾患が原疾患となることが多い．原疾患（表4-3）への治療はCKDを直接的に治療することになるので，**表**

表 4-2　CKD の合併病態・増悪因子

腎性 (腎不全と直接関連)			原疾患，蛋白尿，高血圧，尿毒症毒素貯留，貧血，脂質異常症，高尿酸血症
腎外性	体液異常		脱水(嘔吐，下痢，利尿薬)，代謝性アシドーシス，体内総 Na 異常，体内総 K 異常，高 Ca 血症，高 P 血症，高アンモニア血症，浮腫，
	合併症	循環器系異常	虚血性心疾患(心筋梗塞)，心タンポナーデ，収縮性心膜炎，うっ血性心不全，ショック
		出血	消化管出血，痔・性器出血
		血液・血管異常	腎静脈血栓症，血小板凝集亢進，血管炎
		代謝異常	高尿酸血症，糖尿病(血糖コントロール不良)，脂質異常症
		皮膚疾患	アレルギー反応薬疹，紅皮症，皮膚炎
		感染症	上気道炎，尿路感染症(腎盂炎)，全身性感染症
		腎後性	尿路閉塞，尿路結石，腫瘍
	その他		妊娠高血圧症候群，手術抜歯，全身麻酔を必要とする手術(開胸，開腹手術)，便秘
	薬剤		抗菌薬，造影剤，副腎皮質ステロイド，浸透圧利尿薬(マニトール，グリセオール)，鎮痛薬(抗プロスタグランジン製剤)，潰瘍治療薬(H_2ブロッカー)，抗腫瘍薬
心因性			不安感，抑うつ感，猜疑心

4-1 の病期 1～2 で特に重要であるが，病期 3 にあっても糖尿病性腎症，IgA 腎症，尿路閉塞機転が主要病態となる疾患，尿細管間質病変が主体となる疾患は，あきらめることなく対応することが進展抑制につながる．

3. CKD の増悪因子・合併症に対する治療的介入

原疾患に続く進展悪化要因としては**表 4-2** に列挙した合併症，病態がある．**表 4-2** に列挙した増悪因子は慢性腎臓病の結果として出現する合併病態と言えるが，同時に CKD の進展悪化因子となるため(**図 4-1**)，そ

表 4-3　CKD の原因となる腎臓病(原疾患)

糖尿病性腎症＊(44.5)
慢性糸球体腎炎＊(22.0)；IgA 腎症＊・巣状糸球体硬化症＊・膜性増殖性糸球体腎炎＊・膜性腎症＊
腎硬化症(10.7)
多発嚢胞腎＊(2.3)
急速進行性腎炎＊(1.2)；半月体形成性腎炎＊・急性糸球体腎炎＊など
悪性高血圧＊(0.8)
慢性腎盂腎炎(0.7)
ループス腎炎＊(0.7)
その他の分類不能腎炎＊(0.5)
移植後再導入＊(0.5)
アミロイド腎＊(0.4)，骨髄腫(0.4)
腎・尿路腫瘍(0.4)，閉塞性尿路障害(0.3)，腎尿路結石(0.2)
痛風腎(0.2)
妊娠腎・妊娠高血圧症候群＊(0.1)
腎形成不全(0.1)
その他＊(3.3)

括弧内の数値は 2010 年度の維持透析療法導入頻度(%)　http://docs.jsdt.or.jp/overview/index.html
右肩＊はネフローゼ症候群の病態を示すことがあることを意味する．

表 4-4　表 4-3 の「その他」に分類された腎疾患

高度蛋白尿・ネフローゼ症候群；
　紫斑病性腎炎，自己免疫病・膠原病・血管炎(結節性動脈周囲炎，ウェゲナー肉芽腫症，リウマチ腎，ANCA 関連血管炎など)
　腎静脈血栓症，遺伝性腎炎，特殊膠原線維沈着症，成因不明の腎炎
軽度・中等度蛋白尿・比較的多尿；
　慢性間質性腎炎，薬剤性腎症，海綿腎，偏腎(片腎摘出)
乏尿・無尿；
　腎皮質壊死，溶血性尿毒症性症候群

れぞれに対する適切な治療が重要で，降圧以外の作用を期待しての ARB，ACEI の使用，食生活習慣の是正としての食事指導，合併症(特に血液凝固異常症，心血管系合併症，高血圧，脂質異常症，貧血，動脈硬化症など)だけでなく，電解質異常，代謝性アシドーシス，脱水，不安感，ショックなどへの治療的な介入が必要となる．

2 応用戦略

1. CKD 病期別の治療ガイド

これまで述べてきたことは CKD 病期のすべてを通して必要である．あくまでも本項では，それぞれの CKD 病期として強調すべき診療ポイントだけをまとめたにすぎない．ここに記載がないから必要ないというわけではないことをあらかじめ断っておく．

筆者のこれまでの CKD の治療経験は 149～152 頁にまとめるように，RENAL Study，IDNT study など，名だたる報告と比較して格段に優れている．その原点となる集学的治療のあらましは拙著『慢性腎不全保存期のケア―寛解を目指した慢性腎臓病の治療（第 3 版）』（医学書院，2005）に述べているので参照されたい．

1) CKD 病期 1

腎臓病変は軽微にとどまっている可能性が高い．この病期が早期診断できれば，寛解を超えた治癒に導くこともできる．当然，CKD（病期 2～5）そのものへの進展を回避できる．

したがって，まずは CKD の原因になる腎臓病（微小変化群，IgA 腎症，膜性腎症，膜性増殖性腎炎，半月体形成性腎炎，巣状糸球体硬化症，急速進行性糸球体腎炎，糖尿病性腎症など**表 4-3，4-4** にあげた疾患）に対する治療を行なう．なかでも，ネフローゼ症候群を呈する場合には原因となるこれらの腎臓病への治療が必要になる．

同時に，35 頁，69～72 頁で述べたようにクレアチニンクリアランス（Ccr）値および eGFR を算定し，数値に隔たりがあれば，それらを腎機能過剰（確証はないが，筆者の推測では，糸球体の過剰濾過，尿細管の過剰分泌）と認識し，その是正を図る．これにより蛋白尿の軽減も期待できる．食生活，生活習慣への治療的な介入を主体とする非薬物療法で十分その目的を果たすことができる．137 頁の**表 4-2** に掲げた慢性腎臓病の合併病態・増悪因子の存在に注意する．そして，高血圧，血液凝固亢進が合併し

ていれば，レニン-アンジオテンシン（RA）系抑制薬，抗血液凝固亢進薬による治療が必要である．これらの治療はネフローゼ症候群の寛解期，治療効果が不十分なまま慢性化した時期にも適応となる．

　食事療法は，CKDの原因になる腎臓病によっては，脂質代謝異常，糖代謝異常，脂質異常症，高尿酸血症，動脈硬化症などいわば生活習慣病への治療，あるいは発症予防を目的として必要であり，その内容も当然のことながら，脂質，糖質の過剰摂取制限，塩分の過剰摂取制限，バランスのよい栄養素摂取などが求められる（表4-5）．

　運動療法も必要で，ネフローゼ症候群以外はエネルギー過剰摂取の是正，筋肉運動による蛋白合成促進などを目的として積極的に勧める．

2）CKD病期2

　腎臓病変は軽微から中等度に進んでいる可能性が高いが，CKD（病期3～5）そのものへの進展を回避し，寛解させることができる．したがって，ここでもまずは，CKDの原因になる腎臓病（微小変化群，IgA腎症，膜性

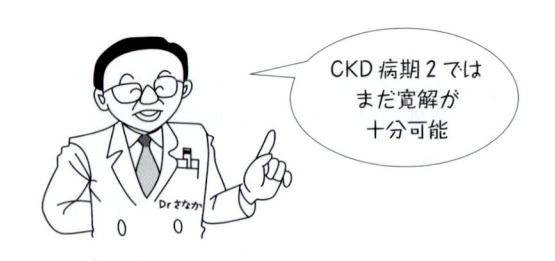

> CKD病期2ではまだ寛解が十分可能

[*1] 食事バランスガイド：実際の栄養指導に際しては，1日に食べる食品のグループを，ひと目で理解できるように米国の農務省より発表された2005年版アメリカの新しい食品摂取ガイド「マイピラミッド」を参考にするとよい．視覚的なアピールを重視したこの食品ピラミッドは新しい食生活指針のポイントを凝縮し，これらを理解しやすいグラフィックで表現した食品摂取見本のシンボルとして位置づけられている．わが国では，食生活指針を具体的な行動に結びつけるものとして，平成17年6月に厚生労働省・農林水産省による「食事バランスガイド」が策定されており，これを参考にすることにより，栄養素の過不足のないバランスのとれた食生活が比較的容易に実現できると考えている．

表 4-5 **腎機能（クレアチニンクリアランス；Ccr mL/分）別の食事療法ガイド**[*1]
（日本腎臓学会のガイドラインに筆者のこれまでの臨床経験を加味している．また，体重はすべて標準体重を基礎としているが，現実の体重も考慮して増減させることも重要である）

目安とする腎病期 (GFR, Ccr；mL/分)	実際の目安
病期 1 （90 以上）	1 日蛋白質摂取量は 1.2 g/kg/日前後とし，ad rib（任意）にしないほうがよい．エネルギーは，患者の生活，活動度によって異なるが，27〜35 kcal/kg/日程度．ただし，糖尿病患者では糖代謝異常の是正，肥満傾向の患者は，標準体重になるよう指導する．食塩は 10 g を超えない．この時期に様々なタイプの食事メニューに対して，栄養成分を質的，量的に体得してしまうことが重要である．
病期 2 （60〜89）	1 日蛋白質摂取量は 0.8〜1.0 g/kg/日とする．エネルギーは，27〜35 kcal/kg/日程度とするが，糖尿病患者では糖代謝異常の是正，肥満傾向の患者は，標準体重になるよう指導する．炭水化物は，体重 1 kg 当たり 5.5〜6.0 g，脂肪は，体重 1 kg 当たりは，0.9 g を目安とする．過剰の脂肪は脂質異常症や動脈硬化症の原因になるので，エネルギー源を脂肪に偏らせることは，CVD のリスクファクターとなり賛成できない．食塩は高血圧，浮腫がなければ，8〜10 g 程度がよい．この時期もまだ，身体的，精神的に余裕があるので，様々なタイプの食事メニューについて，栄養成分を質的，量的に体得してしまうことが重要である．
病期 3a （45〜59）	1 日蛋白質摂取量は 40〜60 g（0.7〜0.9 g/体重 kg），エネルギーは，27〜39 kcal/体重 kg と考えればよいが，標準体重を維持するよう注意する．CVD のリスクファクターへの注意はここでも同様である．エネルギー源は炭水化物を主体とする．食塩は高血圧，浮腫がなければ，8〜10 g 程度にする．この時期は様々なタイプの食事メニューというわけにはいかない．限られた食材，食品量のなかで，栄養成分を質的，量的に体得することが重要である．
病期 3b （30〜44）	1 日蛋白質摂取量 30〜50 g（0.5〜0.7 g/体重 kg）にする．この際には生物価の高い，すべてのアミノ酸をバランスよく含む蛋白質を摂るよう特に注意する．十分なエネルギーを摂取することは，低蛋白質食の効果を最大限に引き出すために極めて重要なことであるが，過度の脂肪食は CVD のリスクファクターになるので，賛成できない．27〜39 kcal/kg を目安とする．食塩は，5 g 程度にする．使用可能な食材，食品量はさらに限られてくる．それらの栄養成分を質的，量的に体得することが一層重要になる．
病期 4 （15〜29）	蛋白質摂取量 25〜40 g（0.5〜0.7 g/体重 kg）にする．しかし，なお GFR，Ccr が低下するようであれば，過度の蛋白制限の継続は，その後の透析療法の時期を低栄状態にさせてしまい，数々の合併症の原因となるので，1 日蛋白質摂取量は 30〜45 g（0.5〜0.7 g/体重 kg）と

（次頁につづく）

表 4-5 腎機能（クレアチニンクリアランス；Ccr mL/分）別の臨床栄養学的診療ガイド（つづき）

目安とする腎病期 （GFR, Ccr；mL/分）	実際の目安
病期 4 （15〜29） 〔つづき〕	それまでを維持するか，むしろ増量したほうがよい．むろん，生物価の高い，すべてのアミノ酸をバランスよく含む蛋白質を摂り，標準体重 kg 当たり 27〜39 kcal 前後の十分なエネルギーを摂取することが大前提となるが，不足のエネルギーを脂肪だけで補おうとすると，CVD，膵臓炎のリスクファクターとなるので，注意しなくてはならない．脂肪酸代謝に不可欠のカルニチンの補給を念頭に置く必要がある．食塩は，3〜5 g 程度とする．尿量が 1,500 mL 以上あっても，高カリウム血症になりやすいので，低カリウム血症の傾向がない限りは，1日2gを原則とする．リンの摂取量にも注意し，一般者でのリン必要量は，1,200〜1,300 mg/日と言われているが，高リン血症を避けるために1日 700 mg 以下になるように心がける．Ca は骨代謝異常に注意しながら 600 mg/日以上とする．水分は，尿量に 200〜300 mL を加えた量を摂取するようにすると，心不全を避けながら腎機能障害の進行にブレーキをかけることができる． この時期での食事メニューは酸化ストレスを消去し，抗動脈硬化・抗免疫不全を意識した内容になるよう工夫する必要がある．それらの栄養成分を質的，量的に体得することになるが，そのなかで日々の感覚に新鮮さを見つけてほしい．
病期 5 （15 以下）	低栄養を回避しつつ，腎代替療法開始を遅延させることを狙った食事療法が必要になる．低栄養を防いだり，治療することは維持透析療法期の生命予後を優れたものにするために非常に重要である． 腎代替療法が開始されたなら，これまでと一転して蛋白摂取量，食塩摂取量も増量が期待できる．しかしながら，それまでの低蛋白食を継続し，透析日ならびにその前日は蛋白質 60〜80 g，塩分 6〜8 g とするなど，急に変更せず，中間的にすることで，患者の尿毒症毒素の産生速度にもよるが，血液透析の週当たりの頻度を3回から1〜2回，CAPD の1日の液交換回数を4回から3回に減らすことも可能である．その他，カリウムは，透析直前に1g余計にとってもかまわない．エネルギーは体重1 kg 当たり 30〜40 kcal 前後，炭水化物は体重 1 kg 当たり 5.5〜6.0 g，脂肪は 40〜50 g 程度にとどめる．リンも上記と同様，1日 700 mg 以下になるように心がける．Ca は骨代謝異常に注意しながら 600 mg/日以上とする．摂取水分量は，血液透析患者では透析間体重増加が現体重の5％以内となるように許容量を設定するのがよい．これらの詳細は本書の目的ではないので他書に譲る．

食事療法開始時の摂取量決定体重は，極端な変化を避けるために，開始時の現体重とするが，3〜6か月，時に1年で現体重が標準体重になるよう指導する．CKD 病期の全経過を通じていずれの栄養素についてもバランスよく摂取することが重要で，平成 17 年6月に厚生労働省・農林水産省によって策定された「食事バランスガイド」[*1]（140 頁）を利用するとよい．

腎症，膜性増殖性腎炎，半月体形成性腎炎，巣状糸球体硬化症，急速進行性糸球体腎炎，糖尿病性腎症など**表 4-3，4-4** にあげた疾患) に対する治療を行なう．なかでも，ネフローゼ症候群を呈する場合にはそれらの原因となるこれらの腎臓病への治療が必要になる．

同時に，この病期にあっても腎機能過剰（確証はないので，筆者の推測であるが，糸球体の過剰濾過，尿細管の過剰分泌）という機序のために，腎機能は，Ccr＞eGFR の関係のなかで，真の実力より高い Ccr，eGFR を示している可能性がある．その是正を図ることが重要で，そのことにより蛋白尿の軽減も期待できる．蛋白尿を軽減させることは腎臓病変の重症度を下げ，CKD を寛解させるために不可欠の治療目標と言え，その目的で行なうのが蛋白摂取量の適正化を主体とする食事療法，レニン-アンジオテンシン系（RA 系）抑制薬，抗血液凝固亢進薬による治療である．これらの治療は，ネフローゼ症候群の寛解期，治療効果が不十分なまま慢性化した時期にも必要となる．

137 頁の**表 4-2** に掲げた慢性腎臓病の合併病態・増悪因子の存在に留意し，いずれも対応する必要があることは言うまでもないが，この病期 2 からは特に心血管病（CVD）の合併リスクが高まるので，予防的治療はもとより，早期発見への注意が必要となる．

食生活への治療的介入は，CKD の原因になる腎臓病によっては，脂質代謝異常，糖代謝異常，高尿酸血症，動脈硬化症，心血管病などいわば生活習慣病への治療，あるいは発症予防を目的として必要であり，その内容も当然のことながら，脂質，糖質の過剰摂取制限，塩分の過剰摂取制限，バランスのよい栄養素摂取などが求められる（144, 145 頁，**表 4-6，4-7**）．

運動療法も必要で，ネフローゼ症候群以外はエネルギー過剰摂取の是正，筋肉運動による蛋白合成促進などを目的として積極的に勧める．

3) CKD 病期 3

腎臓病変は中等症から重症にまで悪化している可能性が高い．残存ネフロンの存在により尿細管の再生は期待できても，それに続く糸球体機能改

表 4-6　CKD に対する食事療法基準（日本腎臓学会のガイドライン）

ステージ（病期）	エネルギー（kcal/kg/日）	蛋白質（g/kg/日）	食塩（g/日）	カリウム（mg/日）
病期 1（GFR≧90） 尿蛋白量 0.5 g/日未満[注2] 尿蛋白量 0.5 g/日以上	27〜39[注1] 27〜39[注1]	ad lib 0.8〜1.0	10 未満[注3] 6 未満	
病期 2（GFR60〜89） 尿蛋白量 0.5 g/日未満[注2] 尿蛋白量 0.5 g/日以上	27〜39[注1] 27〜39[注1]	ad lib 0.8〜1.0	10 未満[注3] 6 未満	
病期 3（GFR30〜59） 尿蛋白量 0.5 g/日未満[注2] 尿蛋白量 0.5 g/日以上	27〜39[注1] 27〜39[注1]	0.8〜1.0 0.6〜0.8	3 以上 6 未満 3 以上 6 未満	2,000 以下 2,000 以下
病期 4（GFR 15〜29）	27〜39[注1]	0.6〜0.8	3 以上 6 未満	1,500 以下
病期 5（GFR＜15）	30〜40[注1]	0.8〜0.9[注4]	3 以上 6 未満	1,500 以下
病期 5d（透析療法中）	以下の a 血液透析，b 腹膜透析に示す			

a　病期 5d：血液透析（週 3 回）の食事療法基準

エネルギー（kcal/kg/日）	蛋白質（g/kg/日）	食塩（g/日）	水分（mL/日）	カリウム（mg/日）	リン（mg/日）
27〜39[注1]	1.0〜1.2	6 未満	できるだけ少なく（15 mL/kgDW/日以下）	2,000 以下	蛋白質(g)×15 以下

kgDW：ドライウエイト（透析時基本体重）

b　病期 5d：腹膜透析の食事療法基準

エネルギー（kcal/kg/日）	蛋白質（g/kg/日）	食塩（g/日）	水分（mL/日）	カリウム（mg/日）	リン（mg/日）
27〜39[注5]	1.1〜1.3	尿量(l)×5+PD 除去(l)×7.5	尿量＋除水量	制限なし[注2]	蛋白質(g)×15 以下

kg：身長(m)^2×22 として算出した標準体重
GFR：糸球体濾過量（mL/分/1.73 m^2）
ad lib：任意
注 1）：「日本人の食事摂取基準（2005 年版）」と同一とする．ただし，性別，年齢，身体活動レベルにより推定エネルギー必要量は異なる．
注 2）：蓄尿ができない場合は，随時尿での尿蛋白／クレアチニン比 0.5
注 3）：高血圧の場合は 6 未満
注 4）：0.5 g/kg/日以下の超低蛋白食が透析導入遅延に有効との報告もある．
注 5）：高カリウム血症では血液透析と同様に制限

表 4-7　糖尿病性腎症患者の食事療法ガイドライン[注3]

病期	総エネルギー (kcal/kg[注1]/日)	蛋白 (g/kg[注1]/日)	食塩 (g/日)	カリウム (g/日)	備考
第1期 (腎症前期)	25〜30	Ad rib (上限 1.4)	7〜10	制限せず	糖尿病食を基本とし，できるだけ厳格に血糖コントロールに努める．蛋白質の過剰摂取は好ましくない
第2期 (早期腎症)	25〜30	1.0±0.2	7〜10	制限せず	
第3期a (顕性腎症前期)	25〜30	0.8±0.2	7〜8	制限せず	
第3期b (顕性腎症後期)	25〜35	0.8±0.1	7〜8	軽度制限	浮腫の程度，心不全の有無により水分を適宜制限する
第4期 (腎不全期)	25〜35	0.7±0.1 1.0〜1.2 (低栄養患者)	3[注2]〜5	1.5	
第5期 (透析療法期)	維持透析患者の食事療法に準ずる				

注1)：標準体重
注2)：ARB/ACEI，利尿薬でもコントロール困難な高血圧例で低Na血症がない場合．
注3)：学会ガイドライン(176頁，表5-4参照)にCKDの概念を筆者の私見も加味して，加筆している．

善は不十分なため，CKDの寛解の可能性は病期2より低い．すなわち，この時期にはCKDの原因になる腎臓病(微小変化群，IgA腎症，膜性腎症，膜性増殖性腎炎，半月体形成性腎炎，巣状糸球体硬化症，急速進行性糸球体腎炎，糖尿病性腎症など**表4-3，4にあげた疾患**)に対する治療を行なっても奏効しないことが多い．しかしながら，原疾患への対応，治療もさることながら，CKDの共通悪化要因である腎障害性尿毒症毒素，**表4-2**に掲げたCKDの進展，悪化因子に対して，前者は体内貯留を減らすための治療(蛋白制限食，経口吸着薬など)，後者は併発予防あるいは治癒軽減を目指した積極的な治療を行なうことにより，次の病期4への進行抑制・遅延が期待できる．

　心血管病(CVD)の合併リスクはさらに高まっており，予防的治療はもとより，早期発見への注意が必要となる．合併が疑われた場合には，積極

的な治療へと向かう．

　eGFR＜24 hr Ccr の関係は維持され，得られた値は依然として過剰濾過分を含むと推察される．その是正を図ることにより蛋白尿の軽減，さらなるネフロン破壊の防止も期待できる．ここでも腎障害性尿毒症毒素の体内貯留を減らすために，治療（蛋白制限食，経口吸着薬など），CKD の進展，悪化の危険因子の併発予防あるいは積極的な治療を行なう．

　この病期で eGFR 50～60 mL/分から 30～50 mL/分に低下すると，インドキシル硫酸，アンモニア，ペントシジンなどの腎障害性の尿毒症毒素の CKD 進展への関与はさらに高度になると思われる．腎障害性の尿毒症毒素の除去あるいは減少に向けた治療的介入はいっそう厳格にしていく必要がある．

　腎障害性の尿毒症毒素の体内貯留という事実と，これらの吸着除去という経口吸着薬の作用特性からすると，経口吸着薬の妥当性のある開始時期とは CKD 病期 3a であると考える．これにより CKD 病期 3a の病期 3b，病期 4 への進行抑制を期待できると推察され，149～152 頁の結果はこのことを示唆していると考えている．

　レニン-アンジオテンシン系（RA 系）抑制薬，抗血液凝固亢進薬による治療もここでも欠かせない．

　CKD 悪化要因としての合併症のうち，病期 3b で出現してくるものに腎性貧血がある．多くは鉄欠乏性貧血，尿毒症毒素による貧血を伴っており，ESA 製剤の使用に先立って鉄剤，経口吸着薬など積極使用が勧められる．

　運動療法も必要で，ネフローゼ症候群以外はエネルギー過剰摂取の是正，筋肉運動による蛋白合成促進などを目的として積極的に勧める．

4）CKD 病期 4

　CKD の原因になる腎臓病の本態が判別できないほど，腎臓病変は重症化している可能性が高い．蛋白摂取過剰が腎機能過剰（証拠はないので，筆者の想像であるが，糸球体の過剰濾過，尿細管の過剰分泌）となるのに相応しく機能するだけのネフロンが存在していない．

したがって，CKD は寛解しても Ccr，eGFR は低いレベルのままに留まる可能性が残っているに過ぎないが，CKD 病期 5 への進行抑制が治療の目的になる．

　このときの Ccr，eGFR は，そのまま糸球体機能を表していると思われ，インドキシル硫酸，アンモニア，ペントシジンなどの腎障害性尿毒症毒素の体内貯留がさらに明確化する．それとともに厳格な食事療法の励行，経口吸着薬の継続的な服用などの重要性がなお一層増してくる．レニン-アンジオテンシン（RA）系抑制薬の効果はむろん否定できないが，十分でない．これらに経口吸着薬や食事療法を加えた CAPKD study や本書において随所に紹介した筆者の経験がこれらを示唆していると言える．

　CKD 悪化要因として**表 4-2** に掲げた合併病態・増悪因子にあげたすべてがこの時期に出そろうことが予想される．当然，これらすべてへの対応が要求される．

　患者の病態によって異なるが，軽度ないし中等度までの運動療法も必要である．

　CKD 多重標的療法により次の病期 5 への進行を遅延させることが期待できるが，患者にとっては腎代替療法への理解，精神的，心理的な受け止めの準備など，患者自身および家族のさらなる治療参加は欠かせない．

5）CKD 病期 5

　腎臓病変はさらに重症化し，ほぼ全体が線維化しているため，CKD を寛解させることはできない．腎代替療法開始までの時間遅延も期待できない．腎の濃縮系の障害はほぼ固定化し，希釈尿だけの残存腎機能の維持を求めるだけである．それでもこの機能は重要である．糸球体と尿細管，集合管機能の残存を意味するからである．このため，維持透析後の生命予後，身体予後を考えた適切な時期での透析療法への導入または腎移植の実施が求められる．その後にくる新たな生活と生命予後を良質なものとすることに気持ちを集中させたほうが得策と言える．

　過度の食事制限による低栄養は，生命への危険を招くことになることも知っておく必要がある．したがって，食事療法は腎代替療法実施時期の

QOL，生命予後を哀切に考えた内容にすべきで，極端な低蛋白食は避けなくてはいけない．

　この病期にあって透析開始を遅らせるためにいたずらに低蛋白食を継続した結果，回復困難な難治性低アルブミン血症，免疫不全から肺結核を続発した患者などが筆者の外来に紹介されて来たことも少なくない．日本透析医学会の統計でも血清アルブミン値の低下は生命予後の悪化につながっていると報告され，低栄養が患者予後に悪影響を及ぼす可能性が高いと示唆している．

　この時期の血清アルブミン値は，筋組織の異化反応を起源として，見た目のアミノ酸プールを可能な限り一定に維持しようとしているに過ぎない．この血清アルブミン値が低いということは背後にあるアミノ酸プール，アルブミンプールは相当量減っていると想像したほうがよい．

　筆者は腎不全用に工夫されたアミノ酸を補充することによって栄養改善に成功させているが，この時期は栄養指標（131〜132頁参照）に留意した食生活への介入が必要である．

　そこで，筆者は極端な低蛋白食は避け，経口吸着薬を併用することによる緩和された蛋白制限食を勧めている．この時期になると，食事療法の効果は蛋白25g食ではじめて腎機能悪化抑制が認められ，それより多い場合には相対的には低蛋白食であっても腎機能障害の悪化傾向が認められ，経口吸着薬併用で初めて悪化抑制効果が発揮されている．

　また，透析療法開始後の食事療法は，透析療法が開始されたからといって急に変更せず，透析療法開始後の残存腎機能，栄養指標を確認しながら，蛋白質は1.2g/kg体重を目標に徐々に変更する．低蛋白食が継続さ

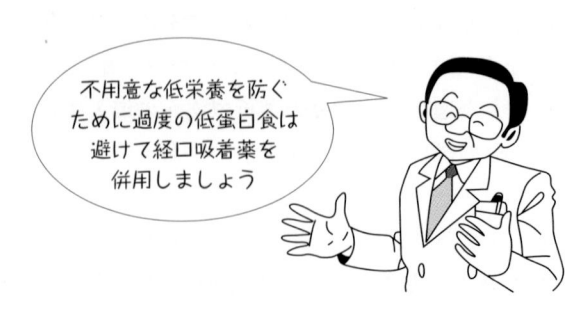

不用意な低栄養を防ぐために過度の低蛋白食は避けて経口吸着薬を併用しましょう

れている場合も，透析日ならびにその前日は蛋白質60〜80 g，塩分6〜8 gとする．カリウムは，透析直前に1.5 g余計にとってもかまわない．それまでの低蛋白食を継続する日も作る．エネルギーは標準体重1 kg当たり40 kcal前後，炭水化物は体重1 kg当たり5.5〜6.0 g，脂肪は40〜50 g程度にとどめる．リンも上記と同様，1日700 mg以下になるように心がける．Caは骨代謝異常に注意しながら600 mg/日以上とする．摂取水分量は，血液透析患者では透析間体重増加が現体重の5%以内となるように許容量を設定するのがよい．

3 筆者の多重標的療法の臨床実績

> 多くの患者の治療成績から多重標的療法の臨床的有用性が判明

　過去7年間に1,700名以上の新患を経験し，そのうち647名が慢性腎臓病であった．これらのCKD患者のうち，初診時の血清クレアチニン値が0.9 mg/dL以上で，少なくとも3か月以上外来に通院できた患者は197名を数えた．これらの患者に食事療法を基礎として経口吸着薬，アンジオテンシンⅡ受容体拮抗薬などの処方を加えた集学的治療を実施しているが，これらの患者のうちクレアチニンクリアランス（Ccr）が70 mL/分以下で，初診時の血清クレアチニン値は2.0 mg/dLであった進行性慢性腎不全と診断できる患者151名を抽出したところ，慢性糸球体腎炎，糖尿病性腎症，慢性糸球体腎炎を除く非糖尿病腎疾患は，それぞれ78例，50例，23例であった．

　これらの患者をそれぞれ，血清クレアチニン値が3.0 mg/dL以上（高Cr値例），2.0〜2.9 mg/dL（中等度Cr値例），0.9〜1.9 mg/dL（低Cr値例）の3グループに分けて，血清クレアチニン値が2倍以上あるいは2 mg/dL以上上昇した患者数を算定した（表4-8）．

1．慢性糸球体腎炎

　図4-2は慢性糸球体腎炎例である．高Cr値例，中等度Cr値例，低Cr

表 4-8　筆者の CKD の治療経験

対象患者(3年間のフォローアップ)観察開始時血清クレアチニン値；2.0±1.1 mg/dL	患者数	血清クレアチニン値が2倍になったか，あるいは透析療法が開始された患者数	Event Rate (%)
非糖尿病 CKD 患者	101	3	2.9
糖尿病 CKD 患者	50	4	8

血清 Cr 2.0 mg/dL 以上上昇症例
高 Cr 値例（13 例）のうち 3 例
中等度 Cr 値例（8 例）のうち 2 例
低 Cr 値例（57 例）のうち 3 例

Cr（0M）
～1.9 mg/dL
2.0～2.9 mg/dL
3.0 mg/dL～

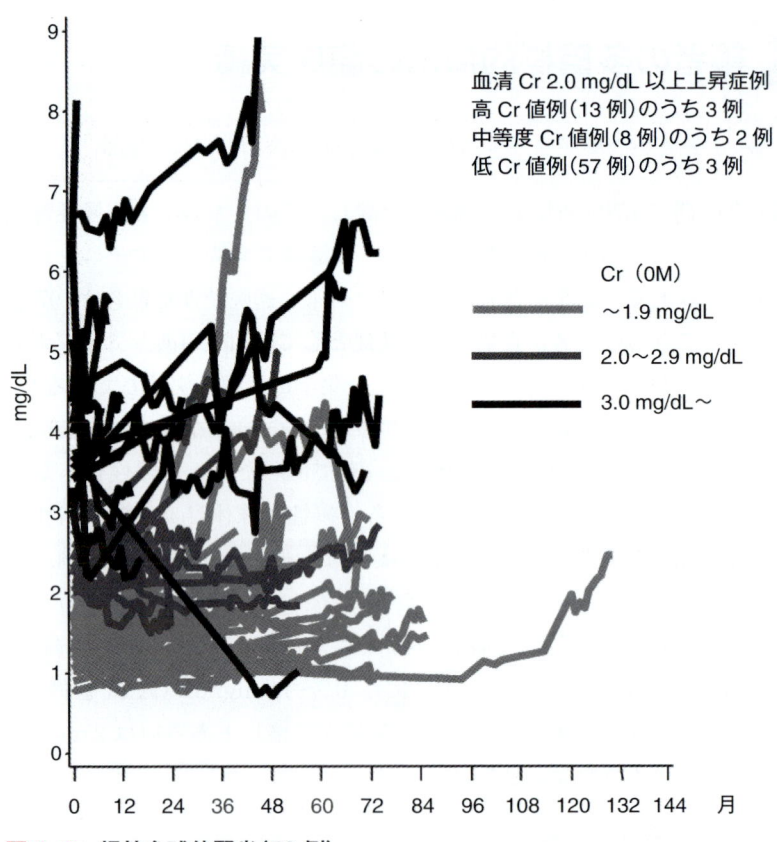

図 4-2　慢性糸球体腎炎（78 例）

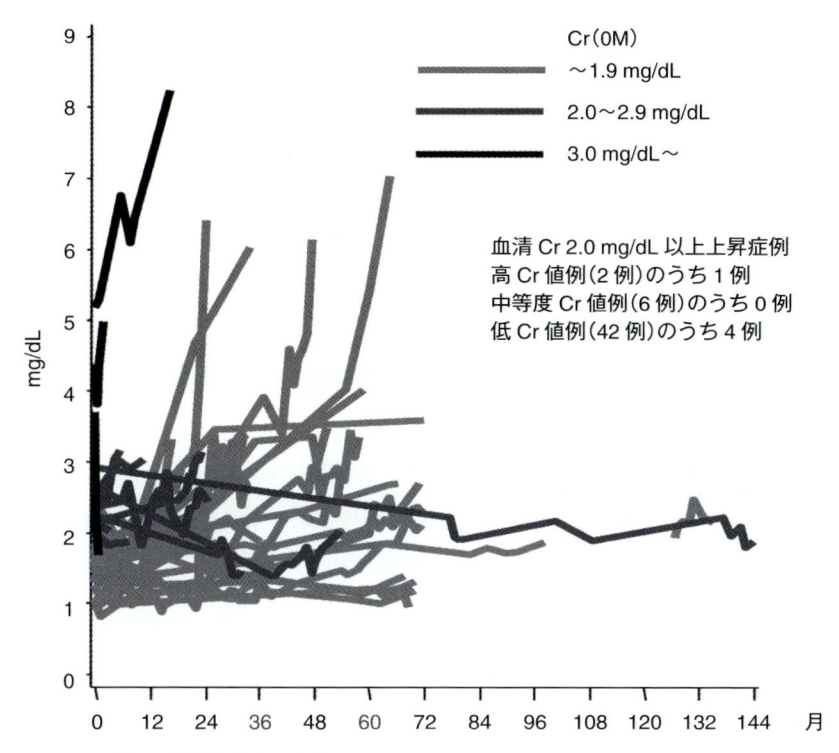

図中凡例:
Cr(0M)
～1.9 mg/dL
2.0～2.9 mg/dL
3.0 mg/dL～

血清 Cr 2.0 mg/dL 以上上昇症例
高 Cr 値例(2例)のうち 1 例
中等度 Cr 値例(6例)のうち 0 例
低 Cr 値例(42例)のうち 4 例

図 4-3 糖尿病性腎症(50例)

値例グループ，それぞれ 13 例，8 例，57 例であり，血清クレアチニン値が 2 倍以上あるいは 2 mg/dL 以上上昇した患者数は，それぞれ 3 例 (23%)，2 例 (25%)，3 例 (5.3%) であった．血清クレアチニン値が 2 倍以上あるいは透析療法開始という event rate という数値で比較するとわずか 3% であった．

2. 糖尿病性腎症

図 4-3 は糖尿病性腎症例である．高 Cr 値例，中等度 Cr 値例，低 Cr 値例グループ，それぞれ 2 例，6 例，42 例であり，血清クレアチニン値が 2 倍以上あるいは 2 mg/dL 以上上昇した患者数は，それぞれ 1 例 (50%)，0 例 (0%)，4 例 (9.5%) であった．血清クレアチニン値が 2 倍以上あるい

は透析療法開始というevent rateという数値で比較するとわずか8%であった．

　これら慢性糸球体腎炎，糖尿病性腎症例のevent rateは，他の報告と比較しても低く，腎障害性尿毒症毒素に対する治療的介入までも加えた筆者が提唱するところのCKD多重標的療法の効果であると考えている．

　本書はまさにこれらの臨床実績をもとに書きおろした．

参考文献

- 日本腎臓学会：慢性腎臓病に対する食事療法基準2007年版. 日腎会誌 49：871-878, 2007
- Brenner BM, et al：Effects of losartan on renal and cardiovascular outcomes in patients with type 2 diabetes and nephropathy. N Eng J Med 345：861-869, 2001
- 佐中　孜：保存期慢性腎不全の治療戦略．慢性腎不全Today 3：4-6, 2003
- 佐中　孜：慢性腎臓病の治療法．Circulation Up to date 5：620-627, 2010

5 CKDの原因となる腎臓疾患への治療的介入

1 原発性腎臓病（微小変化群，膜性腎症，増殖性糸球体腎炎，膜性増殖性腎炎，半月体形成性腎炎など）

1. 組織学的には一見，微小変化型であっても，臨床経過はステロイド抵抗性ネフローゼ症候群の症例

症例：高度な脂質異常症を合併した巣状糸球体硬化症

【症例】患者は38歳の女性である．生来健康で著患はないが，平成12年12月に上気道症状の一週間後に浮腫が出現し，近医でネフローゼ症候群と診断された．入院にて腎生検を施行し微小変化群と診断，プレドニン® 40 mg/日の内服から開始された．
　プレドニン®の効果は比較的良好で，蛋白尿は比較的急速に軽減した．同剤の漸減は外来診療にて実施されていたが，15 mg/日まで減量したところで浮腫が出現，わずか半年後の平成13年4月に再入院せざるを得ない状況となった．このため，再びプレドニン® 40 mg/日に増量した．しかし，ステロイド抵抗性ネフローゼ症候群の状態となり，プレドニン® 15 mg/日程度にまで減量すると再発するということを反復するようになり，平成13年12月から平成14年2月にも入院した．
　この時点でシクロスポリンA 100 mg/日の併用も始まった．同時に，知人より筆者の外来が紹介され，平成14年5月に来院された．このときの外来処方はシクロスポリンA 100 mg/日，プレドニン® 20 mg/日が処方されていた．

　平成14年5月から10月までの筆者の外来での経過を示す（図5-1）．前医より処方されていたシクロスポリンA 100 mg/日，プレドニン® 20 mg/日により，既に浮腫および蛋白尿も認められない状態に改善していた．このため，6月初旬にシクロスポリンA 75 mg/日，プレドニン® 15 mg/日に

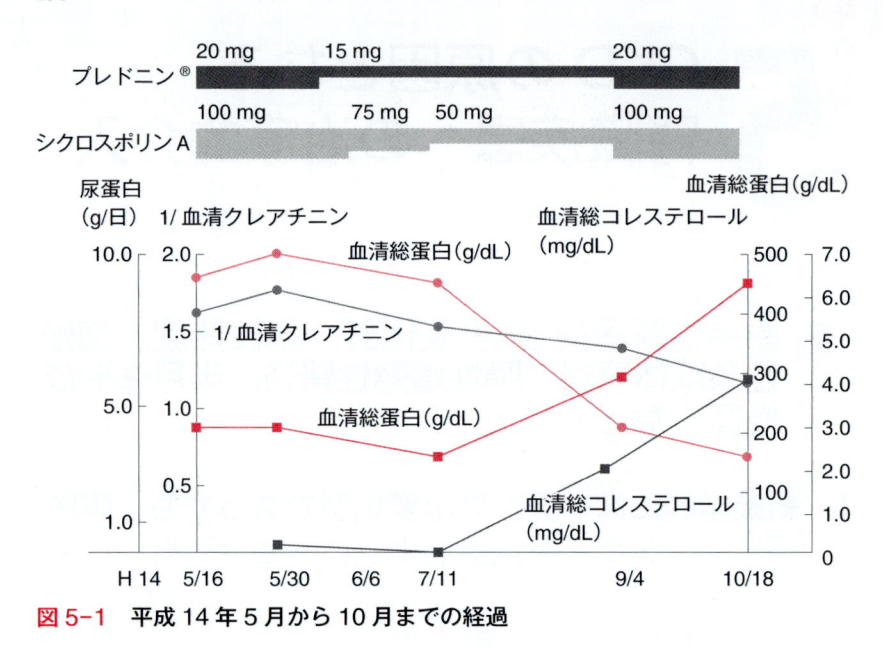

図 5-1 平成 14 年 5 月から 10 月までの経過

減量し，7月初旬からシクロスポリン A を 50 mg/日とさらに減量した．ところが 9月初旬の外来時には浮腫が再発しており尿蛋白（3＋）と増加した．外来にて再びシクロスポリン A を 100 mg/日，プレドニン® を 20 mg/日に増量し，10月中旬に入院治療とした．

血清総蛋白 4.3 g/dL，アルブミン 2.0 g/dL，総コレステロール 469 mg/dL，尿蛋白 8.35 g/日と，ネフローゼ症候群の再燃であった．腎機能はクレアチニンクリアランス（Ccr）96.3 mL/分と正常域にあったが，尿量は 700 mL に減り，乏尿傾向になっていた．体重も通常よりも約 20 kg 増の 92 kg の状態であった．

2回目の腎生検が実施された．光学顕微鏡的には採取された糸球体数 21 個のうち，一部に巣状分節状に糸球体硬化が認められ，巣状糸球体硬化症（focal segmental glomerular sclerosis；FSGS あるいは focal glomerular sclerosis；FGS）と診断された．間質での泡状細胞，尿細管の萎縮も散在性に観察され，それまでの微小変化型から一転して，巣状糸球体硬化症と

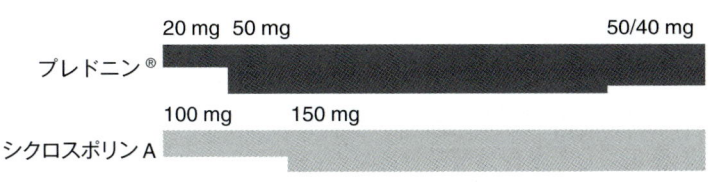

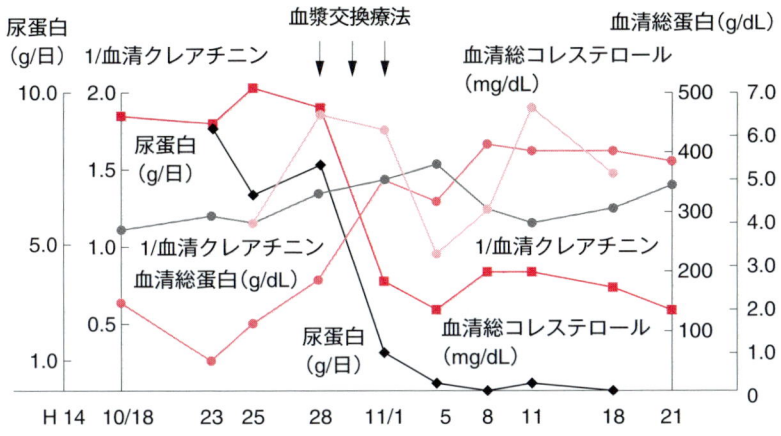

図 5-2 平成 14 年 10 月から 11 月までの経過

診断した．

　直ちにプレドニン® 50 mg/日に増量し，ヘパリンの持続点滴（12,000 U →16,000 U/日）を開始した．また，入院時に提出したシクロスポリン血中濃度が 34 ng/mL と低値であったため，150 mg/日へと増量し，さらに 10 月から 11 月までの 2 か月間に 3 回にわたって血漿交換療法を実施した．図 5-2 に示すように尿蛋白量は 10 日前後で 0.24/日へと著明に減少し，それに伴い血清蛋白・アルブミン値もそれぞれ 5.6 g/dL，3.2 g/dL に改善した．体重は本来の 78.5 kg まで減少し，浮腫も消失した．

■ 診療のキーポイント

① 巣状糸球体硬化症は，腎臓のなかの髄質に近い皮質にある糸球体，尿細管を中心に障害され，徐々に腎臓表層に向かって障害域が拡大するという特徴を有した腎臓病である．

②巣状糸球体硬化症はステロイド抵抗性，治療抵抗性のネフローゼ症候群の病像を呈し，末期 CKD へと進むことが多い．

③免疫，アレルギー反応が病態に関与していると考えられるが，それ以上に腎局所の循環不全や糸球体過剰濾過が進行要因となるため，脂質異常症，血液凝固亢進，過剰蛋白食は回避させる必要がある．治療もこれらへの対応が主体となることが多い．

④近年，本症における蛋白尿の原因となる液性因子の存在が推察され，血漿交換療法および吸着療法による蛋白尿改善効果についても報告されている．

⑤本症における脂質異常症は腎機能障害増悪因子の一つであり，血清総コレステロール，LDL コレステロールを標的にした治療が奏効することがあることでも知られている．

⑥健康保険でも従来の薬物療法では効果が得られず，ネフローゼ状態を持続し，血清コレステロール値が 250 mg/dL 以下に下がらない巣状糸球体硬化症には血漿交換療法あるいは脂質吸着療法などのアフェレーシス療法が 3 か月間に限って 12 回を限度という枠のなかで認められている．

⑦LDL 吸着療法は LDL 表面のアポ B に対する特異的親和性を有するデキストラン硫酸を多孔質セルロースゲルに固定することにより，静電結合を主な作用として LDL を吸着する．高イオン強度溶液は吸着した LDL を脱離させ，カラムの吸着能を回復させるので，反復使用により除去効率を高めることができる．

⑧本症例では血漿交換療法にてネフローゼ症候群の病態の著明な改善がみられ，難治性ネフローゼ症候群には試みるべき治療法と考えている．

症例：微小変化型ネフローゼ症候群；腎機能障害に糖代謝障害を伴った高尿素窒素血症

> **【症例】**患者は47歳の女性である．元来，糖尿病，高血圧，脂質異常症，高尿酸血症など，メタボリックシンドロームであったが，2005年まで健康診断で尿異常を指摘されたことはなかった．平成22年3月上旬より下肢浮腫を自覚したが，1週間のアメリカ観光旅行中に下肢浮腫の増悪に気づいた．体重は，74 kgから90 kgにまで増加していた．3月下旬に近医を受診し，尿蛋白強陽性に加えて，血清総蛋白4.2 g/dL，アルブミン1.8 g/dLと低蛋白血症を指摘された．
>
> 直ちに筆者の外来に紹介され，ネフローゼ症候群の鑑別，加療目的で入院となった．

検査では，HbA1c 8.2％とコントロール不良の糖尿病，血清中性脂肪777 mg/dL，HDLコレステロール50 mg/dL，LDLコレステロール160 mg/dLと脂質異常症が確認された．尿量は1,000 mL/日と，やや減少傾向にあり，尿蛋白は19.98 g/日と，高度のネフローゼ症候群の存在を示唆していた．しかも，腎機能はクレアチニンクリアランス(Ccr)で，59.6 mL/分であり，本患者が既にCKD病期3の段階に入っていることが判明した．血液尿素窒素値は29.6 mg/dL，クレアチニン値1.31 mg/dLであった．腎機能はその後，進行性に悪化し，血液尿素窒素値は60 mg/日を超え，クレアチニン値も2.4 mg/dLと上昇，Ccrは41.9 mL/分に低下した．急性増悪する傾向にあったため，腎生検も開放性腎生検とした．

腎生検所見では糖尿病所見は全く認められず，比較的軽度の細動脈硬化症はみられるが，比較的典型的な微小変化型の組織像を示していた．

直ちに副腎皮質ホルモン(プレドニン)を開始した．しかも，メチルプレドニゾロン500 mg/日を3日間連続使用するパルス療法とした．しかし，尿蛋白は18.12 g〜19.07 g/日とほとんど変化がなかった．パルス療法後はプレドニン50 mg/日の経口使用を継続した．2週目頃から尿蛋白は5.31 g/日と減少傾向が現れた．しかし，血清クレアチニン値は2.3 mg/dLとほとんど変化はなかったが，尿素窒素値は83.4 mg/dLとさらに上昇した．

血液透析療法への導入も準備したが，副腎皮質ホルモンを継続使用したところ，さらに4週目頃から，尿蛋白は2.19 g/日，1.63 g/日，0.689 g/日と減少し，1か月後には0.339 g/日と，寛解傾向が認められ，プレドニン40 mg/日，30 mg/日の交互にまで減量して退院とした．血糖値は速効型インスリンによりHbA1c 6.0〜6.5%にコントロールした．

■ 診療のキーポイント

① 微小変化型ネフローゼ症候群症例で示したが，膜性腎症，増殖性糸球体腎炎，膜性増殖性腎炎，半月体形成性腎炎などは，共通している臨床的な事実として，確かな原因はいまだ完全に解明されていないが，副腎皮質ステロイドが有効である．これをもってこれらの腎臓病が免疫，アレルギー反応が病態に関与していると推察される．

② ところが，CKD（病期3〜5）の病像を呈している場合は，副腎皮質ステロイドが高尿素窒素血症を増悪させる可能性がある．それゆえ，血清尿素窒素濃度が食事療法下にあって，なお80 mg/dLを超える場合は，副腎皮質ステロイドは可及的速やかに減量ないし中止すべきで，使用されないのが一般的である．糖代謝異常があれば，なおさらである．

③ しかし，高尿素窒素血症になっても副腎皮質ステロイドが腎臓の働きの悪化阻止に有効に作用していると判断されることがある．本例はその典型と言える．

④ 本例は，検査結果，これまでの病歴からも明らかなように，糖尿病，メタボリック症候群が基礎疾患として存在する．したがって，ネフローゼ症候群の原因として糖尿病性腎症の可能性があった．これを鑑別することは治療方針には不可欠であるため全身麻酔のもとでの開放性腎生検を行なった．通常の腎生検はエコーガイドのもとで，局所麻酔だけで実施される．

⑤ これに対して，筆者は，Ccrが40 mL/分以下に低下していたり，血清アルブミンが2 g/dL以下に減少したような患者には，全身麻酔のもとでの開放性腎生検を行ない，止血を確認することにしている．この方法を行なうことで，筆者の知る限りは腎生検が思わぬ事故につながったことは一度もない．

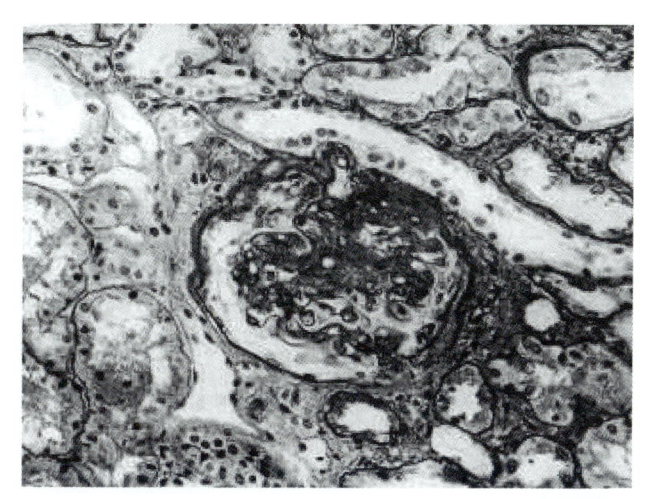

図 5-3 部分的にメサンギウムの増殖，ボーマン嚢との癒着所見が認められた

⑥本例は，完全寛解の傾向が認められたため，一度は決意した透析療法への導入は見送られたが，高窒素血症が臨床症状を悪化させるなら，生命予後の改善のためには時を移さず実施する必要があると考えている．

症例：ネフローゼ症候群を呈した家族性 CKD

【症例】17歳の女性である．易疲労感，下肢浮腫を主訴に来院された．祖母，母親が慢性腎炎という家族歴を有していた．3歳頃に慢性腎炎を指摘され，以後，蛋白尿・血尿を断続的に認めていたが，薬剤などの治療は行なわれず，経過観察されていたが，当科受診する以前2年間は医療機関への受診はなかったと話していた．
　慢性腎炎，ネフローゼ症候群と臨床診断し，直ちに入院していただいた．身長 160 cm，体重 54 kg，血圧 112/77 mmHg，脈拍 80/分・(整)，下肢浮腫，扁桃腺の軽度腫大を認めた．検査値で特に異常な所見は，血清総蛋白 5.5 g/dL，アルブミン 3.1 g/dL，総コレステロール 237 mg/dL，尿蛋白 (2+)，潜血 (3+) であった．

胃生検所見は図 5-3 のように，10 個くらいの糸球体が含まれている生検組織で，糸球体は部分的にメサンギウムの増殖，ボーマン嚢との癒着を

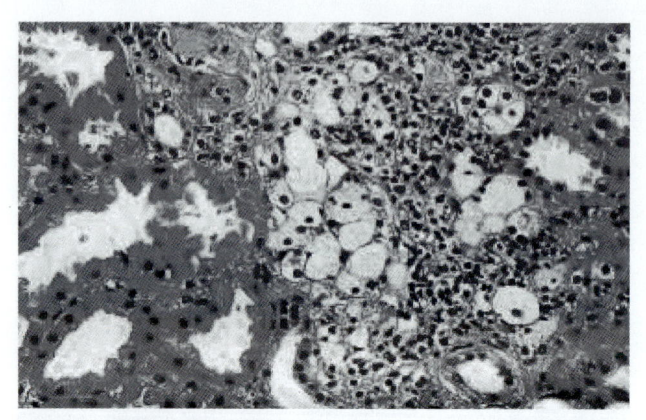

図 5-4 foam cell の集簇

示すが，糸球体毛細血管壁の肥厚や糸球体係蹄の硬化，半月体形成などの所見も認められず，いわゆる微小糸球体変化に近い像であった．糸球体の萎縮は軽度に認められ，その周辺には間質の線維化や尿細管の萎縮も認められ，リンパ球浸潤を伴っていた．特に目立つ所見は間質（図 5-4）の foam cell（泡沫細胞）が集簇していることである．

■ 診療のキーポイント

① 祖母，母親が慢性腎炎という家族歴を有し，本人は3歳頃に既に慢性腎炎を指摘され，以後，ネフローゼ症候群を呈するほどの蛋白尿だけでなく，血尿を指摘されているという病歴があった．それに加えて，腎生検で著しい foam 細胞を認められているという事実から，この患者はアルポート症候群と考えた．

② アルポート症候群であれば，本質的に遺伝的な要因が主体になっているので，現時点では特効薬的な治療法はない．ところが，本患者は難聴も視力障害も認められない．そこで，筆者らはアルポート症候群ではなく，原発性巣状糸球体硬化症の可能性を否定できないと考え，LDL 吸着療法，シクロスポリンによる免疫抑制療法を実施した．

③ LDL 吸着療法により，脂質異常症を改善させ，シクロスポリン併用により，蛋白尿の減少，低蛋白血症の改善などの臨床効果がもたらされ，

腎機能障害の進行速度の抑制につながったと推察される．
④通常であれば，家族性に発症した慢性腎炎は積極的治療の対象外とされるが，本例における脂質異常症のような治療目標が蛋白尿以外にあれば，前症例のようにLDL吸着療法，血漿交換などの実施も試みるべきと考える．
⑤末期腎不全への進行遅延のためにはCKDとしての悪化要因である高血圧，動脈硬化，糖代謝異常，脂質異常症，血液凝固亢進，腎毒性物質の蓄積，過剰蛋白食，脱水などへの対策も必要である．

2. 難治性びまん性増殖性糸球体腎炎

症例：ステロイドパルス療法プラス血漿交換療法が有効であった，多彩で急速進行性球糸球体腎炎の臨床像を呈したびまん性増殖性腎炎の難治性全身性エリテマトーデス例

【症例】患者は17歳の女性である．生来健康で，学校検診で異常を指摘されたことはなかったが，平成10年3月頃（当院に入院する2年前）から目がチカチカしたあとの頭痛を自覚するようになった．脳波では異常を認められず，片頭痛の臨床診断にて鎮痛剤の処方を受けていた．平成12年5月に尿検査では蛋白（1＋）潜血（2＋），血清補体の低下，抗核抗体・抗DNA抗体・抗ss-DNA・抗ds-DNA・IgG抗体上昇など，自己免疫疾患の関与を指摘されていた．平成13年2月頭痛，嘔吐，39〜40℃の発熱があり緊急入院となった．
　腎機能はeGFR 60 mL/分以下に低下し，尿蛋白は1〜2.2 g/日に増加していた．胸部X線写真では上両下肺野に浸潤影が認められ，BOOP（Bronchiolitis Obliterans Organizing Pneumonia，器質化肺炎を伴う閉塞性細気管支炎）を合併していた（図5-5）．

全身性エリテマトーデスの診断基準（表5-1）のうち4項目以上を満たし，全身性エリテマトーデスと診断できた．同時に，腎生検にてびまん性増殖性腎炎タイプのループス腎炎（WHO分類4型）と診断された（図5-5，5-6）．
　早速，ステロイドパルス療法1クール（ソル・メドロール® 1 g/日×3日間）を行なった．肺の聴診所見は速やかに改善し，第6病日には解熱し

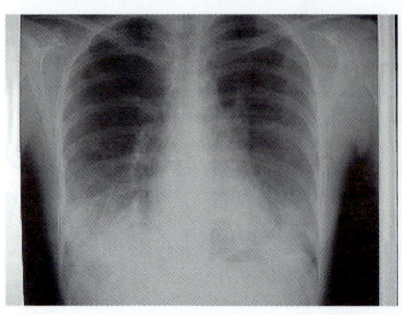

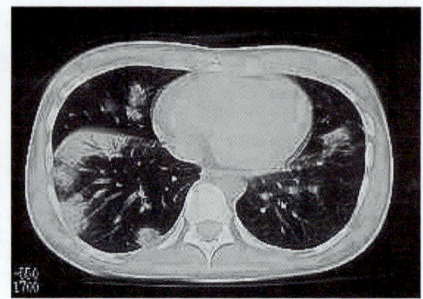

図 5-5　BOOP による肺病変（右肺で特に強い）

表 5-1　全身性エリテマトーデスの診断基準

①顔面紅斑
②円板状皮疹
③光線過敏症
④口腔内潰瘍（無痛性で口腔あるいは鼻咽腔に出現）
⑤関節炎（2 関節以上で非破壊性）
⑥漿膜炎（胸膜炎あるいは心膜炎）
⑦腎病変（0.5 g/日以上の持続的蛋白尿か細胞性円柱の出現）
⑧神経学的病変（痙攣発作あるいは精神障害）
⑨血液学的異常（溶血性貧血または 4,000/mm^3 以下の白血球減少または 1,500/mm^3 以下のリンパ球減少または 10 万/mm^3 以下の血小板減少）
⑩免疫学的異常（抗 2 本鎖 DNA 抗体陽性，抗 Sm 抗体陽性または抗リン脂質抗体陽性（抗カルジオリピン抗体，ループスアンチコアグラント，梅毒反応偽陽性）
⑪抗核抗体陽性
［診断の決定］
上記項目のうち 4 項目以上を満たす場合，全身性エリテマトーデスと診断する．

た．後療法として第 7 日病日よりプレドニン® 50 mg/日（1 mg/kg）を開始し，1 週間後（第 15 病日）よりプレドニン® 40 mg（偶数日）/50 mg（奇数日）に減量して経過をみた．

　しかし，尿蛋白は減少せず，2 g/日前後のまま推移するだけでなく，腎機能の悪化〔クレアチニンクリアランス（eGFR）の低下〕傾向が認められるだけでなく，胸部 X 線所見が改善せず，血清学的にも抗 ds-DNA 抗体 ≧ 400 倍と高値のままであった．

　このため，第 24，26，29 病日に二重濾過血漿交換〔double filtration

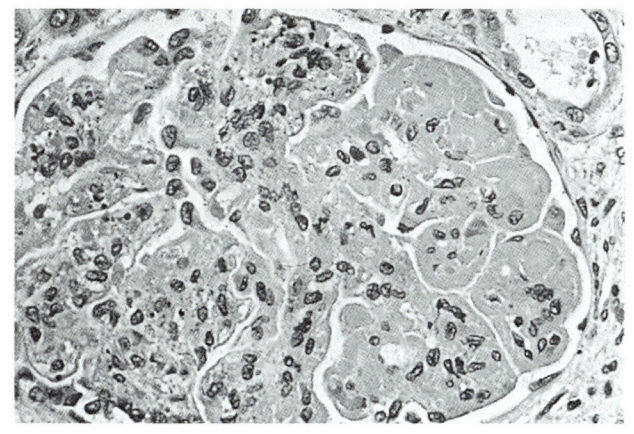

図 5-6　腎生検像
- メサンギウム細胞の増殖や細胞外基質産生が亢進するため，メサンギウム領域の拡大だけでなく，メサンギウム領域への免疫複合体の係蹄壁への沈着を随伴し，膜性増殖性糸球体腎炎（mesangio-capillary glomerulonephritis）を示していた．
- 糸球体には，細胞増殖，ワイヤーループ，血栓の他，核崩壊細胞も認められる．
- これらはいずれも活動性が高いことを示唆する所見でもある．
- 蛍光抗体法では，ここには示さないが，IgG，IgM，IgA，C1q，C3 がメサンギウム，基底膜にびまん性に染色された．

plasmapheresis（DFPP）：10％アルブミン 500 mL 置換〕を行なった．腎機能は Ccr 80〜100 mL/分，尿蛋白は 0.5〜0.99/日と改善し，胸部 X 線所見の著明な改善傾向が認められた．プレドニン® も第 29 病日には 40 mg/日に減量することが可能になった．

　その後，精神的に情緒不安定（不眠，躁状態）となり，入院当初より咽頭培養にて検出されたカンジダは食道カンジダ症へと進展するなど，副腎皮質ステロイド（プレドニン®）の副作用と思われる新たな合併症が出現した．

　このため，第 44 病日より 30 mg/40 mg の隔日投与に減量して，さらに第 45，47，50 病日に再び血漿交換（DFPP：10％アルブミン 500 mL 置換）を行なった．その結果，尿蛋白，胸部 X 線検査，自己免疫検査ともに著明に改善し，副腎皮質ステロイド（プレドニン®）のさらなる減量が可能となった．一方でシクロスポリンを開始した．

表 5-2　副腎皮質ホルモンの主な副作用

重症度	病態	症状
重篤になることがある	免疫能低下（感染症合併，感染症悪化，感染症状隠蔽など）	発熱，咽頭痛，咳や痰，息苦しい，下痢，皮膚のピリピリ感，皮膚の発赤・化膿創
	副腎皮質機能不全	だるい，嘔気，嘔吐，下痢，口渇感，多飲，多尿，食欲亢進，肥満
	糖尿病（誘発，悪化）	血糖上昇
	消化性潰瘍・胃腸出血・胃腸穿孔膵炎（出血性膵炎）→上腹部～背部痛，嘔気，嘔吐	胃痛，腹痛，下血（血液便，黒いタール便），吐血（コーヒー色残渣）
	中枢神経症状（痙攣，頭蓋内圧亢進，精神変調）	意識障害，抑うつ，憂うつ，不安感，不眠
	喘息発作（増悪）	
	ミオパチー（筋萎縮）	筋力低下（特に下肢）
	骨粗鬆症（特に脊椎骨の圧迫骨折）	骨軟化，腰痛，骨折
	骨頭無菌性壊死	関節痛，大腿骨骨折，上腕骨骨折
	視力障害（眼圧亢進，緑内障，白内障など）	視力異常，かすみ目，ゆがみ目，眼痛，頭痛，嘔気
	血栓症（血液凝固亢進，心筋梗塞）	手足の痛み・浮腫，知覚異常，胸痛，突然の息切れ，急激な視力障害，視野欠損，眼痛，頭痛，片側麻痺，構語障害，意識障害

（次頁につづく）

診療のキーポイント

①ループス腎炎は比較的高用量の副腎皮質ステロイドの使用が欠かせない．当然，本剤による副作用が気になるところである．副作用を心配するあまり，使用しないということになると，ネフローゼ症候群や急速進行性タイプのループス腎炎を寛解に持ち込むことは不可能に近い．

②ましてや，本例のようにBOOPと呼ばれる肺障害や中枢神経性ループ

表 5-2　副腎皮質ホルモンの主な副作用（つづき）

生命や日常生活を脅かすことはないが，注意すべき副作用	満月様顔貌，野牛肩（脂肪の異常沈着），むくみ，体重増加 高血圧 小児における発育障害 月経異常，精子異常 多毛，脱毛，色素沈着，にきび，肌荒れ，頭髪の脱毛，搔痒感 皮膚菲薄化，脆弱化，皮下うっ血，線条紫斑，顔面紅斑，脂肪織炎 創傷治癒障害 しゃっくり 多幸症，不眠，頭痛，めまい，いらいら感，不眠 発汗異常，多尿 白血球増加 脂肪肝，GOT，GPT，ALP 上昇，低カリウム血症 脂質異常症，高コレステロール血症 悪心，嘔吐，胃痛，胸焼け，腹部膨満感，口渇，下痢，食欲亢進 中心性漿液性脈絡網膜症による網膜障害，眼球突出 筋肉痛，関節痛，疲労感 消化不良，下痢，吐き気，食欲増進，食欲不振
離脱（withdrawal）症候群	全身症状：発熱，頭痛，易疲労感，全身倦怠感，脱力感，ショック 消化器：食欲不振，悪心嘔吐，下痢 神経系：意識障害，不安症状，興奮，頭痛，痙攣，筋肉痛，関節痛

ス血管炎が原因であることが予想される頭痛合併例（時には意識障害にまで進展する）は，本例のようなステロイドパルス療法は欠かせない．
②そうは言っても副腎皮質ステロイドの副作用（**表 5-2**）のうち，易感染性，出血性消化管潰瘍，精神障害などは生命予後にも悪影響を及ぼすため回避する必要があり，安易に副腎皮質ステロイドを使用すべきではない．本症例でもカンジダ症，ウイルス感染症，糖尿病，高血圧，骨粗鬆症，白内障などを合併するようになった．
③これらをできるだけ軽症にとどめるための工夫が，本例のような血漿交換療法（アフェレーシス療法），シクロスポリンの併用であり，いずれも保険診療として認められている．

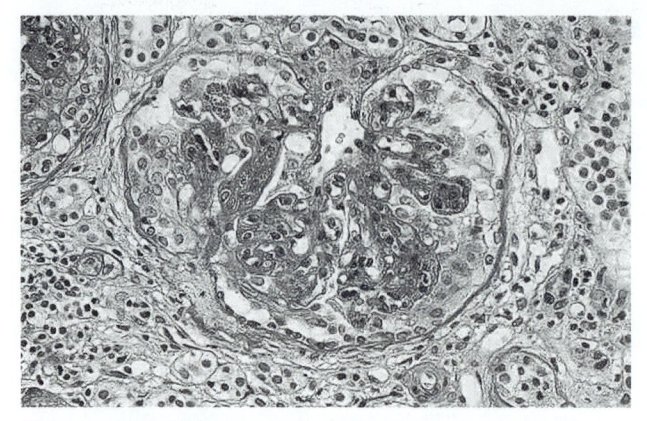

図 5-7 PAS 染色
糸球体の分葉化，糸球体上皮細胞の増殖，メサンギウム細胞の増殖，メサンギウム領域における PAS 陽性物質の沈着が著明である．ボーマン嚢上皮細胞と糸球体の癒着も認められ，炎症反応が高度であることが示唆される．

④ループス腎炎の治療は長期にわたる．寛解導入後の慢性期でも副腎皮質ステロイドは欠かせない．シクロスポリン併用が欠かせないこともある．異なるのは使用量であり，血清補体価，自己免疫抗体検査，尿蛋白検査，腎機能検査を定期的に行ないつつ，これらの薬剤を少量，長期間，継続することが求められる．20年以上にわたる治療の後，完全に寛解し，これらの薬剤が不要になる患者も少なくない．

⑤本症は，全身性エリテマトーデス(SLE)に伴う糸球体腎炎を指すもので，免疫複合体型腎炎の代表的な疾患である．SLE の約半数にみられる．ループス腎炎の最大の特徴は多彩な免疫複合体の沈着であり，その沈着様式に従って多彩な組織像や臨床像を呈する．

⑥このように本症は，免疫，アレルギー反応が病態に強く関与しているため，副腎皮質ホルモン，免疫抑制薬が必要で，腎障害の進行速度が速い急速進行性糸球体腎炎タイプには，血漿交換療法や免疫吸着療法が保険適応となる．ただしこの場合，血清補体価(CH_{50})の値が 20 単位以下，補体蛋白(C_3)の値が 40 mg/dL 以下，および抗 DNA 抗体の値が著しく高く，ステロイド療法が無効または臨床的に不適当な場合で，実施にあ

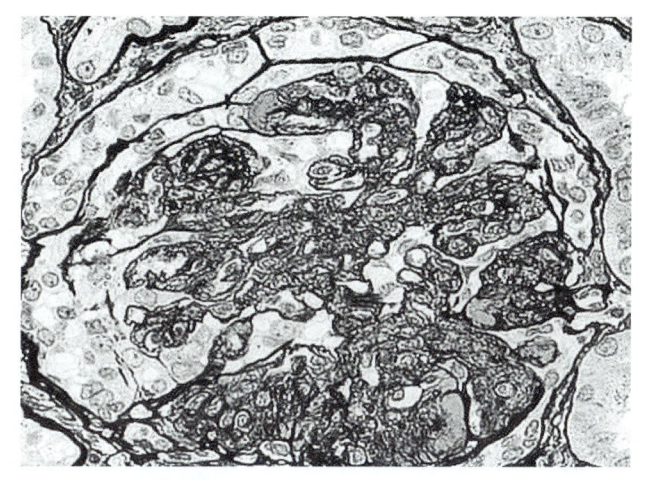

図 5-8　PAM 染色
糸球体基底膜の二重化構造が明瞭に認められる．基底膜下には淡い赤色に染まる沈着物が多量みられるのが分かる．メサンギウムの分葉化も著しい．

たっては，測定した血清補体価，補体蛋白の値または抗 DNA 抗体の値を診療録に記載しなくてはいけない．

症例：高血圧，脂質異常症を合併した・膜性増殖性糸球体腎炎によるネフローゼ症候群例

【症例】患者は 38 歳男性である．平成 16 年頃に，健診にて高血圧を指摘され，以後，某クリニックで高血圧，脂質異常症，高尿酸血症に対して投薬治療を受けていた．2 年前には顔面神経麻痺にて当院耳鼻咽喉科に入院し，このときの血液検査で，BUN 10.6 mg/dL，Cr 1.14 mg/dL とすでに腎機能低下が指摘されていた．平成 20 年 9 月頃から下腿浮腫が出現し，21 年 3 月に近医でネフローゼ症候群と診断され，当院へ紹介，入院となった．

　Ccr 36.63 mL/分，尿蛋白 8.78〜10.4 g/日のネフローゼ症候群であり，すでに腎機能低下も中等度以上であることから，直ちに開放腎生検を行なった．所見は著明な糸球体分葉化（図 5-7），糸球体基底膜の二重化などが認められ，典型的な膜性増殖性糸球体腎炎（type I）であった（図 5-8）．しかしながら，血清補体は C_3 62.8 mg/dL，C_4 41.0 mg/dL，CH_{50} 34 U/mL であり，低補体血症は軽症にとどまっていた．

治療として，まずは，メチルプレドニゾロン 250 mg/日，3 日間のパルス療法を施行した．しかし，尿蛋白の減少はみられなかったため，メチルプレドニゾロン 500 mg に増量した．ところが，開始 2 日目に回転性めまいが出現し，浮腫の増悪も認められた．これらをステロイドの副作用によると考え，継続は断念し，プレドニン® 30 mg/日の内服に切り替え，ラシックス® 40 mg を静脈注射した．

その後，めまいの再発はなく，浮腫も尿量増加にて軽減したかにみえたが，蛋白尿の改善も認められないことが低アルブミン血症の改善につながらず，その後は残念ながら，腎機能は進行性に低下し，クレアチニンクリアランス(eGFR)は 30.2 mL/分と低下し，全身性浮腫も増悪している．

この患者はその後，クレアチニンクリアランス(eGFR)は 10 mL/分以下に低下したため，透析療法を開始し，4 か月後に母親(70 歳)をドナーとして腎移植を受けた．

■診療のキーポイント

①膜性増殖性糸球体腎炎によるネフローゼ症候群は副腎皮質ホルモン，免疫抑制薬，脂質吸着療法などのすべてを駆使しても寛解困難であることが多い．本例はその典型と言える．このような場合は蛋白尿が 1 日 0.3 g 以下の完全寛解を目指すのではなく，1 日 1～3 g の不完全寛解を目指すことになる．完全寛解を目指して上記薬剤を大量に服用することは，むしろそれらの薬剤の副作用による身体障害が生命予後の点で問題である．

②浮腫の完全消失は望みがたいことが多い．低アルブミン血症が浮腫の原因であることに疑いはなくても，この場合のアルブミンの点滴静脈注射は大手術が必要になるなどの極めて特殊な状況以外は使用適応がない．このため利尿薬(ラシックス，フルイトランなど)を使用することになる．

③本患者のように高度の蛋白尿を呈し，腎機能がクレアチニンクリアランス(eGFR)で 30.2 mL/分と進行性に低下し，全身性浮腫も増悪している場合は，病態が回復する可能性は非常に低い．いたずらに薬物治療を継

続することはそれらによる様々な副作用が出る可能性が危惧されるので，血液濾過法(ECUM)によって身体から水分を除く方法を選ぶほうが身体予後の改善につながる．
④本患者のように早期に腎移植を実施することが勧められている．移植医療とそれを支える免疫抑制療法が進歩した今日，腎移植の成績が過去10年前と比較して格段に向上したことによるが，最近では透析療法に導入と同時に腎移植を受けるという患者も増えている．

3．IgA 腎症

扁桃腺摘出手術＋ステロイドパルス療法(＋免疫抑制薬)の効果

　本症には，咽頭および喉頭の扁桃腺の病巣感染に続発して出現するタイプがある．そのような場合には扁桃腺摘出手術を行なったうえで，副腎皮質ステロイドのパルス療法(扁摘パルス)を行なうと，寛解に導入できる可能性が高くなる．筆者はこれについては 2007 年 12 月の時点で 33 例を経験し，図 5-8 のように蛋白尿が有意に減少するという臨床的に極めて有用な結果を得ており，その後も着実に症例を重ねている．

　表 5-3 の 3 症例は，クレアチニンクリアランス 35.4〜61.7 mL/分の副腎皮質ステロイド依存型のネフローゼ症候群の患者であったが，図 5-9 のような治療内容の扁摘パルスを行い，蛋白尿を 1 g/日以下に減少させ，腎機能の改善および維持という治療目的を果たしている．

　腎生検にて IgA 腎症と確定診断した後，両側の口蓋扁桃を摘除する．術後の創部経過が安定していることを確認し，1 か月後にステロイドパルス療法を開始する．ステロイドパルス療法にはメチルプレドニゾロンを用いる．用量，用法は 1 回 500 mg，静脈注射とし，3 日間を 1 クールとして 2〜3 クールを 1〜3 週間のうちに連続的に反復する．ステロイドパルスの後療法にはプレドニンの経口を処方する．プレドニン®は，30 mg/日を初回量とし，ステロイドパルスを行わない日に連日使用し，ステロイドパルス終了後は隔日服用に減量させ，以後，2 か月毎に 5 mg ずつさらに減

尿蛋白の経時的変化

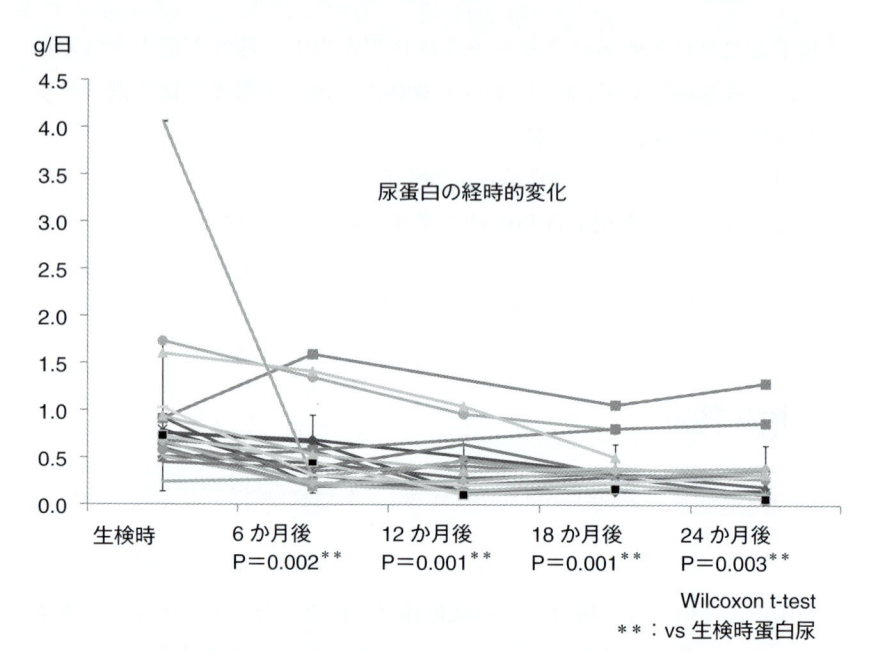

| | 生検時 | 6か月後
P＝0.002** | 12か月後
P＝0.001** | 18か月後
P＝0.001** | 24か月後
P＝0.003** |

Wilcoxon t-test
**：vs 生検時蛋白尿

図5-9　IgA腎症患者（Ccr 60 mL/分以上）への扁摘パルスの効果

表5-3　副腎皮質ステロイド依存型のネフローゼ症候群を呈したCKD病期3のIgA腎症患者に対する扁摘パルス療法の臨床効果

性別		女	男	女
年齢		34	62	29
初診時	発症経過年数	13	7	17
	Ccr(mL/分)	35.4	42.1	61.7
	尿蛋白(g/日)	0.58	1.52	3.16
	血尿(/HPF)	5〜9	50〜99	100＜
	血清Cr(mg/dL)	1.97	1.16	1.07
治療内容		ステロイドパルス×2＋ミゾリビン	ステロイドパルス×3	ステロイドパルス×2＋ミゾリビン
最終Ccr(mL/分)		36.4	77.1	78.0

（「CKD病期3のIgA腎症患者に対する扁桃腺摘除術＋ステロイドパルス，免疫抑制薬の臨床効果」2007年12月）

量，10～12 か月間使用する．

　ミゾリビン（ブレディニン®）は，150 mg/日を処方するが，内服後2時間の血中濃度が 1 μg/mL になるようコントロールして服用量を決める．本剤は全例に使用しているわけではなく，筆者らは副腎皮質ホルモンが副作用などで十分量使用できない場合にのみ併用している．

　アンジオテンシン抑制薬は，本書の第6章186頁に述べているように，基本的に全例に使用し，抗凝固薬としてはステロイドパルス療法にはヘパリンの静脈注射を併用し，外来への通院後は抗血小板薬に変更する．

症例：腎機能障害を伴う IgA 腎症；CKD 病期 3a，病期 3b

> 【症例】症例は34歳の女性である．1992年（21歳）に血尿，蛋白尿に対し，他院で腎生検が実施され，IgA 腎症と診断された．以後，ジピリダモール（ペルサンチン）300 mg/日の内服が処方され，かかりつけ医のもとに外来通院していた．
>
> 　しかし，徐々に腎機能障害は進行し，Ccr 50 mL/分以下にまで低下したところで，CKD（病期4～5）による透析療法開始の可能性を主治医から告げられたため，治療方針に疑問を感じ，2005年7月（34歳）に，筆者の外来を初診患者として来院した．

　本例は初めての診断から7年目を経過していた．そこで再度腎生検を行ない，IgA 腎症であることを確定診断し，扁桃腺の萎縮がないことを確認した後，同年8月に扁桃腺摘出術＋ステロイドパルス療法（図 5-10）を行なった．本例はステロイドパルス療法の免疫抑制療法はプレドニン®のみであるが，ブレディニン®を併用せずとも蛋白尿の減少，Ccr（腎機能）の改善効果が得られている．

■診療のキーポイント

①IgA 腎症と診断できれば，CKD 病期3以上は重篤な感染症，重篤な動脈硬化症など，ステロイドパルス療法の禁忌病態の併発がない限りは，基本的にすべて扁桃腺摘除術＋ステロイドパルス療法（＋免疫抑制薬）の適応があると考える．

②扁桃腺摘出手術は，扁桃腺肥大が認められれば，出血性素因など特殊な

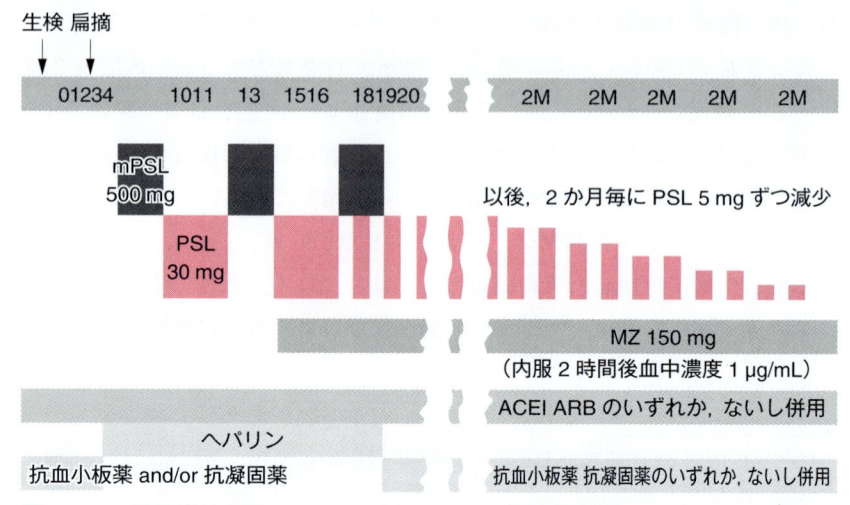

図 5-10　扁桃腺摘出術＋ステロイドパルス，免疫抑制薬による IgA 腎症治療プロトコール

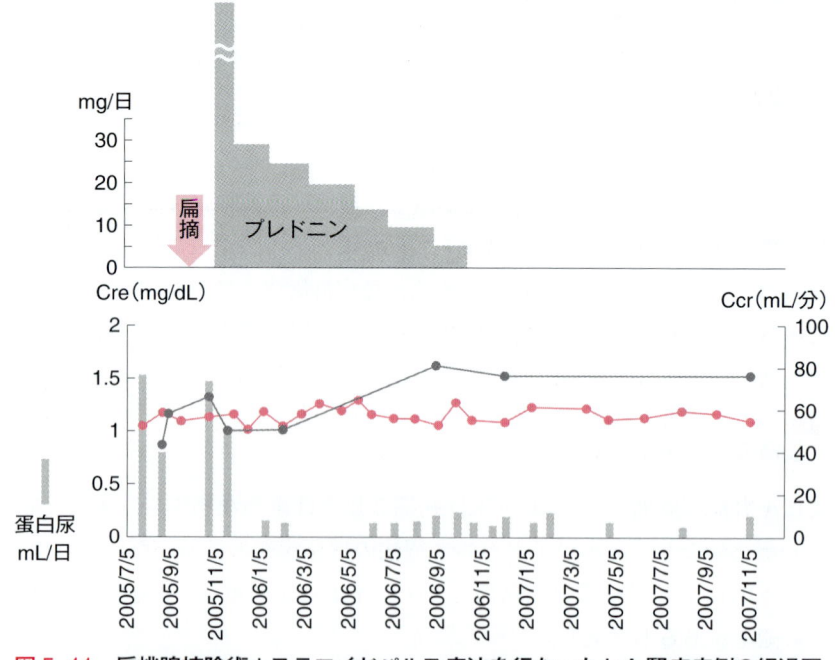

図 5-11　扁桃腺摘除術＋ステロイドパルス療法を行なった IgA 腎症症例の経過図

場合を除いて，ほぼ100％適応があると考える．外見的に肥大が認められない場合も埋没扁桃による下方(内側)への炎症性肥大が否定できないことがあるので，外見だけで判断はできない．

③副腎皮質ホルモンによる糖尿病，高血圧などの副作用が誘発されやすい患者では，ステロイドパルスはメチルプレドニゾロン125〜250 mgへの減量，さらには2クールまでへの減数，加えて，プレドニン®の後療法も十分にできないことがある．このような症例へのミゾリビン(ブレディニン®)併用は有用と思われる．

④今後は，前項のプロトコールが一般化する可能性も否定できず，今後の症例の積み重ねが期待される．

2 生活習慣病

1. 糖尿病性腎症

本症は，糖代謝異常が本態である糖尿病に続発するため，エネルギーコントロール，減塩などの食事療法を基本としたうえで，経口糖尿病治療薬，インスリンを用いた血糖コントロール，さらにはアンジオテンシン抑制薬を併用して血圧のコントロールをできる限り厳密にすることが大切である．その治療開始のタイミングが早期であれば，1型および2型糖尿病のいずれにおいても寛解あるいは進行遅延が期待できる．

血糖値およびHbA1cのコントロール目標値として，108頁(表3-18)に提示しているが，糖尿病性腎症の進展抑制には厳格にコントロールして，5.8〜6.2％(JDS)を目標にする．

血圧は蛋白尿の程度にもよるが，収縮期圧で130〜110 mmHgコントロールする．

> 糖尿病性腎症の進展抑制にはチーム医療を基盤とした血糖コントロールが重要

本症は基本的に高血圧や脂質代謝異常，肥満など，いわゆるメタボリックシンドロームと呼ばれる病態を併せ持ち，しかも内臓肥満，インスリン

抵抗性，脂質代謝異常はそれぞれが CKD の発症要因であることも明らかになっているように，血糖コントロールだけで微量アルブミン尿を軽減し，糖尿病性腎症の発症および進展は抑制できない．しかも，微量アルブミン尿が軽症であっても一度出現すると長期的には重症化あるいは顕在化頻度は増す．このため，高血圧は言うに及ばず，脂質代謝異常，インスリン抵抗性に対する治療も必要となる．ここで，問題になるのは脂質異常症治療薬であり，スタチンなどは比較的高率に筋融解症を起こし，CKD 悪化の原因になるので，早期発見のためにはだるい，疼痛などの筋肉症状以外に血清 LDH，CPK 値に注意する必要がある．したがって，CKD 病期 1，CKD 病期 2（Ccr 70 mL/分以上，蛋白尿 1 g/日以下，血圧正常までの場合）では血糖コントロール，脂質代謝コントロール，インスリン抵抗性改善のための運動療法も積極的に行なう必要がある．CKD 病期 3，4，5 の運動療法については 295～296 頁を参照されたい．

症例：糖尿病性腎症；比較的厳格な血糖コントロールと低蛋白食が有用であった高血圧，脂質異常症合併の CKD 病期 3～4 症例

> 【症例】患者は 61 歳の女性である．30 年前に糖尿病と診断されていた．平成 16 年 9 月，両側網膜症にてレーザー治療（3 回）受けた際に腎不全を指摘され，平成 17 年 7 月に当院紹介来院した．
>
> HbA1c 7.6% と血糖コントロールは悪く，総コレステロール 280 mg/dL，LDL コレステロール 142 mg/dL の脂質異常症，血圧 199/98 mmHg の高血圧を認め，腎機能は Ccr 29.8 mL/分と低下していた．Hb 10.1 g/dL の腎性貧血，鉄欠乏性貧血も認められた．下肢冷感，知覚異常を訴え，末梢神経症，末梢動脈閉塞も合併していた．

外来では 1,600 kcal の食事療法をベースにしてグルファスト 5 mg 3 錠の経口薬に加え，ランタスオプチクリック 300 1 日 1 回 寝る前 30 単位，ノボラピッド注® オプチクリック（10，0，0）の皮下注射にて HbA1c 6.1% にコントロールし，減塩 5 g の食事療法をベースにミカルディス® 40 mg，コナン® 40 mg，コニール® 4 mg を併用したところ，血圧は 120/67 mmHg に安定した．

脂質異常症はロスバスタチンカルシウム 2.5 mg で Tchol 211 mg/dL，

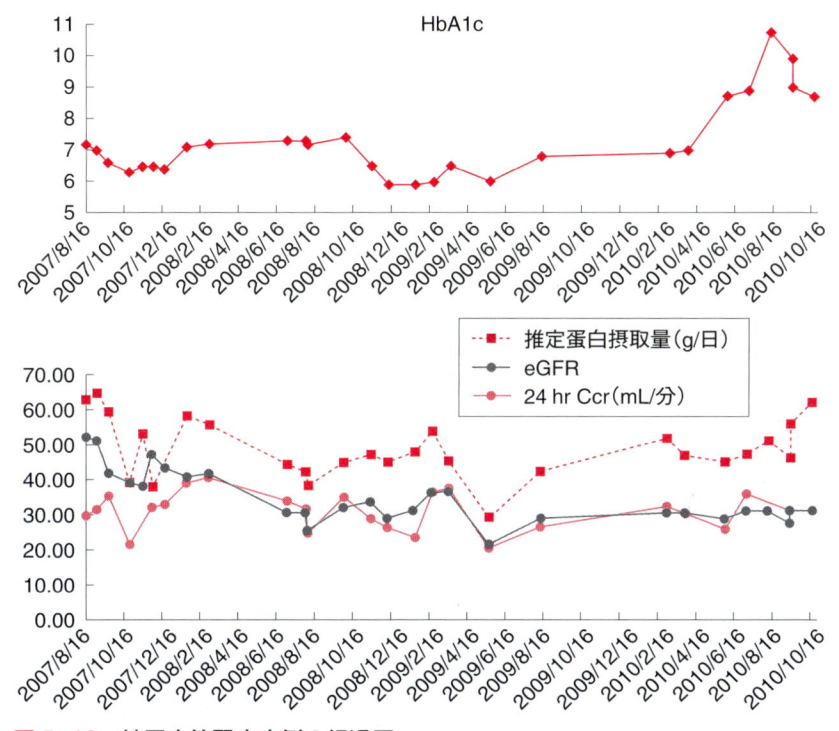

図 5-12　糖尿病性腎症症例の経過図

中性脂肪（TG）201 mg/dL，HDL-C 47 mg/dL，LDL-C 121 mg/dL と，TG 以外は正常域に維持されてきた．

腎性貧血には ESA 製剤 12,000 単位の皮下注射，鉄欠乏性貧血にはフェロミア 50 mg の経口服用をすすめた．それとともに，腎機能は Ccr 40.5 mL/分と改善した．

ところが，保存期腎不全として透析療法の導入遅延を目指して患者自身も対応していたが，原因，誘因が不明のまま，図 5-12 に示すように半年前から血糖コントロールは不良となり，摂取蛋白量の増加傾向が出始めている．糖尿病性腎症の治療における難しさを示唆する典型例と言えよう．

表5-4 糖尿病性腎症の治療指針

病期	備考（提唱されている主な治療法）
第1期（腎症前期）	血糖コントロール
第2期（早期腎症期）	厳格な血糖コントロール・降圧治療
第3期A（顕性腎症前期）	厳格な血糖コントロール・降圧治療・蛋白制限食
第3期B（顕性腎症後期）	厳格な降圧治療・蛋白制限食
第4期（腎不全期）	厳格な降圧治療・低蛋白食・透析療法導入
第5期（透析療法期）	腎移植

（厚生省糖尿病調査研究班，1991年 糖尿病性腎症に関する合同委員会報告，2000年，2001年改訂）

■診療のキーポイント

①糖尿病性腎症の治療は病期を参考にすると，表5-4のようにまとめられているが，筆者は本書の第4章，表4-7（145頁）を提案し，実践している．

②食事療法を基本とした薬物治療により血糖，高血圧，脂質異常症，末梢動脈疾患（peripheral arterial disease；PAD），貧血をコントロールすることにより腎機能障害の進行が抑えられている．

③低蛋白食，減塩食が守られているか否かは，蓄尿検査を行ない，尿中への窒素排出量，ナトリウム排出量によって推察できる．

④本症例は長期にわたる比較的厳密な血糖コントロールが腎症の進展悪化を抑制し，寛解と言える状況を作り上げたと考えている．それゆえ，後半部分で血糖コントロールが不適切になり，摂取蛋白量が過剰傾向になっても腎機能（糸球体濾過値）のさらなる進行性低下という事態には立ち至らなかったと推察している．

⑤その一方で，本例は，糖尿病における血糖コントロールの難しさを物語っており，患者の自己責任に回帰させるだけでなく，医師をはじめとする関連するコメディカルとの連携によるチーム医療（第11章）を基盤とした弛まないケアが求められていることを示唆していると考える．

2. 腎硬化症

　腎糸球体の輸出入動脈や尿細管周囲の毛細血管の細動脈硬化が原因である．大部分は高齢者，長期高血圧患者にみられる．

　良性硬化症と悪性硬化症がある．前者は動脈硬化症による血管狭窄あるいは閉鎖のためのネフロンの減少，あるいは糸球体への血流低下が起きることによる．末期CKDへの進行も遅く，蛋白尿も軽微にとどまる．肩こり，めまい，頭痛，動悸などの症状を訴えることが多い．血圧は悪性高血圧へと進展することがなければ，薬剤や減塩で比較的容易にコントロールできる．

　これに対して，悪性高血圧に伴う腎硬化症は腎臓内動脈がオニオンスキン病変と呼ばれる血管閉塞，中膜肥厚，増殖性動脈内膜炎などの特徴的病巣を形成するために，腎機能が急速に低下し，急性腎不全状態に陥ることがある．高度高血圧を呈し，収縮期血圧は180 mmHgを超え，最低血圧120以上になることも稀ではない．尿蛋白も高度で，血尿を伴う．意識障害，痙攣などの中枢神経症状や眼底出血を併発することが多い．赤血球の破壊や産生量の減少により，しばしば貧血が起こる．また，血管内で血栓が多発することもよくあり，これらが出血性病変，中枢神経症状の原因になる．

症例：CKD病期3〜4のこれまでの生活習慣に頑強に固執した高齢症例

> 【症例】患者は81歳の男性である．平成11年8月の初診の3年前に胃がん手術を受けている以外は特に病気を経験していなかった．胃がんの術後診察のなかで，血清クレアチニン値1.28 mg/dL，尿素窒素27.1 mg/dLと腎機能障害を指摘され，精査治療のために筆者の外来に紹介されてきた．

　血圧144/83 mmHg，身長163 cm，体重60 kgであった．腎エコー検査で，腎中心部の拡大があり，腎サイズは右9×5.5 cm，左10.2×5.6 cmと腎萎縮傾向が認められたが，蛋白尿0.1g/日と正常域にあり，腎機能はCcr 86.9 mL/分であり，良性腎硬化症によるCKD病期1〜2と診断した．心電図は右脚ブロックの存在を示唆していた．糖尿病，脂質異常症，貧血

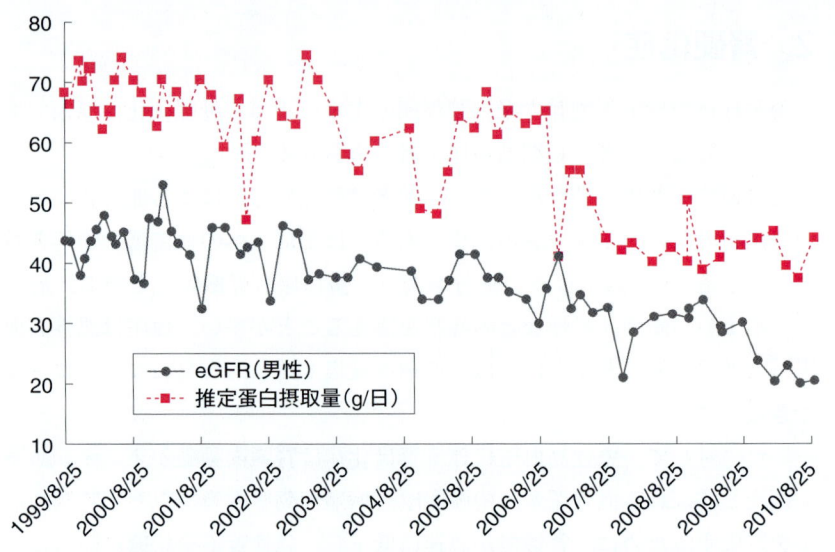

図 5-13 低蛋白食食事療法を指示するも全く守らず，経口吸着薬も服薬を怠りがちだった CKD 病期 3〜4 の腎硬化症症例

はみられなかった．

　蓄尿検査で，蛋白摂取量 86.4 g/日，食塩摂取量 15 g/日と推定され，生活習慣として蛋白質，食塩摂取の過剰傾向が推察された．早速，1 日当たりエネルギー 1,800，蛋白 50 g，脂肪 360 g，糖質 310 g，塩分 5〜7 g の食事指導を行なった．

　しかし，2 か月に 1 回の外来通院を提案するも，3〜4 か月に 1 回の外来通院と経口吸着薬などの服薬不良，高蛋白食摂取の継続など，自分のライフスタイルを改善しないなど，食事療法不履行，薬剤服用不良のまま今日に至っている．さすがに，図 5-13 に示すように 2006 年 8 月頃に GFR の低下傾向を自覚し，食事療法，経口吸着薬の服用にも注意するようになったが，本来理想とすべき蛋白制限は実行できておらず，経口吸着薬もほとんど服用しないというのが実情であった．このため，腎不全は不可逆的な進行性の転帰をとり，早晩，腎代替療法への導入が必要な方向へと向かっていたところ，最近になって肺水腫を主訴として緊急入院，緊急透析導入となっている．

■診療のキーポイント

①老齢者の大部分が本症を有していると考えられる．通常は進行は遅く，基本的な食事療法，薬剤使用を徹底していれば，本来は末期CKDに進展することはない．

②悪化要因である高血圧，動脈硬化，糖代謝異常，脂質異常症，血液凝固亢進，腎毒性物質の蓄積，過剰蛋白食，脱水などの回避に努めることにより，基本的には寛解可能と言える．

③ただし，呼吸器感染症，消化管感染症，悪性腫瘍，手術侵襲を受ける疾患に罹患することがあれば，CKDは病期5にまで急速に進むので，これらの疾患に注意する必要がある．

④CKDであることが動脈硬化，心臓血管病のリスクになるので，進展しないように注意する必要がある．

⑤腎硬化症によるCKDが進行が遅いということは，本質的なことのように思われるが，一度，悪化の方向が出ると，不可逆的であるので，注意が必要である．

⑥本症例の最後の部分のGFRの低下は著明であるが，これは本来，蛋白制限食（30〜35 g/日）というより，抗動脈硬化食（抗酸化食）の摂取が不十分で，経口吸着薬もほとんど服用しないという実際の診療でしばしば遭遇する事実に起因すると考えている．

症例：厳密な低蛋白食が10年間にわたって進行性腎機能障害を阻止したと推察されるCKD病期4の腎硬化症例

【症例】患者は74歳の男性である．平成10年に僧帽弁狭窄症，大動脈弁狭窄症のためにそれぞれ弁置換術を受けたところ，腎硬化症による慢性腎臓病が基礎疾患であったことも起因して，術後急性腎不全を合併，血液透析療法も実施されていた．

腎不全は回復し，透析療法は不要となるも慢性腎不全は続き，Ccr 34.6 mL/分のため，平成13年2月に保存的治療を求めて筆者外来に紹介，来院してきた．当時65歳であった．

筆者は蛋白30 g/日の低蛋白食事療法を指導したが，患者は今日に至る

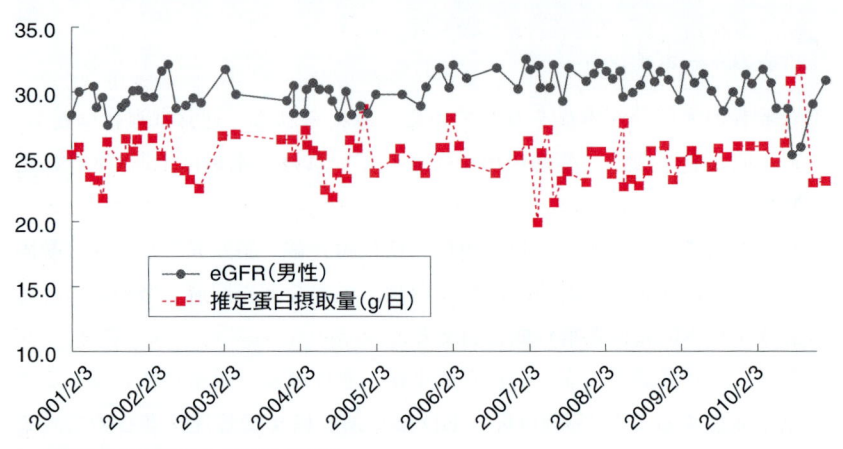

a 推定蛋白摂取量と eGFR の変化

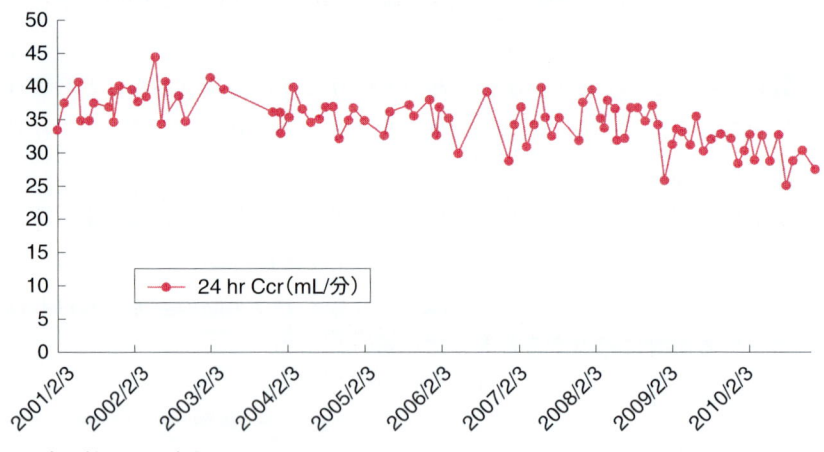

b 内因性 Ccr の変化

図 5-14 厳格な低蛋白食食事療法および経口吸着薬の服薬を遵守した結果, 10 年間という長期にわたって腎機能の悪化を防ぐことに成功した CKD4 の腎硬化症症例

10 年間, 動物性由来のみの蛋白 25 g/日食を励行してきている.

図 5-14a に示すように eGFR は 30 mL/分前後を維持している.

しかし, クレアチニンクリアランス (24 hr Ccr) については図 5-14b で明らかなように, 2010 年 2 月のインフルエンザ罹患をきっかけとして低

下傾向が認められるという懸念材料がみられている．

　なお，比較的厳密な低蛋白食が実行された場合は，**図5-14a**のように，eGFR がほとんど同じ値を示す点にも注目したい．これは 73 頁で述べたように，本来 GFR と Ccr は互いに乖離して推移するが本例では**図5-14**のように，ほぼ全期間を通じて eGFR は 25～33 mL/分と一定範囲にある一方で，24 hr Ccr は若干の低下傾向にある．これは実際は存在する腎機能の進行性障害の陰で長期の低蛋白食事療法が低栄養の原因となり，筋肉萎縮が招来されたため血清クレアチニン値が低下したことによると推察される．

　本症例は血清クレアチニン値，eGFR だけで腎機能を判断したり，臨床病態を捉えることの誤りを示唆している．現在はこのことの反省に立ち，イヌリンクリアランスにより GFR を実測するとともに 220 頁で述べるファイトケミカルの摂取を勧めるなどの食事指導を行っている．

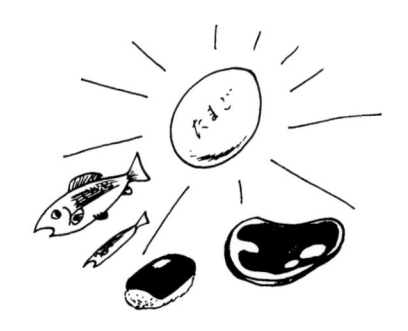

文献

- 厚生労働省難治性疾患克服研究事業　進行性腎障害に関する調査研究班：難治性ネフローゼ症候群分科会．ネフローゼ症候群診療指針．日腎会誌 53：78-122，2011
- 厚生労働科学研究費補助金難治性疾患克服研究事業　進行性腎障害に関する調査研究班報告：IgA 腎症分科会．IgA 腎症診療指針―第3版．日腎会誌 53：123-135，2011
- 佐中　孜：IgA 腎症の予後とステロイド療法―1998．飯田喜俊・他（編）：腎疾患診療のジレンマ―専門医が答えるストラテジー．pp24-27，金芳堂，1998

6 レニン-アンジオテンシン-アルドステロン系への治療的介入

1 体液のホメオスタシス維持に果たすレニン-アンジオテンシン-アルドステロンの役割

　腎は既に述べたように体液のホメオスタシスを維持するために存在する．そのために基本的に何が必要か？　腎血流量を減少させないように維持され，血圧が低下しないように調節されていることが必要である．そのための内分泌的工夫がレニン-アンジオテンシン-アルドステロンであるとも言える．

1．レニン-アンジオテンシン（RA）

　飲水不足，脱水，虚血性心疾患などによる循環血液量の減少や，交感神経刺激による腎動脈収縮（α作用）などによって腎血流低下が起きると，腎臓の傍糸球体装置からのレニン分泌，血液中へのレニン放出が増加する．交感神経刺激は$β_1$作用と呼ばれ，直接JG cell（juxtaglomerular cell：傍糸球体装置のレニン顆粒細胞）に作用し，レニン分泌を増す（**図1-10**，28頁参照）．

　レニンは，アンジオテンシノーゲンと呼ばれるアンジオテンシン前駆体をアンジオテンシンIにするための蛋白質分解酵素である．それ自体に血圧上昇作用はないが，アンジオテンシンIは肺や末梢血管に存在する変換酵素によって8個のアミノ酸よりなるアンジオテンシンIIに作り替えられると，強力な昇圧作用を持つようになる．アンジオテンシンIIの血圧上昇作用を介して，体血圧を上昇させることになるので，レニンは，昇圧物質とのイメージがあるが，そうではない．ただし，レニンを直接的に阻害する薬剤もあり，高血圧治療の現場では重要な薬剤として位置づけられている．

ここで，一定の血圧範囲内への維持ができれば，その作用はいったん終わるが，調整できずに分泌され続けると，アンジオテンシンIIの血管収縮作用は強力であり，高血圧症となる．しかも，アンジオテンシンIIは近位尿細管上皮細胞への直接作用として，Naの体内側への再吸収を強力に進めることによって体内水分量を増加させようとしていることでも知られている．アンジオテンシンIIのNa再吸収促進作用は強力で，アルドステロンの副腎皮質からの分泌を促し，アルドステロンの集合管でのNa再吸収促進作用をも動員する．アルドステロンは腎臓でのNa再吸収を促進させ，体液増加に働くことでも知られている（15, 16頁参照）．

2．アルドステロン

　過剰のアルドステロンが細胞障害性で，CKDの悪化因子になることは17頁で述べた通りである．また，アルドステロンの生成分泌はレニン-アンジオテンシン系の亢進，血清K値の上昇，血清Na値の低下，アンジオテンシンIIの産生増加，利尿薬服用，ACTHの分泌亢進で起きる．これらのいずれもがそれ自体，CKDの悪化因子として知られている．逆に，ACE阻害薬などのアンジオテンシン抑制薬はアルドステロンの生成分泌を抑えるし，これらは次に述べるCKDに対する多重標的療法の主力の一つになっている．また，交感神経類似作用（adrenergic effect）を発揮するカテコールアミンの一つのノルアドレナリンの前駆物質とも言えるドーパミンは，アルドステロンの分泌に抑制的作用を及ぼすことで知られている．このため，少量では血管拡張作用と心拍出増加，腎循環量増加作用に加え，利尿作用も発揮するので，急性腎不全やCKDの急性増悪時に使用して進行抑制が期待できると述べる研究者もいるが，長期的にはadrenergic effectによるCKD悪化の要因となるので，外来患者に対する使用は控えるべきと考える．

3．レニン-アンジオテンシン-アルドステロン系の異常

　レニン-アンジオテンシン-アルドステロン系（RAAS）は血圧上昇，体液量の確保など，循環動態の維持のために積極的に行動しているのがわかる．

6. レニン-アンジオテンシン-アルドステロン系への治療的介入

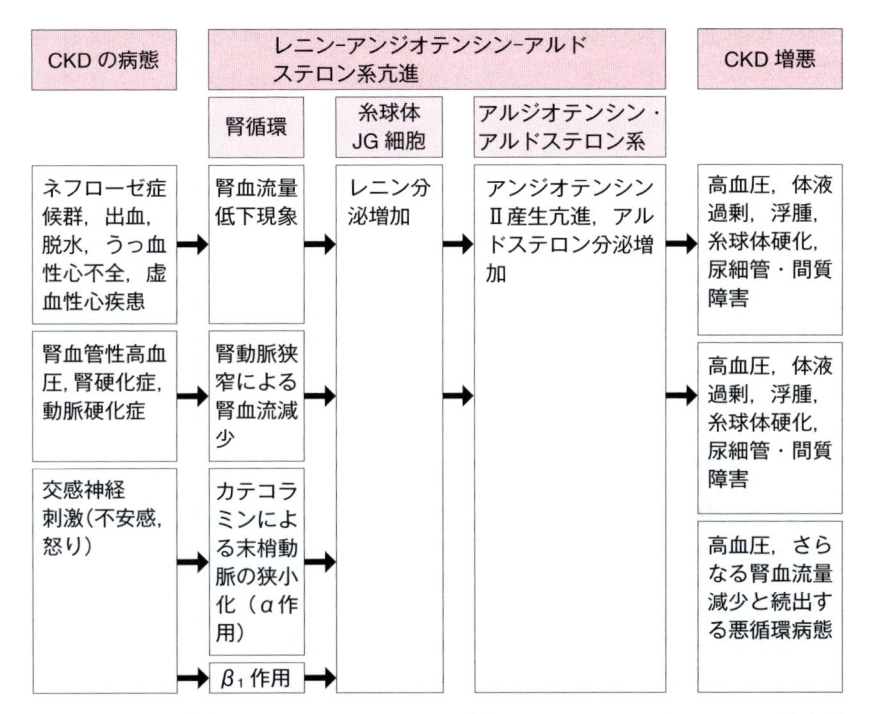

CKDの病態	レニン-アンジオテンシン-アルドステロン系亢進			CKD増悪
	腎循環	糸球体JG細胞	アンジオテンシン・アルドステロン系	
ネフローゼ症候群, 出血, 脱水, うっ血性心不全, 虚血性心疾患	腎血流量低下現象	レニン分泌増加	アンジオテンシンⅡ産生亢進, アルドステロン分泌増加	高血圧, 体液過剰, 浮腫, 糸球体硬化, 尿細管・間質障害
腎血管性高血圧, 腎硬化症, 動脈硬化症	腎動脈狭窄による腎血流減少			高血圧, 体液過剰, 浮腫, 糸球体硬化, 尿細管・間質障害
交感神経刺激(不安感, 怒り)	カテコラミンによる末梢動脈の狭小化（α作用）			高血圧, さらなる腎血流量減少と続出する悪循環病態
	β₁作用			

図6-1 CKD病態におけるレニン-アンジオテンシン-アルドステロン系亢進を介したCKD増悪の循環

そもそも，腎血流低下は高血圧の原因になるが，腎血流低下は交感神経刺激だけで起きるのではない．Na制限，尿細管管腔内のNa，Cl濃度異常（利尿剤服用，心房Na利尿ペプチド作用），立位なども腎血流減少の原因になることを承知し，治療のためと考えていたことが，実はRAASの異常を起こし，CKD進行の原因となることも稀ではないということを念頭に置き，患者治療にあたる必要がある．

同時に，CKD治療という観点からすると，RAASの動きは図6-1のように，CKD増悪要因となるので，その適切なコントロールがCKD治療のキーポイントになることもご理解いただけたと思う．

さらに香川医科大学の西山成らは，CKD患者では蛋白尿の程度とは関

係なく腎組織中アンジオテンシノーゲン発現量と尿中アンジオテンシノーゲン排泄が上昇しており，これらは腎組織中アンジオテンシンⅡ量と相関しているとの興味ある成績を報告している．そもそも，CKD 患者においては食塩負荷によって生じる血圧の上昇は，尿中アンジオテンシノーゲン排泄の増加との間に有意な相関性が認められている．それゆえ CKD 患者では腎内アンジオテンシンⅡ産生の亢進によって，食塩感受性高血圧が生じるという事実から推察しても，早期からのアンジオテンシン抑制薬の使用が必要であるとの考え方の妥当性が指摘されている．

2 レニン-アンジオテンシン(RA)抑制薬

　レニン-アンジオテンシン（RA）抑制薬は高血圧治療薬として広く市販されている．したがって，高血圧治療薬としての治療的意義は第 9 章で述べるので，ここでは CKD の進展悪化の中で本質的とも言える糸球体硬化，尿細管萎縮，間質線維化を阻止するための重要な働きについてまとめる．

　そもそも，アンジオテンシンⅡは，①細胞質内に Ca^{2+} を流入させることにより血管を収縮させ血圧を上昇させる．②副腎皮質球状層のアルドステロン合成を促進し，分泌させる．③視床下部に作用して口渇感と ADH（抗利尿ホルモン；antidiuretic hormone）放出を促す．④近位尿細管で Na^+ の再吸収を促進させる．⑤レニン分泌を抑制する．⑥活性酸素産生を亢進させるなどに働く．①から④までで血圧を上げ，⑤を介してアンジオテンシンⅡ分泌を抑制し，一連の流れを調節している．⑥は好中球のオプソニン能など，短期的には生体防御に関与する．

　アンジオテンシンⅡに対する受容体には，アンジオテンシン Type 1（ATⅠ）受容体とアンジオテンシン Type 2（ATⅡ）受容体の 2 種類のサブタイプがあり，ATⅠ受容体は血管平滑筋，肺，肝臓，腎臓，副腎，卵巣，脾臓，脳に分布していることが知られている．一方，ATⅡ受容体はまだ不明の部分が多いが，腎においては ATⅠ受容体と反対の作用を発揮すると推察されている．この点について，現在東京労災病院で内科部長を務める Naito は貴重な研究をしている．すなわち，腎臓を 2 つのうち一つを摘

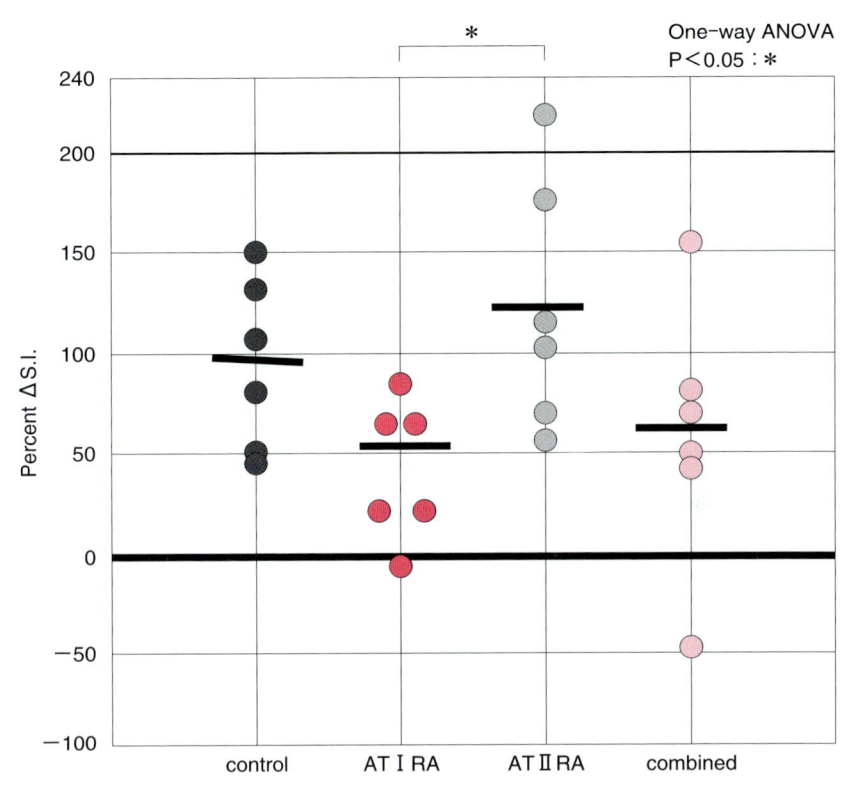

図6-2　各群における糸球体硬化指数SI(8～12週)の変化(Naitoらによる)

出し，残りも2/3切除し，1/3の腎臓だけにした雄の成熟ラット(5/6腎摘ラット)を作り，CKD(病期4～5)のモデルとした．モデルを作成してから8週間後に開放腎生検，腎機能検査を行い，CKD(病期4～5)のモデルになっていることを確認してから①治療的介入をしない5/6腎摘ラット(図6-2のcontrol)，②ATⅠ受容体拮抗薬投与5/6腎摘ラット(同ATⅠRA)，③ATⅡ受容体拮抗薬投与5/6腎摘ラット(同ATⅡRA)，④ATⅠ受容体およびATⅡ受容体拮抗薬の2剤投与5/6腎摘ラットの4群(同combined)に分け，さらに12週間経過を観察，この間，腎機能検査，腎障害指標などの検査とともに腎組織の顕微鏡検査を行なっている．この興味深い実験成績のなかのCKDの悪化で問題となる糸球体硬化の重

表 6-1　AT I 受容体と AT II 受容体の役割（Nishimura による）

AT I 受容体	AT II 受容体
血管収縮 尿細管での Na 再吸収促進 交感神経刺激 アルドステロン分泌 レニン系抑制 尿細管糸球体フィードバック促進 糸球体輸入細動脈輸出細動脈の収縮 単一ネフロン GFR の過剰濾過 糸球体細胞増殖，細胞肥大（増大，hypertrophy） 炎症反応の誘導（NF-κβ，TNF-α，MCP-1 発現） 血栓形成，線維化（TGF-β，PAI-1，collagen 発現）の誘導 NADPH を介した酸化ストレス反応の誘導	腎の発生 血管拡張 Na の再吸収抑制による利尿 ブラジキニン，NO，cGMP の産生増加 細胞増殖抑制 アポトーシス促進 炎症反応進展阻止

症度指標である糸球体硬化指数（SI）の成績をまとめたのが**図 6-2** である．

AT I を抑え AT II を働かせるのが ARB の極意である

　AT I 受容体拮抗薬を使用したときのみ有意に糸球体硬化指数（SI）を低下させることに成功していた．一方，AT II 受容体拮抗薬は有意差はないが，糸球体硬化指数を上昇させてしまっていた．現在市販のアンジオテンシン受容体拮抗薬はすべて AT I 受容体拮抗薬であるので，これらの薬剤の使用で腎病変の線維化を抑制するという比較的本質に治療ができるということを意味していると同時に，AT II 受容体を働かせることで相乗的な効果が期待できると推察することができる．

　AT I 受容体と AT II 受容体の役割の違いは**表 6-1** にまとめられているので，この後の治療戦略のなかで参考にしていただきたい．この表のなかで，AT II 受容体の役割として可能性が推察されている細胞増殖抑制，アポトーシス促進，炎症反応進展阻止についてはいまだ確証が示されていないが，ヴァンダービルド大学の市川家國博士の研究室に留学した西村らは

これらを示唆する動物実験成績を報告している．

以上のように，レニン-アンジオテンシン(RA)抑制薬，特にATⅠ受容体に対するアンジオテンシンⅡ受容体拮抗薬(angiotensin receptor blockade；ARB)は，CKDの本質的な進展抑制薬になる可能性があるわけで，降圧だけが目的だけではないとすると，正常血圧のCKD患者にも使用する必要があるということになる．実際，筆者は血圧コントロール目標を収縮期血圧110〜125 mmHgにおいており，これを下回る患者には最小使用量をさらに減量したり，隔日使用したりして効果をあげている．

ATⅠ受容体拮抗薬の投与により，腎臓におけるアンジオテンシンⅡ濃度の上昇プロセスは，完全に阻害されると，アンジオテンシンⅡがATⅡ受容体の活性化を介した腎臓局所の一酸化窒素の産生を引き起こす可能性も指摘されており，腎保護に重要な役割を果たすものと推察されている．

強調すべきことは，ATⅠ受容体拮抗薬の投与により，これら腎臓におけるアンジオテンシンⅡ濃度の上昇プロセスは，完全に阻害されるという点である．すなわち，ATⅠ受容体拮抗薬はアンジオテンシンⅡの様々な作用を阻害するのみならず，腎臓においてはアンジオテンシンⅡの濃度自体も減少させるのである．一方で，ATⅠ受容体拮抗薬を投与した際に，アンジオテンシンⅡがATⅡ受容体の活性化を介した腎臓局所の一酸化窒素の産生を引き起こし，これが腎保護に重要な役割を果たす可能性もある．このように，ATⅠ受容体拮抗薬は数多くのユニークな薬理作用を有しており，各種腎症における腎保護薬として最近注目を集めているのである．

文献

- Naito T, et al：Angiotensin type 2 receptor actions contribute to angiotensin type 1 receptor blocker effects on kidney fibrosis. Am J Physiol Renal Physiol 298：F683-F691, 2010
- Nishimura H, Ichikawa I：What have we learned from gene targeting studies for the renin angiotensin system of the kidney? Intern Med 38：315-323, 1999
- Nishimura H, et al：Role of the angiotensin type 2 receptor gene in congenital anomalies of the kidney and urinary tract, CAKUT, of mice and men.

Mol Cell 3 : 1-10, 1999
- Ma J, et al : Accelerated fibrosis and collagen deposition develop in the renal interstitium of angiotensin type 2 receptor null mutant mice during ureteral obstruction. Kidney Int 53 : 937-944, 1998
- 西山　成：脳心腎連関における腎内 RAS の役割．第 13 回 Vitamembrane 研究会(特別講演)経団連会館(ダイヤモンドルーム), 2012/7/7
- Sofue T, et al : Early treatment with olmesartan prevents juxtamedullary glomerular podocyte injury and the onset of microalbuminuria in type 2 diabetic rats. Am J Hypertens 25 : 604-611, 2012
- Rafiq K, et al : Renal sympathetic denevation suppresses de novo podocyte injury and albumimuria in rats with aortic regurgitation. Circulation 125 : 1402-1413, 2012
- Deji N, et al : Role of angiotensin II-mediated AMPK inactivation on obesity-related salt-sensitivehypertension. Biochem Biophys Res Commun 418 : 559-564, 2012

7 食生活への治療的介入

1 食生活への介入根拠と介入戦略

1. なぜ，CKDには食生活への治療的介入が必要か

　前節で述べたようにCKDには原因があり，原疾患治療が最も重要である．同時にCKDには食事療法が欠かせない．

　なぜなら，CKD病期3，4のような慢性腎不全という病態に向かって悪化，進展が開始された時点では，原疾患とは無関係な共通の機序によって進む．すなわち，器質的障害により働くことのできる糸球体や尿細管の数の減少が起こると，尿を作るための糸球体濾過機能の低下を防ぐべく糸球体1個あたりの血液流量や濾過流量，糸球体毛細血管内圧が増加する．これらが糸球体細胞への張力を増加させ，直接的あるいは間接的に糸球体硬化を進行させ，糸球体やそれに続く尿細管の数のさらなる減少が起こる．かくして，末期CKD（慢性腎不全）の食生活への介入根拠となる悪循環経路が成立するのである．

> 末期慢性腎不全への悪循環経路への対抗処置は食事療法である

●CKDに対する食事療法の効果発現機序

①糖尿病，高血圧，脂質異常症，高尿酸血症などの生活習慣が関与している場合はこれを是正することは原疾患の治療につながる可能性がある．

②蛋白質の過剰摂取は糸球体濾過を過剰に促し，蛋白尿の悪化を招くので，その是正は蛋白尿を減少させる可能性があり，そのことが糸球体や尿細管の障害の軽減につながる可能性がある．

③食塩の過剰摂取は高血圧の原因になる．高血圧は動脈硬化，さらには糸

球体輸出入細動脈硬化の原因になる．高血圧は糸球体血圧の上昇を介して蛋白尿の増悪を招く．蛋白尿は糸球体や尿細管を傷害し，CKD を悪化進展させることが知られている．したがって，食塩の過剰摂取の是正は血圧の正常化をもたらすので，CKD の進展抑制につながる．

④尿細管では，尿細管上皮細胞を主たる排泄経路とするインドキシル硫酸など蛋白結合率の高い尿毒症物質の過剰負荷が起きている．このような負荷を取り除くことは，CKD の進展抑制につながる．

⑤インドキシル硫酸の出発は蛋白質の構成成分の一つであるトリプトファンである．蛋白制限はトリプトファンの摂取量を減らすことによりインドキシル硫酸の体内濃度を低下させることになる．その結果，CKD の進展抑制がもたらされる．

このことは経口吸着薬によってもたらされた知見が傍証になっている（第 8 章参照）．

⑥アンモニアが体内に蓄積すると，非免疫学的に補体を活性化させることが知られている．活性化補体は尿細管上皮細胞を障害するので，アンモニアの供給源である蛋白質制限は CKD（病期 3〜5）への進行抑制をもたすことが期待される．

⑦食事療法によるリンの過剰摂取制限が腎不全の進行抑制に寄与することが以前から知られている．この機序が何によるものか明らかではないが，高リン血症に伴う二次性副甲状腺機能亢症による腎細動脈の異所性石灰化あるいは副甲状腺ホルモンそのものの作用に起因すると考えられてきた．筆者はリンの過剰や体内蓄積はリン利尿因子の過剰発現の原因になる可能性があると考えており，そのようなリン利尿因子にはFGF23（線維芽細胞増殖因子 23）が知られているので，これによって糸球体メサンギウムの線維化，尿細管間質の線維化が促進され，腎硬化の原因になるのではないかと想像している．

⑧CKD における貧血は病期 3 から認められ，これを放置することは尿細管細胞の阻血性障害の原因になる．鉄欠乏性貧血，ビタミン B_{12}，葉酸欠乏による貧血は食事療法により発症を阻止する必要がある．

⑨高尿酸血症は細動脈硬化症，痛風腎の原因となる．プリン体摂取制限な

ど食事療法が必要である．
⑩高LDL血症は細動脈硬化症の原因となるだけでなく，糸球体濾過値の低下，蛋白尿の原因になると言われており，過度の脂肪摂取を避けるなど，食事療法は不可欠となる．
⑪酸化ストレスの亢進は，過酸化脂質の生成．動脈硬化症の進展，老化病態の悪化の原因となり，CKDの悪化要因になるので，酸化ストレスの体内蓄積を抑える抗酸化食品の摂取は欠かせない．

> 不適切な低蛋白食は，CKD病期5や病期5dの予後を悪化させる

　かつてはCKD（病期3〜5）患者が高蛋白食を続けると，表7-1のようなことが起きることも明らかになっているため，CKD（病期3〜5）の食事療法といえば低蛋白食，減塩，高エネルギーであった．原則的にはこの考えは今も変わらない．しかし以前から指摘されているように，低蛋白血症，貧血，カルニチン欠乏などの合併症を惹起しやすいという純医学的な問題だけでなく，コンプライアンスが悪く継続が困難であるという問題は，食事療法だけでは解決できず，その後の余命にも悪影響を及ぼす．

　これらの欠点を埋めるものとして，経口吸着薬やアンジオテンシン転換酵素阻害薬や受容体拮抗薬の存在が注目されている．食事療法の実行に際しては，まさに「木を見て森を見ず」ではなく，患者が現在，CKD病期のどこに属するのか，どのような合併症を有しているのか，栄養状態はどうかなど，総合的に判断することが求められる．

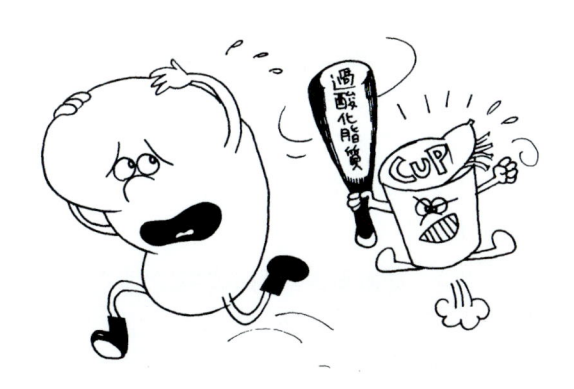

表 7-1　高蛋白食がもたらすもの

- 糸球体の過剰濾過を起こす．
- インドキシル硫酸，アンモニアなどの尿毒症毒素の産生亢進の原因になる．
- 過剰となった蛋白代謝産物の尿細管上皮細胞負荷が増大する．その結果，酸素消費の亢進が起こり，活性酸素産生も増加，尿細管上皮細胞障害を起こす．
- 活性酸素の産生亢進は，酸化ストレスの増大につながり，ペントシジンなどの advance glycation endproducts の体内蓄積の増加を招く．
- 蛋白の摂取を過剰にするとそれだけでも，尿蛋白が増加する．
- 尿蛋白が増加してくると，尿細管の再吸収処理機構に過度に負担をかけ，尿細管上皮細胞障害を惹起する．
- 高リン血症になる．蛋白過剰にすると蛋白質は当然リンを一緒に，食事の中にリンがついてくるので，高リン血症になる．
- カルシウム排泄量が増加する．カルシウムが増えると，腎臓の一部への沈着となって現れる．
- 蛋白摂取過剰はアシドーシスの原因になる．
- その他，高カリウム血症になりやすい．

不適切な低蛋白食はトリプトファンの欠乏を招き，ひいてはメラトニンの欠乏の原因になる

　CKD の進展を悪化させる尿毒症物質として，すぐに頭に浮かべる物質がインドキシル硫酸であり，そのもとはトリプトファンであることは本書において度々述べてきた．当然，蛋白制限食の意義もこのインドキシル硫酸を下げることにあり，その目的のためにトリプトファンの摂取を制限する必要がある．食事療法では特異的にトリプトファンだけを制限することはできないため，低蛋白食にせざるを得ないことになる．これに対して，経口吸着薬はインドキシル硫酸だけを特異的に低下させることができる．このこともこれまでにしばしば述べてきたとおりであるが，あえて述べているのは，このような低蛋白食は不適切に行われると，頁 82 にも述べたアルギニン，グルタミン，シトルリン，オルニチンなどだけでなく，トリプトファンの欠乏をも招く．

トリプトファンの欠乏は睡眠障害の原因になるだけでなく，免疫能力の減退を招く

　メラトニンという睡眠物質がある．松果体から分泌されるホルモンで，

セロトニンから作られる．その血中濃度は昼に低く夜に高い．これにより眠りの概日リズム（サーカディアンリズム）が形作られる．セロトニンは，トリプトファンを材料として脳内でビタミンB_6，ナイアシン，マグネシウムの存在下に生合成されるため，低蛋白食がインドキシル硫酸の生成抑制の手前にあるトリプトファンの制限につながると，メラトニン分泌低下が招来される可能性が出てくる．メラトニンは睡眠調整だけでなく，がん細胞を攻撃するNK細胞や，ウイルスに対する食細胞機能などを高める作用があることも知られており，トリプトファンの血中濃度低下はCKD患者の臨床病態に悪影響を及ぼすようになる．トリプトファンの血中濃度を低下させることなく，インドキシル硫酸を低下させることができる食事療法が必要になることは言うまでもない．これを叶える食事療法は経口吸着薬を併用したアミノ酸補充低蛋白食ということになる．

2. 腎疾患者の食事療法に関するガイドライン

　日本腎臓学会は，腎疾患者の食事療法に関するガイドラインを1997年に発表した．その後，リンの摂取量など，実際面での矛盾も指摘され，さらには慢性腎不全の概念も変わり，最近ではCKDの病期分類が新しく提案された．これらの知見をもとに，2007年には食事療法ガイドラインが提案され（**表4-7**，145頁），エネルギー，蛋白，食塩，カリウム，リン，水について，基準とすべき摂取量が記載されている．

　このガイドラインには鉄，亜鉛，セレン，ビタミン類に関する記述はない．しかし不要だから記載されてない，と考えてはいけない．CKD患者の貧血が単にエリスロポエチン産生低下だけが原因ではなく，これらの栄養素の摂取不足あるいは腸管での吸収不全も成因の一つになっているという事実にも目を向けておく必要があることは言うまでもない．

　CKDの原因となる腎臓病が糖尿病性腎症の場合は，食事療法の目的には血糖コントロールが加わる．これについても日本糖尿病学会，日本腎臓学会の合同委員会から提案されているもの（**表5-4**，176頁）を参照するとよい．しかしながら，**表5-4**は1991年当時のままであり，リンについて

も記載がない．そこで，CKD 病期別の実際的な面は，あえて私見を交えて，第 4 章（**表 4-5〜4-7 参照**）および本章に述べることにし，ここでは全体的な概念を紹介する．

なお，日本人の食事摂取基準は，おおむね 5 年ごとに改訂される．最近では「日本人の食事摂取基準 2005 年版」が食事バランスガイド（140 頁）とともに発表されており，これを基本とした食事療法基準の見直しも必要になっている．

2 栄養素それぞれの戦略的利活用法

1．エネルギー

エネルギー摂取量は，すべての CKD 病期において「日本人の食事摂取基準 2005 年版」に準拠する必要がある（**表 7-2**）．特に CKD 病期 1〜2 の患者においては，エネルギー摂取過剰にならないように指導して，肥満防止・解消に留意する必要がある．また CKD での基礎代謝量は健常者とは差異があるとの報告もあるので，摂取エネルギーの処方にあたっては，消費 ATP 量を勘案して患者の体重変化を観察しながら適正量となっているかを経時的に評価しつつ調整を加える．

ただし，これはあくまで現在の体重を維持する量として策定されているので，肥満解消を目指す場合にはこれより少なくする必要がある．肥満やメタボリックシンドロームでは蛋白尿や腎障害を惹起することが示されていることに留意すべきである．

また，糖尿病性腎症患者では糖尿病食を基本とし，できるだけ厳格に血糖コントロールに努めることが求められる．このため，**表 4-7** のようなガイドラインが作られている．

> 摂取したエネルギーが実際に ATP に変換される素地が不可欠

人体にとって毒性の強いアンモニアを代謝するための尿素サイクルとエネルギーを蓄積するための TCA サイクルという代謝回路があるが，前者

表7-2　年齢性別生活強度別にみた推定エネルギー必要量（標準体重当たり）

	男性		女性	
	身体活動レベル		身体活動レベル	
	Ⅰ	Ⅱ	Ⅰ	Ⅱ
70歳以上	28	32	27	31
50〜69歳	32	37	31	36
30〜49歳	33	39	32	38
18〜29歳	36	42	35	41

注1）推定エネルギー必要量＝標準体重×表中に示す標準体重当たりエネルギー
　　　標準体重は身長$(m)^2 \times 22$として算出
注2）身体活動レベル
　　Ⅰ（低い）：生活の大部分が座位で静的な活動が中心の場合
　　　基礎代謝量×1.5
　　Ⅱ（普通）：座位中心の仕事だが職場内での移動や立位での作業・接客などあるいは通勤・買物・家事軽いスポーツなどのいずれかを含む場合
　　　基礎代謝量×1.75
　　参考）平均年齢39±10歳の健常者139人の身体活動レベルは基礎代謝量×1.75±0.22であったとされている．大部分のCKD患者や高齢者での身体活動レベルはⅠ（基礎代謝量×1.5）と考えてよいであろう．
注3）肥満解消をめざす場合にはこれより少なく，るいそう・低栄養の改善をめざす場合にはこれより多くする必要がある．摂取エネルギーの処方にあたっては患者の体重変化を観察しながら適正量となっているかを経時的に評価しつつ調整を加える．
注4）脂質摂取のエネルギー比率は20〜25％とする．
注5）糖尿病性腎症に関しては，血糖コントロールを優先し，減少させる必要がある．

では，1分子のアンモニアを作るのに，4分子のATPを消費しないと尿素1分子ができない．アンモニアを処理するためにわれわれは非常に大量のエネルギーを必要としている．さらに重要なことは，後者においては，アミノ酸の中にある炭素骨格がTCAサイクルに入り，そこでATPを作ることが知られているように，アミノ酸それ自体がATP供給源になる．このようなエネルギー供給装置が低蛋白食にすることによって失われてしまうなら，それは生体にとって非常に不都合なことで，この失なった分は他から補給しなければならない．

脂肪酸の代謝に不可欠なカルニチンは，アミノ酸の一種で，通常はリジン，メチオニンを材料とした生合成と食品摂取によって体内に取り込まれ，筋肉などのカルニチンプールに貯留される．これが不足すると，ATP 合成が停滞し，蛋白合成も滞り，ひいては尿素窒素の上昇を招く．むろん，ATP 産生に必要な十分なエネルギー量が保証されない場合も低栄養状態を招くことは言うまでもない．いずれにせよ，せっかく摂取したエネルギー（炭水化物，脂肪など）が ATP に変換されやすい基盤がないと，これも低栄養の原因になる．すなわち，実施した低蛋白食はマイナスの効果のみを残すということになる．

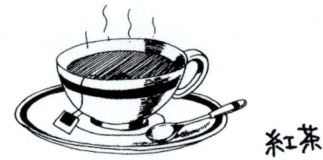

紅茶に粉飴

　しかしながら，高脂肪食，高炭水化物食は脂質異常症，高中性脂肪血症，高尿酸血症，高血糖の原因になりかねない．glycemic index を考慮した食生活，食事内容の工夫は基本的な治療戦略であることに変わりはないが，一方で，適切なエネルギー摂取は必要であり，筆者は後に詳述するが，中鎖脂肪酸の使用を勧めている．

●摂取エネルギーの決め方

　表 7-2 も参考にするが，蛋白摂取量が決められている場合は下記のように考えている．すなわち，蛋白質に含まれる窒素量の平均が 16％ であるので，窒素 1 g は 100/16 ＝ 6.25 g の蛋白質に相当するが，非窒素熱量と蛋白由来の窒素との g 数の比である非蛋白カロリー窒素比（NPC/N 比，C/N 比，Kcal/N 比）の適正値は輸液の場合で健常人で 225 と言われている．蛋白異化が亢進していると推察される場合は NPC/N 比を 300 程度に引き上げる．

　　例　体重 60 g の安定した CKD 患者で，摂取蛋白質量が 0.9 g/kg とされた場合：60×0.9÷6.25×225 ＝ 1,944 Kcal となる．

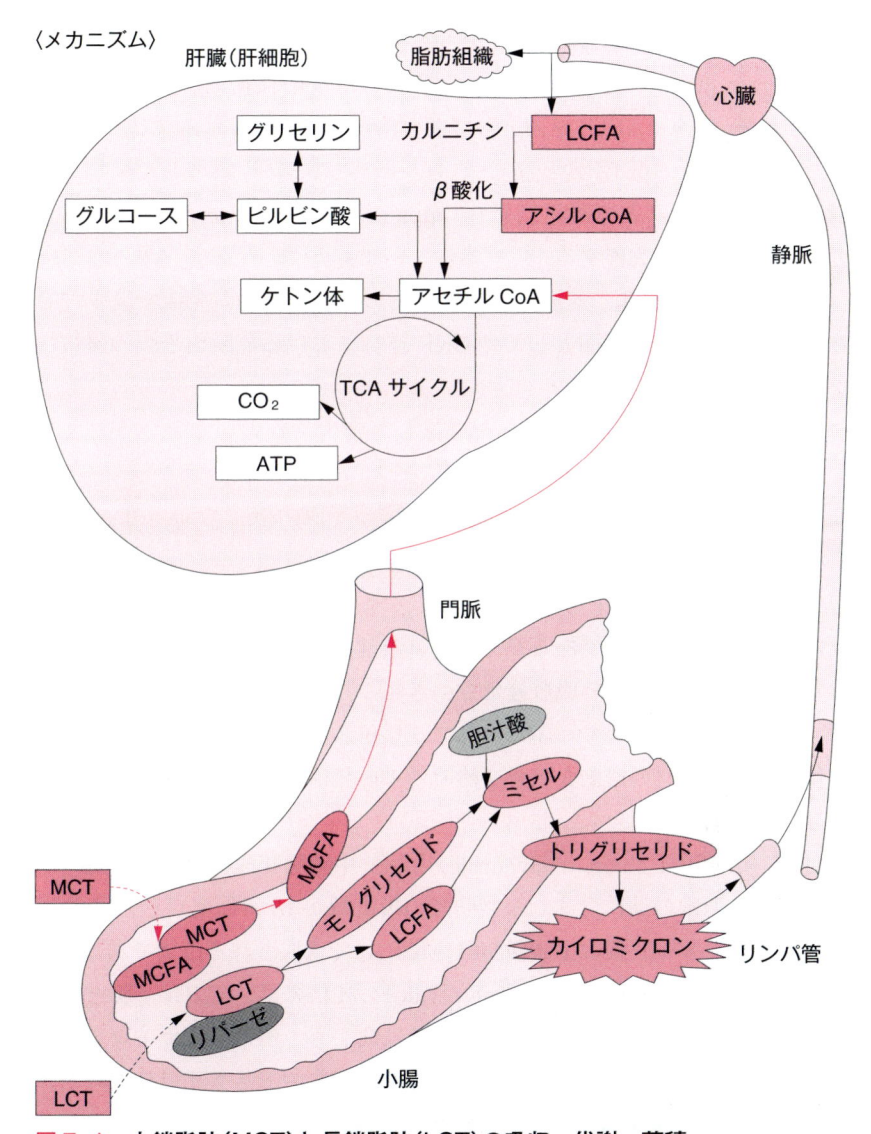

図 7-1　中鎖脂肪 (MCT) と長鎖脂肪 (LCT) の吸収・代謝・蓄積
吸収・代謝：LCT はカイロミクロンを形成して主にリンパ管経由で吸収され，ゆっくり代謝されるが，MCT は主に門脈を経由して吸収され，速やかに代謝される．

● glycemic index を考慮した食生活がなぜ大切か

　glycemic index（GI）とは，食物を摂取した後の血糖曲線下面積（area under the curve；AUC）を同量のブドウ糖摂取時に得られる AUC と比較した割合であり，低 GI 食と高 GI 食を長期間（16 週間）摂取した場合，低 GI 食を摂取することで耐糖能異常（impaired glucose tolerance；IGT）患者の β 細胞機能が改善する．

　GI 値の低い食事は，食後高血糖を是正し，心筋梗塞の発症を減少させるだけでなく，心腎連関としての CKD 進行における危険因子への対策になる．

　したがって，glycemic index を考慮した食生活が大切だということになる．

> 食後の血糖上昇は炭水化物の量のみでなく，その質によっても左右される

　食物繊維は GI を低下させる食品としてよく知られている．例えば，大麦は水溶性の食物繊維である β グルカンの割合が比較的高いため，胃内滞留時間の延長や小腸での吸収遅延を引き起こし，血糖の上昇反応を穏やかにする．また，大麦のでんぷん質はアミロース含量が多いため，食後の血糖値やインスリンの過剰な上昇を防ぐ効果を発揮する．

● なぜ中鎖脂肪酸トリグリセリド（MCT）を勧めるか

　MCT（medium chain triglyceride）とは，中鎖脂肪酸は飽和脂肪酸の一種であり，通常の油に含まれる脂肪酸の炭素数が 18 個程度（LCT）なのに対し，炭素数 8～10 個の中鎖脂肪酸（MCFA）で構成される油脂である．

　MCT は，LCT（long chain triglyceride）の 4 倍の早さで上部小腸と結腸から吸収され，主に門脈系を介して肝臓に向かう．その際にカイロミクロン（116 頁参照）という巨大分子を形成しない．血中トリグリセリドの上昇もほとんどない（117 頁参照）（図 7-1）．

　代謝は，LCT が脂肪組織などに蓄積されやすく，カルニチン[*1] を必要とするのに対して，MCT はカルニチンを必要とせず，LCT の 10 倍早く酸化され，蓄積脂肪になりにくい．エネルギー産生に利用可能なケトン体を作ることでも知られている（図 7-2）．

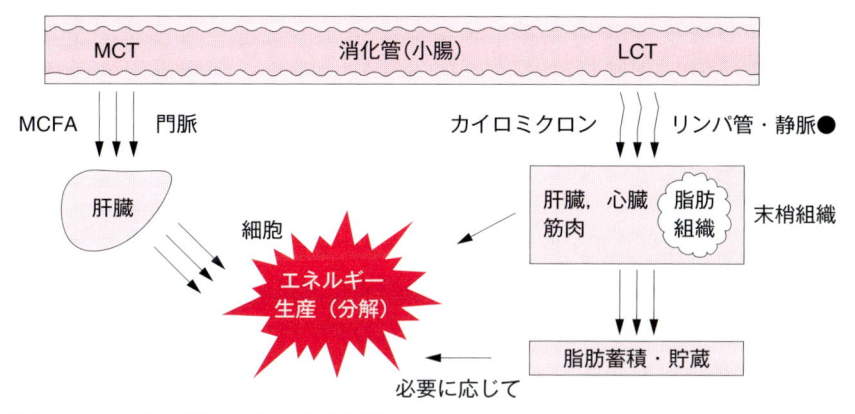

図7-2　エネルギー変換と脂肪蓄積
MCTは消化管での吸収時に，膵リパーゼや胆汁をほとんど必要とせず吸収も速やかで，効率よく分解されエネルギーとなり，また脂肪組織に蓄積しにくい．

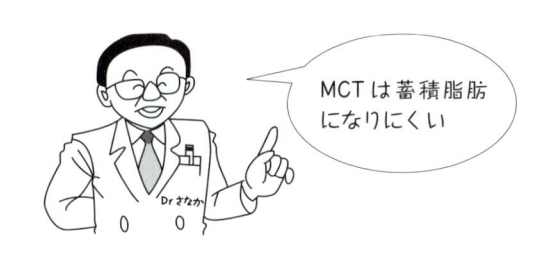

MCTは蓄積脂肪になりにくい

[*1] ヒトの細胞では，エネルギー源として，主に長鎖遊離脂肪酸を利用している．この長鎖遊離脂肪酸は，単独ではミトコンドリア内膜を通過することはできない．ミトコンドリア外膜で，アシル化され，アシルCoAとなり，続いてアシルCoAがミトコンドリア内膜に存在するカルニチンアシルトランスフェラーゼⅠの作用によりカルニチンと反応して，アシルカルニチン（長鎖脂肪酸カルニチン）となって初めて，ミトコンドリア内膜を通過できる．

　アシルカルニチンは，カルニチン・アシルカルニチン転移酵素によってミトコンドリアのマトリックスに輸送される．運び込まれたアシルカルニチンは，カルニチントランスフェラーゼⅡの作用により再びアシルCoAになり，β酸化を受けてアセチルCoA（短鎖脂肪酸）となった後，TCAサイクルに入り，電子伝達系を介してATPが作られる．

　このようなカルニチンは，元来，肝臓・腎・脳でリジンとメチオニンの二つのアミノ酸から合成され，諸臓器に広く分布する．蛋白制限食は，不適切に実施されると，絶対的，相対的な低カルニチン血症を引き起こす恐れがある．

なお，自然界で中鎖脂肪酸を含む油脂は少なく，ヤシ油，パーム核油，乳脂などに限られている．

2. 蛋白質

健常人の場合の必要摂取量は，0.645 g/kg/日と言われている．これは，生物価の高い蛋白質のみを摂取し，蛋白異化亢進がない，肉体的・精神的なストレスにない状態で，摂取したものがすべて吸収されると仮定した場合に算定され数値であり，WHO（世界保健機関）では 0.8 g/kg/日（20 歳以上）で，欧米諸国はこの基準を指針としている．しかし，実際，われわれは蛋白異化に結びつく様々なストレスを受けるし，必ずしも生物価の高い蛋白質ばかり食べるわけではない．また，抗酸化食品の摂取は不可欠なので，そのことを考慮すると，植物性蛋白を含む食品の摂取は避けられない．しかも，体内のアミノ酸プールや蛋白の消化吸収率，蛋白利用率には個人差がある．これらすべてを考慮に入れるうえで，「日本人の食事摂取基準 2005 年版」による一般成人に対する蛋白質摂取推奨量は 0.93 g/kg/日，高齢者では 1.03 g/kg/日を参考にすればよいと考える．

低蛋白食事療法は CKD 寛解のキーポイント

CKD では，0.6～0.8 g/kg/日の低蛋白食事療法により糸球体濾過量低下の進行抑制を認めたことが報告されている．米国糖尿病学会では，糖尿病および CKD 病期 1～2 の糖尿病性腎症での蛋白質摂取量を 0.8～1.0 g/kg/日と提唱している．さらに，CKD 病期 5 では 0.5 g/kg/日以下の厳しい低蛋白食にて有効となるとの報告もある．しかし，この時期での厳しい低蛋白食は高度の栄養食物学の知識を必要とし，その後に続くことが予想される腎代替療法期の低栄養を招来する可能性もあるため，不用意に実行してはいけない．

また，CKD では，高度の蛋白尿の持続する場合と，尿蛋白量 0.3～0.5 g/日と少ない場合や介入治療によりこの程度まで尿蛋白量を減少し得た場合とでは，予後が異なることが知られており，CKD 病期 1～3 では，**表 4-5～**

4-7（141〜145頁）にまとめたように尿蛋白量別に食事療法基準は異なっている．

なお，透析患者では血液透析，腹膜透析ともに蛋白摂取量を増やしている．血液透析，腹膜透析それぞれ 1.2 g/kg/日，1.3 g/kg/日を目標とすべきである．これは透析療法によって，アミノ酸が除去されてしまうため，これを補う必要があるからである．血液透析患者では蛋白異化（蛋白破壊）が亢進しており，1.2〜1.4 g/kg/日にしないと低栄養（低蛋白血症）を惹起することが明らかになっている．栄養状態の改善維持が必要な患者にはこのような知見を参考にすべきである．腹膜透析患者では蛋白漏出も加わっており，適切な補充が必要になる．

がん予防の観点から最適な蛋白摂取量は摂取エネルギーの 10％

がん予防の観点に立つと，マクガバン報告などで指摘されているように蛋白摂取量は摂取エネルギーの 10％にすることが最もがん抑制効果があると言われ，その食材としては大豆蛋白や大麦由来のグルテンなどが適していることになる．これまでの末期慢性腎不全の食事療法で勧められてきた肉，乳製品のうち，赤身肉，加工肉，カゼインは発がん抑制作用が弱いと言われ，積極的な摂取は適切ではないことになる．実際，221 頁の症例で詳しく述べるが，CKD の経過の末期になって，胃がん，膀胱がんを併発した．参考にすべき事実と考えている．

症例：低蛋白食事療法を遵守することにより 10 年以上にわたって腎機能障害の進行を制御することができた CKD 病期 3 の IgA 腎症例

【症例】腎生検が図 7-3a, b のように糸球体メサンギウム領域の拡大，IgA 沈着が比較的著明に認められる典型的な IgA 腎症を呈した 60 歳の CKD 女性である．腎生検は 30 年前に実施された．図 7-3c では尿細管，間質病変が乏しく，臨床検査でも蛋白尿は 0.2 g 以下/日で血尿優位，24 hr Ccr は 90〜100 mL/分であったため，比較的良好な予後が予想された．

本患者は，今から 10 年前に筆者の外来を再び訪ねてきたときは 24 hr Ccr は 40〜50 mL/分，蛋白尿は 1〜1.2 g/日に増加し，CKD 病期 3 に入って

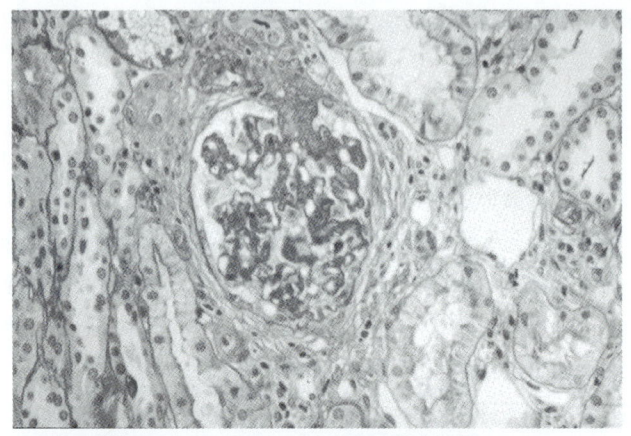

a　PAS染色にてメサンギウムの著明な増殖を認める

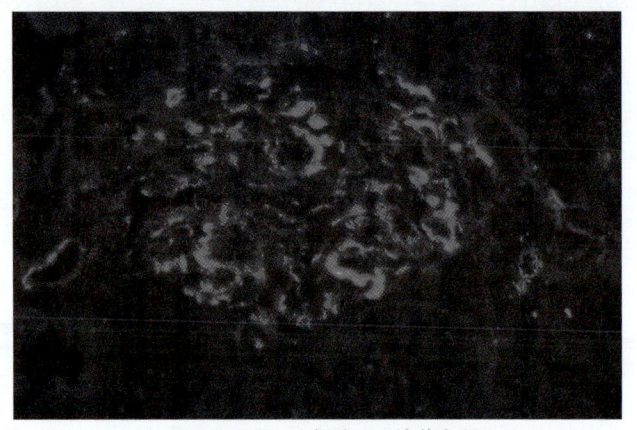

b　IFにてIgAのメサンギウム領域での沈着を認める

図7-3　低蛋白食事療法のみの遵守で10年以上腎機能障害の進行を制御できたCKD病期3のIgA腎症例の1980年の腎生検組織像と経過

いた．血圧も130/72 mmHgと，やや上昇していた．

　早速，エネルギー1,800〜2,000 kcal/日，蛋白40 g/日，塩分5 g/日の食事療法を開始した．図7-3dはこのときからの経過を示す．

　本患者への治療的介入は食事療法のみである．第8章で述べる経口吸着薬もARBなどの降圧薬も一切服用していない．それでも腎機能の改善と

7. 食生活への治療的介入　205

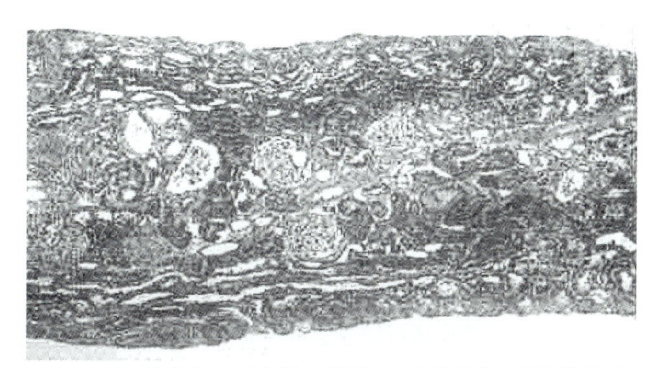

c マッソン染色にてごく狭い範囲に糸球体硬化，尿細管萎縮，間質線維化を認める

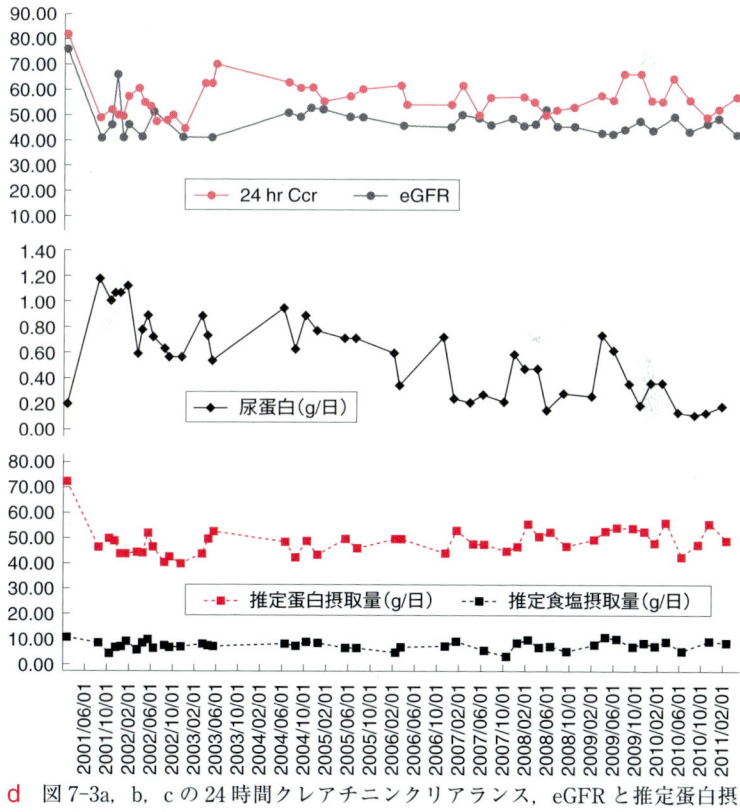

d 図7-3a，b，cの24時間クレアチニンクリアランス，eGFRと推定蛋白摂取量，推定摂取食塩量の変化

図7-3（つづき）

悪化阻止，蛋白尿の軽減傾向などの臨床効果を維持することができており，既に10年を経過している本例は寛解と言えよう．

■ 診療のキーポイント

① IgA 腎症は，20〜30年前は日本人に比較的多いが，予後の良好な糸球体腎炎と考えられていた．ところが，それから20年を経過した現在はこの長い年月の中で約40％が末期腎不全（CKD病期5）に至ることが明らかになっている．日本透析医学会の統計でも，CKDの原因となる腎臓病の22％は慢性糸球体腎炎である．このうち IgA 腎症が占める割合は30％以上と言われている．本患者はまさにそのような経過をとって，腎生検による確定診断から20年目に筆者の外来を受診した．

② 低蛋白食事療法における蛋白摂取量は決して30 g/日ではない．しかし，ほぼ40 g前後/日に一定しており，摂取過剰の日は全くないというのがこの10年間の特徴である．

③ 尿蛋白量は1年で0.5 g/日に急激に減少し，その後は漸減し，最近は0.2 g/日と，CKDの診断基準以下にまで減っている．このような臨床的な事実を根拠として，筆者はこのように，尿蛋白排出量も0.2 g/日以下を維持している臨床経過に対して寛解と考えているのであって，単に腎機能が50〜60 mL/分の間に10年間にわたって維持されているという事実だけではないことも申し添えたい．

④ 摂取食塩はほぼ毎日7 g前後/日になっていた．時に10 g/日の日もあるが，稀と言ってもよい．

⑤ 本患者ではアンジオテンシン抑制薬も服用していないが，これは患者本人の希望であって，筆者は不要と思っているわけではない．服用していれば，蛋白尿減少効果はさらに早く現れているのではないかと推察している．

⑥ ついでながら，アンジオテンシン抑制薬も服用していたなら，腎機能（24 hr Ccr）は図7-3d の値より，高めに維持できたのではないかとも推察している．

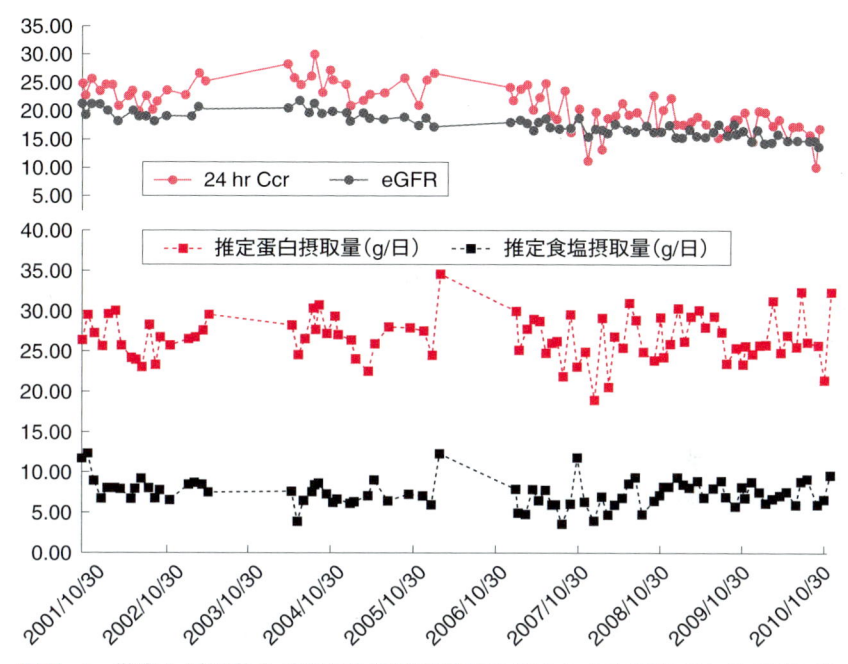

図7-4 厳密な低蛋白食が進行性腎機能障害を阻止したと推察されるCKD病期4の腎移植症例
24時間Ccr，eGFRと推定蛋白摂取量，推定摂取食塩量の変化

症例：厳密な低蛋白食が進行性腎機能障害を阻止したと推察されるCKD病期4の腎移植症例

> 【症例】末期慢性腎臓病にて平成9年5月に腎移植を実施された現在55歳の患者である．慢性拒絶反応のため，腎機能(24 hr Ccr, eGFR)の低下を認め，病期4（32頁参照）に分類されるCKDと診断され，筆者外来に平成13年10月に紹介されてきた．

経過図（**図7-4**）に示すように，直ちにCKD集学的多重標的療法（135頁参照）を開始した．経口吸着薬の服用を毎日欠かすことなく実行しているだけでなく，厳格な食事療法を継続した結果，腎機能は24 hr Ccr, eGFRともに20〜25 mL/分を9年間にわたって維持している．この間，

腎性貧血，腎性骨症，高リン血症を併発し，ESA製剤の皮下注射，活性型ビタミンD，リン吸着薬の内服も併施している．

■ 診療のキーポイント

①移植腎の拒絶反応を抑制するためにシクロスポリン，ミゾリビン，メチルプレドニゾロンなど免疫抑制剤を毎日欠かさず服用している．

②腎機能低下の原因は慢性拒絶反応と考えている．これは蛋白尿がほとんどなく，過去において実施された腎生検にて原発性糸球体腎炎などの存在は否定されていることが根拠になっている．

③低蛋白食事療法は非常に厳格に実施されている．当然，低栄養が気になるが，血清蛋白は 6.8～7 g/dL を維持してきている．しかし，最近は 6.4～6.6 g/dL という数値も記録しており，注意している．これは図7-4で明らかなように，時に食事の蛋白摂取量が 20 g/日近くまで減っていることがあることに起因していると考えている．194頁，202頁でも低蛋白食事療法の弊害を指摘したが，極端な低蛋白食は生体内の蛋白プール，アミノ酸プールを減少させる可能性も否定できないので，筆者は腎不全用の総合アミノ酸製剤や分岐鎖アミノ酸の補充を併用するなどの実行を勧めている．

④146頁にCKD病期4は，再生すべき残存ネフロンが少なくなっているので，寛解できる可能性は低く，CKD病期5への進行抑制が治療の目的になると述べたが，本例のような症例もある．本例は移植腎であるという特異性の他に，蛋白尿がほとんど認められないという特徴を持つが，CKD集学的多重標的療法の有効性を示唆しており，積極的に試みるべきとの示唆をわれわれに提供していると考えている．

3. 食塩

浮腫，高血圧がない限り，必ずしも 1.5～3 g/日 などという厳しい食塩制限は必要ない．過度の食塩制限は低ナトリウム血症を引き起こし，脱力倦怠感，悪心，食欲不振など尿毒症に類似した症状を発現させ，時には腎

機能を悪化させることさえある．学会ガイドラインでは**表 4-6** のように未満という表現がなされているが，これは以下に述べる理由で適切ではない．筆者は，腎機能障害の程度にもよるが，5〜7 g/日の食塩摂取量で十分にその目的を達せられると考えている．

食塩制限があってはじめて，ARB・ACEI は CKD 悪化抑制のために効率的に働く

高血圧は CKD の重要な危険因子である．したがって，血圧（収縮期）を 110〜125 mmHg にコントロールすることが要求される．それゆえ，比較的厳格な食塩制限が必要で，通常は，腎機能障害の程度にもよるが，食塩摂取量 5〜8 g/日を目標として決めたほうがよい．すなわち，「日本人の食事摂取基準（2005 年版）」によると，一般日本人に対して 10 g/日未満（女性では 8 g/日未満）を目標にすべきとされている．また日本高血圧学会によるガイドラインでは，高血圧では食塩摂取量は 6 g/日未満とすべきとして下限がない．しかし過度の食塩制限は低ナトリウム血症を惹き起こし，脱力倦怠感，悪心，食欲不振など尿毒症に類似した症状を発現させ，時には腎機能を悪くすることがあるので，そのような意味でも下限は設けたほうがよいと考えている．

食塩制限は制限すればするほどよいわけではなく，限度がある

表 4-6 で示されている食塩量とは付加食塩量ではなく，全食品中に含まれるナトリウムから換算した食塩量である点にも注意されたい．

食塩摂取量は，下限値が設けられていない．これは日本人が習慣的に過剰摂取傾向にあるため，このような設定で実用的にはちょうどよいとの配慮によるが，下げれば下げるほど腎障害を抑制できるというわけではないという事実を知っておく必要がある．すなわち食塩は，体内における浸透圧の調節などに関与し，血圧の調節にも作用する．そのため，極端に食塩を減らすとアンジオテンシン II の働きを強め高血圧のリスクを高める要因となるため，食塩の摂取基準に 5〜6 g など下限をつけるべきと考えている．

症例：塩分制限が CKD の寛解をもたらしたと推察される糖尿病性腎症

【症例】症例は，身長 155 cm，体重 65 kg で肥満傾向のあるインスリン非依存性糖尿病の 58 歳の女性である．40 歳頃糖尿病を指摘されていたが，放置，53 歳になって，糖尿病網膜症による眼底出血を契機にインスリン療法を導入されている．血糖コントロールは HbA1c が 7～8% と不良で，地域健診で尿蛋白も指摘されていた．その後，尿蛋白量が 1 g/日以上と増加し，下腿に軽度の浮腫を認めるため，平成 11 年 12 月初旬に当外来に紹介されてきた患者である．

　本患者は，既にカルシウム拮抗薬が使用されていたが，血圧は図 7-5a に示すように，収縮期血圧で 150 mmHg 前後，時に 160～170 mmHg と，コントロールのよい状態ではなかった．このため，降圧薬を ACE 阻害薬のキナプリルに変更，この時点で，初めて 150 mmHg から 120 mmHg と低下，安定傾向が得られた．しかし，尿蛋白は増加し，腎機能障害の進行性悪化が認められた．その後，尿蛋白の若干の低下傾向も認められたが，進行性腎障害の改善には至らないため，精査および加療目的で当腎臓内科に入院していただいた．主な検査所見としては，血液生化学検査では，血清総蛋白 8.0 g/dL，アルブミン 4.0 g/dL，クレアチニン 0.71 mg/dL，ナトリウム 143 mEq/L，カリウム 4.5 mEq/L と正常域にあったが，血清総コレステロール 271 mg/dL と上昇し，尿生化学検査では 1.27 g/日の蛋白尿が認められた．HbA1c は 9.2% と相変わらず血糖コントロールは十分ではなかった．またクレアチニンクリアランス（Ccr）50.0 mL/分と低値で，腹部エコーで腎は左 98.9×46.7 mm，右は 93.4×47.7 mm と萎縮傾向がみられたが，血清クレアチニン値が 0.7 mg/dL と低値にもかかわらず，Ccr が 50 mL/分に減少している点，糖尿病性腎症としては蛋白尿の程度が比較的軽いという点から，慢性糸球体腎炎の合併も考え，腎生検を行なった（図 7-5b）．

　腎生検所見は糸球体はびまん性病変を示し，尿細管萎縮，間質拡大も著明で，糖尿病性腎症と矛盾しない病変が認められた．

　食塩摂取量を 2 g に制限した食事療法を行ない，ロサルタンカリウムを

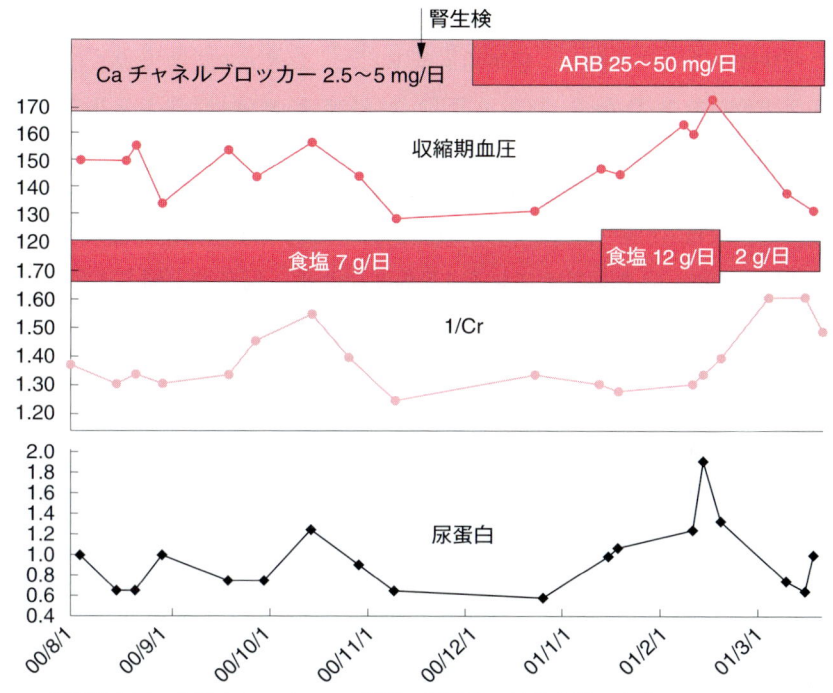

a 収縮期血圧，血清クレアチニンの逆数，尿蛋白1日排出量の変化

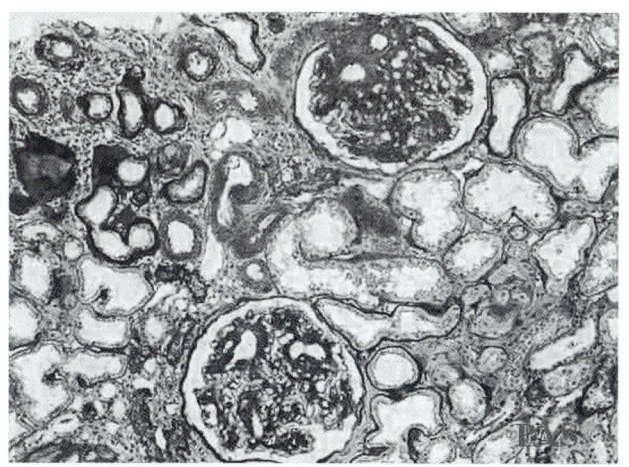

b 腎生検組織像（PAS 染色にて糸球体は糖尿病性腎症に特徴的なびまん性病変を示し，尿細管萎縮も著明であった）

図 7-5 塩分制限と ARB の併用が CKD の寛解をもたらしたと推察される糖尿病性腎症症例

そのまま使用したところ，収縮期血圧は下がり，1/クレアチニンは非常に興味深いことに上昇し，尿蛋白も低下した．ロサルタンカリウムは，アンジオテンシン TypeⅡ（以下 ATⅡ）受容体をアンジオテンシンⅡでもって働かせ，それによって ATⅡ受容体の働きを腎のなかで発揮させてみようという仮定に基づいて使用したのであるが，その目論見は的中し，その後，蛋白尿は 0.5 g/日に減少し，収縮期血圧は約 130 mmHg で維持，Ccr は 62 mL/分，1/クレアチニンも 1.5 程度に改善，現在でも同じような値に維持されている．

■ 診療のキーポイント

① 本症例の特徴は血清クレアチニン値と Ccr，腎生検所見が大きく乖離している点，厳重な塩分制限＋アンジオテンシン受容体拮抗薬が蛋白尿減少，腎機能改善をもたらしたという点である．

② 血清クレアチニンだけで腎機能，腎障害の程度を判断すると，eGFR を計算しても 67 mL/分と，腎機能は正常域にあり，病期の CKD 病期 2 と比較的軽症との印象を抱かせる．ところが Ccr を測定すると 50 mL/分であった．病期はさらに進んでおり，CKD 病期 3 に分類される．腎生検所見も 図 7-5b で明らかなように軽症とは言い難い．これから言えることは，糖尿病患者では血清クレアチニン値だけで腎病変，重症度を判断するのは非常に危険であるということであるので，注意されたい．

③ 過度の塩分制限は生体反応としてアンジオテンシンⅡの産生亢進をもたらす．これによって近位尿細管での Na 再吸収は高まり，体内への Na 貯留と体液量増加に向かう．その分だけ血圧も上る．

アンジオテンシンⅡは言うまでもなく強力な昇圧物質であり，アンジオテンシンⅡが TypeⅠ受容体に結合すれば，動脈収縮が起き，高血圧になる．これを抑えるには TypeⅠ受容体が働かないようにすることが大切で，アンジオテンシンⅡ受容体拮抗薬の使用は不可欠ということになる．

減塩による体内の Na 貯留の減少とアンジオテンシン抑制による降圧がはかれて初めて，その目的が達成される．

④ここで、まだ、確かな証明はないが、もう一つ重要な作用が期待できる。すなわちアンジオテンシンⅡにはTypeⅡ受容体という第二の受容体があるが、これが作動するとTypeⅠと別の作用を発揮することが知られている。TypeⅡ受容体に結合したアンジオテンシンⅡは線維芽細胞の増殖を抑制する作用を発揮するので、結果としてCKDの進行を形態的に抑制する可能性があることになる。言い換えると、本症例において、減塩によって増加したアンジオテンシンⅡはアンジオテンシン受容体拮抗薬が結合していないTypeⅡ受容体に結合して、腎保護、あるいは腎障害改善の方向に働いたと推察している(第6章参照).

4. カリウム

体内総K量は50〜55 mEq/kg体重で、その98％以上が細胞内に存在する。最も含有量が多いのは骨格筋で60〜70％を占め、次いで赤血球と肝臓である。細胞外液のK量は体内総K量のわずか1〜2％にすぎない。

成人が1日に摂取するK量は1,600〜3,500 mg(100 mEq)で、そのほとんどが小腸から吸収される。血管内に吸収されたKの約9割は腎臓より、残りは大腸より排泄されるが、この間、血管内(細胞外液)に入った後は速やかに能動的に細胞内へ移行し、細胞内濃度150 mEq/l前後に維持され、細胞外は4 mEq/l前後の濃度に維持される。これにより、細胞内外のKの濃度較差は、−60〜−90 mVの細胞膜電位が形成され、神経・筋細胞の興奮・収縮に大きな役割を担う。細胞内外のK濃度較差の異常が起きると、細胞電位が崩れ、89〜92頁に述べたような症状・病態の原因となる。ちなみに細胞内はマイナス、細胞外はプラスに帯電し、電流(電子の流れ)が発生する。

CKDが進行し、腎機能が正常の40％以下になった場合には高K血症に注意しなくてはならないが、糸球体での濾過機能の低下が原因というより、このような時期には、尿細管の中の集合管管腔内流量や管腔内へのNa到達量の低下、集合管の広範な障害などによってK分泌が抑制されるため、高K血症が出現しやすくなっている可能性も否定できない。

> 高K血症の是正はCKD進展抑制につながる

　治療面では，高カリウム血症を呈さない場合，CKD 1〜3にはカリウム制限の指導を要しないのが一般的である．しかし，腎機能低下が進み，GFRが40 mL/分以下になった場合は，カリウムの多い食品に注意しなくてはならない．20 mL/分以下ではアルドステロンの過剰分泌機能が残存し，高血圧の原因になるだけでなく，酸化ストレス亢進，糸球体障害などにより腎障害を進展させることが知られており，さらなる警戒と，時にはイオン交換樹脂の服用が必要である．

　糖尿病患者は，低レニン低アルドステロン症を併発しており，非糖尿病性腎不全の患者と比較して，高K血症になりやすい傾向にある．高カリウム血症性尿細管アシドーシス(酸血症)を合併している患者も想像以上に多いので，注意する必要がある．

　また，type Ⅳの代謝性アシドーシスでは高カリウム血症を呈しやすいだけでなく，腎機能障害が進行性に悪化しやすい．このため，食品選択への工夫だけでなく，イオン交換樹脂を使用するなどの配慮が求められる．

5. リン

　CKD病期3，4，5へと進行すると，腎固有細胞の減少に伴う$1,25(OH)_2D_3$の合成低下，リン排泄障害による血清リン値の上昇傾向を引き起こす．高リン血症は，$1,25(OH)_2D_3$水酸化酵素の活性を抑制し，さらに$1,25(OH)_2D_3$の低下に拍車をかけることになる．また，$1,25(OH)_2D_3$の低下は血清カルシウム値の低下を招き，二次性副甲状腺機能亢進症の原因となる．これらは腎性骨異栄養症，骨軟化症，骨粗鬆症などの発症あるいはさらなる悪化を招き，悪循環の形成へとつながる．

　したがって，**表4-7**(145頁)糖尿病性腎症患者の食事療法基準には取り上げられていないが，CKDの患者では，低リン食が必要になる．実際，低リン食(1日最大摂取量700 mg)を継続すると，血中$1,25(OH)_2D_3$値が低く，高Ca血症が認められなくても，二次性副甲状腺機能亢進症の発症

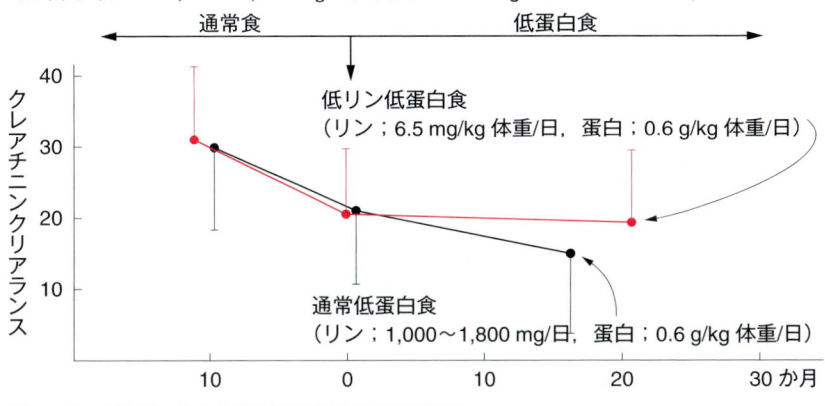

通常食（リン；1,000〜1,800 mg/日，蛋白；85〜95 g/日，エネルギー 2,500 kcal/日）

図 7-6　低リン食の慢性腎不全進行抑制効果

を抑えたり，血中副甲状腺ホルモン値を低下させたりなどの効果が得られることが多くの研究者，臨床医によって明らかにされている．

また，リン摂取制限は，高リン血症の治療だけでなく，CKD（病期 3〜5）の進行を抑制する効果があることが明らかになっている（図 7-6）．

通常食（リン；1,000〜1,800 mg/日，蛋白；85〜95 g/日，エネルギー 2,500 kcal/日）では Ccr が 30 mL/分から 20 mL/分以下に低下していたのが，蛋白 0.6 g/kg 体重/日，リン；6.5 mg/kg 体重/日にすることによって，Ccr 低下を抑制できている．これに対して，通常リン食のままにしておくと，いくら低蛋白食にしても CKD による腎障害の進行は抑えることができないことがわかる．ただし，このような低リン食は通常の食事では達成であり，リン吸着薬の併用を必要とする．

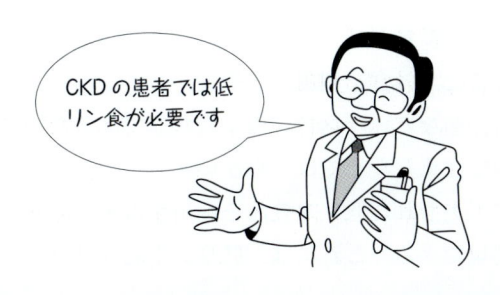

リンの過剰摂取は CKD の悪化要因となる

このように，高リン血症は腎不全悪化因子の一つであり，それゆえ，リン制限食は重要な治療手段の一つである．しかし，リン摂取量は蛋白質摂取量との関係が強いので，蛋白質摂取量が決まれば，必然的にリン摂取量も決まってしまう．このため，高リン血症には特に注意し，さらにコントロール不良例にはリン吸着剤などの併用も必要になる．

リン含有食品の過剰摂取や活性型ビタミン D 製剤の過剰投与や異化亢進，細胞崩壊によるリンの細胞内から細胞外への移動などにより高リン血症をきたす．高リン血症は，血清補正 Ca×リン積を上昇させ異所性石灰化を促進する．Ca×リン積≧70 での異所性石灰化の危険性は一段と増す．また高リン血症そのものが生命予後にも直結するとされている．このため血清リン濃度のコントロールは重要であり，透析患者では十分な透析を施行するとともに食事療法(リン制限食)を行ない，リン吸着薬を使用する．

わが国での治療目標値は，血液透析前値で 3.5～6.0 mg/dL とされているので，下限値の 3.5 mg/dL を目安としている．

そもそも食品の蛋白質は 1 g あたり 15 mg のリンを結合している．すなわち 1 日の摂取蛋白質を 30 g に制限することによってはじめて，1 日リン摂取量を 450 mg に減らすことができる．したがって，リンの多い食品は避けなくてはいけないし，逆に低リンになるように工夫された食品の摂取が必要になる．

それでは，リンの多い食品とは何か．この分野で悪名高いのが加工食品である．食品を加工する過程で，重合リン酸塩類(ポリリン酸塩，ピロリン酸塩，メタリン酸塩など)は，変色防止・麺面改良剤・結着剤として使用されており，想像以上に多量のリンを摂取することになる．これらは避けなくてはいけない．また，外食を利用する機会が多くなると，それらの主材料が牛，豚，鶏肉，鮪など，リン含量の多い食品であるため，それだけ摂取量も増加するので注意しなくてはならない．

逆に，治療食として工夫された低リン食品を利用すると，さらに効果的に低リン食事療法が実現できる．これには，低リン牛乳，低リンパン，低

リン米，低リン卵白食品など，最近は味のよいものがたくさんできてきている．積極的に利用するとよい．

6. 水分

表 4-7(145 頁)の食事療法基準には取り上げられていないが，食事療法の重要な要素の一つに水分摂取がある．

体重の 60％ は水である．この水の 1/3 は細胞外，すなわち血管内や細胞と細胞の間，腹腔や胸腔などの体腔に存在する．残りは細胞内にある．細胞内の水はあまり動かないが，細胞外の水はわりに自由に動く．このような自由度の高い水のうち血管内の水は血液(正確には血漿)と呼ばれ，体重の 5％(細胞外液の 1/4)がこれに相当する．体重 60 kg の人なら 3 L である．全体の水分量は 36 L である．3 頁で述べたように，腎の全糸球体で濾過される原尿と呼ばれる尿量は 1 日 100 L であるから，体内の水(体液)は何度も繰り返し糸球体での濾過機能の恩恵を受け，それによって，溶かし込まれた体内の老廃物は体外に捨てられているのがわかる．血管内の水分だけについてみれば，体重 60 kg の人なら 30 回以上も反復して糸球体を通り抜けるということになる．

十分に水分を摂り，十分に適切な量の尿を排出するという状況は，まさに体内の老廃物を洗い流しているという感じがするのもこのためである．水分が不足する状況を作れば，直ちに腎は空回りし，尿量が減るだけでなく，腎細胞の障害という不可逆的な異常をきたし，CKD としても進展悪化させることになる．

さて，実際の 1 日尿量は 1,500〜2,000 mL である．これは第 1 章で述べたように，腎での水の再吸収機能，すなわち濃縮力，あるいは希釈力という素晴らしい機能によって実現できている．事実，尿の浸透圧を測定すると，脱水時は 1,000〜1,400 mOsm/L，多量の水分摂取時は 50〜100 mOsm/L と，濃縮尿から希釈尿まで幅広く変化している．こうすることによって，現実の厳しい対外環境に順応させている．CKD で病期 3〜5 に進むと，このような濃縮力が低下してくるので，ある程度の老廃物を排出するには 1 日

1,500 mL 以上の尿量が必要となる．老廃物の体外排出を大量の尿にして外に出さないと，体内環境を生理的により健康な状態に維持できなくなるのである．したがって，水分そのものの摂取量が 1,000 mL 以下だと，腎に対して身の丈以上の濃縮機構の発動を強いることになり，腎機能低下を悪化させる恐れがあるので，避けなければならない．

> 多尿傾向の患者でも多めの水分摂取はうっ血性心不全（肺水腫）のリスクになる

　多尿傾向にある患者は制限せずに 1,500〜2,500 mL と，むしろ多めの水分摂取を勧める．ただし，過剰はうっ血性心不全の遠因となる．ことに CKD 患者は無症状のうちに虚血性心疾患，動脈硬化症を合併しており，心血管係の合併症を起こしやすい．したがって，心エコー検査などによって心機能を把握するとともに，蓄尿によって尿量をチェックし，それに見合った量の水分摂取にとどめるべきと考える．

　ここで問題は不感蒸泄である．不感蒸泄とは，皮膚・肺からの蒸散性水分喪失であり，50％は肺，呼吸器系から排泄，過呼吸により増加し，残りの 50％は皮膚から排泄され，体温，気温により増減する．発汗を伴えば汗の量が不感蒸泄に加わることになり，軽度の発汗であっても 1,000 mL／日を超え，室温が著しく高く，高度の発汗があるときは 3,000 mL 以上にもなり，実際には尿量だけで飲水量を決めると，熱射病病態のときのように飲水過少となる恐れがあるので，注意しなくてはならない．

7. 繊維食品

> プレバイオティクス（prebiotics）と呼ばれる概念がある

　その物質を摂取することによって腸内細菌叢が改善されて腸内環境が良好な状態になり，ヒトの健康の保持増進に寄与できると言われている．

　プレバイオティクスとして最も研究が進んでいるのは難消化性オリゴ糖で，経口摂取後小腸における消化を免れて下部消化管に到達し，腸内細菌による発酵を受けて，短鎖脂肪酸が産生される．短鎖脂肪酸が大量に産生

されると大腸内環境は酸性に傾き，酸性環境に弱い *Clostridium* や *Staphylococcus* などの腐敗菌，大腸菌などの有害菌の増殖が抑制され，ビフィズス菌や乳酸菌など特有の有用菌を増殖させることで知られている．大腸菌の減数は第8章，243頁でも述べた腎障害性生体物質であるインドキシル硫酸やトリメチルアミン(**表3-14**，60頁)の生成抑制につながるので，それだけCKDの進行抑制が期待できる．

その他，食物繊維の機能には，血糖上昇抑制効果，血清コレステロール濃度低下作用，排便改善効果，大腸癌リスク低減効果などがあると言われており，いずれもCKDの進行抑制に寄与すると思われる．

なお，肝性脳症の治療に用いられるラクツロースは，このようなプレバイオティクスの働きを医薬品に利用した最初のオリゴ糖である．比較的大規模の臨床研究によって本剤の服用でアンモニア産生が減少し，肝臓の解毒負担が軽減されるだけでなく，CKD患者では腎機能障害の進行を抑制することが明らかになっているが，薬品として認可されるには至っていない．

8．シャンピニオン

腎不全を進行させる原因物質と考えられている尿毒症毒素の一つのインドキシル硫酸の前駆物質であるインドールの産生を減少させる薬剤として，第8章で述べる経口吸着薬がある．これに類似の作用を発揮することが期待されている食品にマッシュルーム，線維性食品がある．マッシュルームの成分であるシャンピニオンエキスの摂取により，インドールなどの腐敗産物および腐敗産物を産生する有害菌の有意な減少(改善)と血中イ

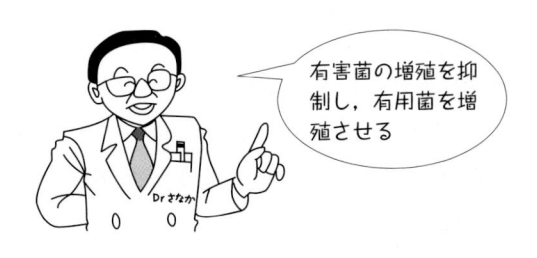

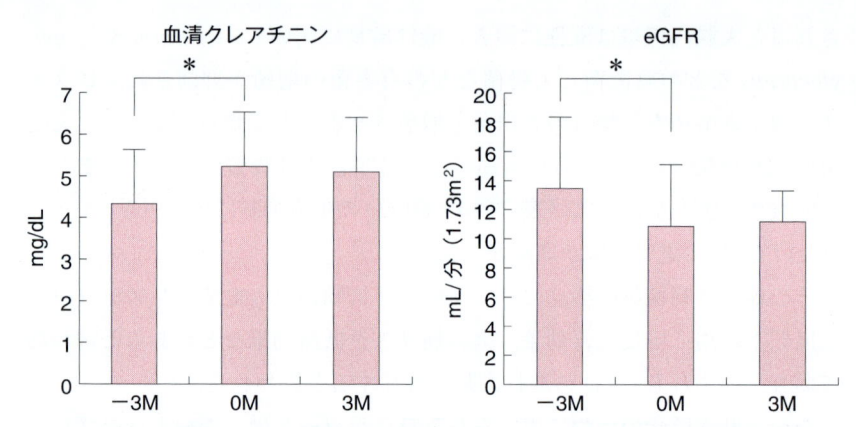

図 7-14　シャンピニオン服用による血清クレアチニンおよび eGFR への効果
シャンピニオン服用 3 か月までは統計学的に有意に血清クレアチニン値の上昇あるいは eGFR の低下がみられたが，シャンピニオン服用により血清クレアチニン値あるいは eGFR は観察し得た 3 か月間にはほとんど変化が認められなかった．

ンドキシル硫酸の有意な減少（改善）が認められることが知られている（図 7-14）．

　筆者は，6～12 か月の予備観察期間に腎不全の進行を確認し，クレアチニンクリアランス値が＞40 mL/分/1.73 m^2 の範囲にあり，低蛋白質食事療法を実施している保存期腎不全患者 8 名を被験者として，シャンピニオンエキス 2 g/日の効果を検討したところ，シャンピニオンエキス摂取前，腎機能の評価に用いる被験者の eGFR 値は，摂取開始前の 3 か月間において悪化傾向がみられたが，摂取後 3 か月間においては，いずれの数値の悪化も止まるなど，有意な進行性の抑制（改善）が認められた．血清インドキシル硫酸については，有意に減少し，尿中インドキシル硫酸は増加傾向にあることが明らかになった．

　糞便菌叢については，クロストリジウム菌の有意な減少，ビフィズス菌の増加傾向が観察された（表 7-3）．糞便中のアンモニア，硫化物，フェノール，p-クレゾール，インドールおよびスカトールは有意に減少する一方で，糞便中の乳酸，酢酸などの有機酸の産生が有意に増加する傾向が認められた．

表7-3　シャンピニオンの腸内細菌叢への効果

細菌と細菌数	シャンピニオン開始前	シャンピニオン開始1か月後	シャンピニオン開始2か月後	シャンピニオン開始3か月後
Bifidobacterium	9.76±0.18	9.93±0.18	9.94±0.1	9.96±0.21
Bacteroidaceae	10.41±0.32	10.39±0.21	10.20±0.21	10.55±0.14
Clostridium Lecthinase-positive	5.87±0.91	5.08±0.75	4.83±0.71	4.34±0.68*
Clostridium Lecthinase-negative	9.24±0.81	8.65±0.67	8.66±0.52	8.32±0.48
Enterobacteriaceae	8.62±0.83	7.72±1.02	7.52±0.64	7.48±0.66
Streptococcus	8.78±0.67	7.78±0.83	8.02±0.63	7.95±0.72
Staphylococcus	4.03±0.87	3.65±0.71	3.56±0.63	3.34±0.707

*シャンピニオン開始前と比較して有意差あり：$p<0.05$

　同様の作用があることが期待される食品に食物繊維がある．食物繊維を1日20〜40gと比較的大量に摂ることにより大腸の機能を改善し，正常細菌叢を十分に有した便，良好な便通を獲得でき，その結果，インドキシル硫酸などの腎毒性物質の血中濃度を低下させることができると期待される．

　乳酸菌製剤も腸内細菌叢を正常化することで知られており，腸内の大腸菌を減少させることにより，腸内でのインドールの生産を抑え，ひいては体内のインドキシル硫酸濃度を低下させる働きがあることは知っておくとよい．

　これらの食品は同時にペントシジンなどの酸化ストレスで非酵素的に糖質とアミノ酸の化合物の産生を抑制することで知られており，CKDの治療には必要な食品であると考えている．

9. 活性酸素消去性食品（ファイトケミカル）

【症例】患者は58歳時に蛋白尿（1日2.4g），高血圧（162/89 mmHg），腎機能障害を主訴として，筆者の外来を受診した．腎機能はクレアチニンクリアランス（Ccr）で31.3 mL/分と既に低下し，今でいうCKD病期4に入りかけていた．元来，健診では蛋白尿陽性との指摘はあったが，精査の必要性も指摘されず，自分では健康と認識し，仕事に没頭していた．

糖尿病の既往もなく，実際にこの時点での検査でも否定的であった．身長172 cm, 体重65 kg, BMI 21.9であった．他の検査値は血清アルブミン，LDH, CK, コレステロール，Na, K, Ca, P, 尿素窒素，尿酸，CRP, ASLO, 免疫グロブリン（IgG, IgA, IgM），補体（C3, C4）などすべて正常域にあった．

腎機能検査は再検査でも30～31.3 mL/分前後に低下しており，X線写真による画像検査でも萎縮傾向にあるため，腎生検による確定診断は見送ったが，病歴および主訴より，慢性糸球体腎炎による慢性腎不全と診断し，早速，低蛋白減塩食事療法を開始した．図7-15に示すように当初は70 g/日から60 g/日程度の制限に過ぎなかったが，しばらく後に40 g/日を継続するようになった．腎機能もCcr 44 mL/分まで回復した．蛋白尿も1日0.5 g以下となり，血圧も144/64 mmHgに低下した．

しかしながら，64歳頃から遠方出張の日も増え，蛋白制限は守れず，60～70 g/日の日が続くようになった．Ccrも19.4 mL/分に低下し，血圧も収縮期で160 mmHg前後と不安化した．蛋白尿は1日0.5 g以下，時に0.2 g/日と，むしろ改善傾向にあった．1991年から経口吸着炭であるクレメジンの一般使用が可能となり，早速開始した．低蛋白食は理想とされる30 g食には至っていないが，40 g食は継続的に守られ，Ccrは10年以上にわたって10 mL/分に維持された．

■ 診療のキーポイント

① CKD病期4から病期5まで10年以上に引き延ばすことができた．CAPD開始準備までには20年以上かけることができた．
② 経口吸着炭であるクレメジンは本来理想とされている30 g/日の低蛋白食事療法を緩和し，蛋白摂取量を継続的に実行しやすい域にまで引き上

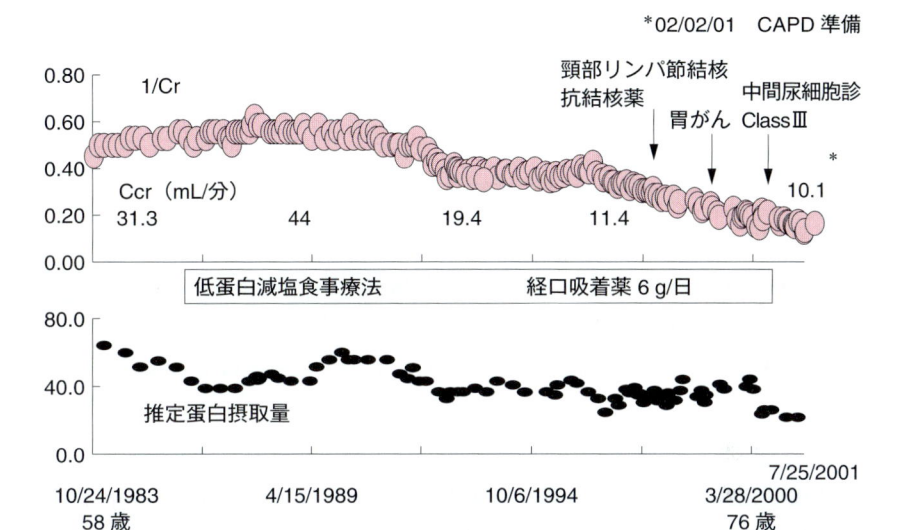

図7-15 20年間の治療で慢性糸球体腎炎が寛解し，その後腎硬化症に変化したと推察される男性CKD患者

げることが可能と推察された．40 g食の内容は動物性蛋白質主体であった．エネルギーも当然十分に摂るよう指導している．

③しかしながら，Ccr 11.4 mL/分以下になった頃から頸部リンパ節結核，胃がん，膀胱がんを併発するようになった．それとともに腎機能も低下する傾向にあった．これについて筆者は当時，腎機能の低下がこのような合併症の原因になっていると考えていた．

④腎機能低下はあっても，尿蛋白は1日0.5〜0.2 g以下にまで低下していた．これは，当時の筆者には認識はないことであったが，現在は，この患者の慢性糸球体腎炎は実のところ寛解していたと推察している．

⑤それではこの腎機能低下は何に基づくか？ この患者の20年間の腎機能の経過を通してみると，10年で10 mL/分ずつ低下したことになる．これは腎硬化症の自然経過とも言える．すなわち，ある時期から慢性糸球体腎炎の経過から腎硬化症の経過に変わっていたということである．

⑥そうなると，動物性蛋白質主体の低蛋白食という筆者の指導は誤ってい

たことになる．すなわち，抗動脈硬化，アンチエイジングを意識した抗酸化食品の摂取を心がけた低蛋白食食事療法が必要だというわけである．

⑦本患者が後半になって，頸部リンパ節結核，胃がん，膀胱がんなどを併発したのは，低蛋白食による低栄養とそれに伴う免疫能低下が原因であると考えている．

⑧蛋白源，エネルギー源として，野菜も重要視すべきである．むろん，高K血症にならないように注意しなくてはいけない．

⑨低蛋白食事療法は抗動脈硬化を意識したものでなくてはならない．

> 蛋白源，エネルギー源として，野菜，果物を軽視してはならない
> ヘルシーエイジング効果も期待できる低蛋白食事療法への変革が必要

　動脈硬化症，虚血性心疾患，脳卒中，糖尿病，アルツハイマー病，がんは，生活習慣病と言われ，加齢に伴って増加することは言うまでもない．そもそも加齢とは活性酸素，フリーラジカルによる年余にわたる攻撃である．アンチエイジング，ヘルシーエイジングとは活性酸素，フリーラジカル（酸化ストレス）による障害をいかにして軽減するかということになる．

　活性酸素はヒトが酸素を取り込み，炭酸ガスを吐き出すという呼吸をする限り常につくられるもので，本来必要な化学物質であるが，過剰となれば，細胞障害を起こし，上記を含めた様々な病気を起こす．むろん，腎臓病も例外ではない．

　活性酸素，フリーラジカル（酸化ストレス）を消去する物質がポリフェノール，ベータカロチン，リコピンなど，ファイトケミカルと呼ばれる化学物質であり，植物に非常に多く含まれる．色の濃い果物や野菜には特にファイトケミカルが豊富で，青紫のブルーベリー，ブラックベリー，赤いイチゴやラズベリー，トマト，サクランボ，黄色やオレンジ色のニンジン，ミカン，オレンジ，サツマイモ，カボチャ，緑色のクレソン，ホウレンソウ，ブロッコリー，アボカドなど，自然の食べ物の中には，無数（今日わかっているだけでも約一万種あまり）のファイトケミカルが含まれている．これらの食べ物には食物繊維，ビタミン，ミネラルも含めて，総合的な栄養素となって含まれており，互いに相乗効果を発揮しつつ活性酸素

を消去し，われわれのアンチエイジング，ヘルシーエイジングに役立っているのである．

📢 今やファイトケミカルにも配慮した食事療法が求められている

これらのファイトケミカルの活性酸素吸収能は ORAC (oxygen radical absorption capacity, oxygen radical absorbance capacity, oxygen radical scavenging capacity) という数値で表され，表7-4のような食品が高値を示すことが知られている．これらの食材，食品をバランスよく摂ることが重要であり，これからは日本腎臓学会が提案するような食事ガイドラインで終わってはいけない．一層きめ細かい食事指導を実施したり，学ぶ必要がある．

📢 ポリフェノールをCKD食事療法に取り入れる

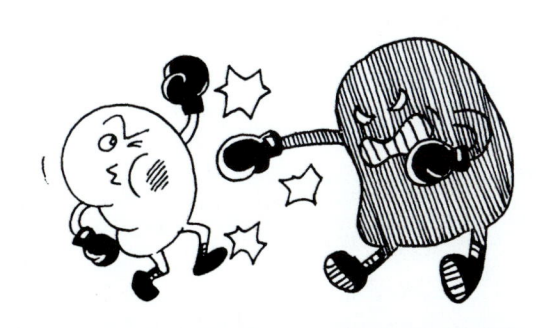

ORAC値の高いことで知られているポリフェノールは，植物それ自体の持つ自己防衛機能としての抗酸化作用，抗菌作用や抗虫作用を示す．抗酸化作用はフリーラジカル消去能，金属キレート活性として知られている．化学構造的には水酸基が2個以上有していることが特徴で，270万種類があるという．大きくフェニルプロパノイド類，フラボノイド類，アントラキノン類の3つに分類される．

これらのうち，
① フェニルプロパノイド類は赤ワインのレスベラトロールやウコンのクルクミンが入る．

表7-4 ORAC値の高い食材・食品(単位 μmolTE/g)

食品項目	ORAC μmolTE/g
アーモンド	44.54
アスパラガス(茹)	16.44
アスパラガス	21.5
アボカド(生)	19.33
アルファルファもやし	15.1
あんず(乾燥40%)	32.34
あんず(生)	11.15
アーティチョーク(オーシャンボイル)	94.16
イチゴジュース	10.02
イチゴ(生)	35.77
ウォルナッツ	135.41
エルダベリー(生)	146.97
オリーブオイル(extra-virgin)	11.5
オレガノ(生)	139.7
オレンジジュース(生)	7.26
オレンジ(生)	18.19
カーシューナッツ(生)	19.48
カブ(生)	17.67
カボチャ(生)	4.83
カリフラワー	8.29
キャベツ(生)	5.08
キャベツ赤	22.53
キャベツ(調理品)	17.73
キウイ(ゴールド, 生)	12.1
キュウリ(皮のみ)	1.26
キュウリ(皮付き)	2.14
グァバ(赤)	19.9

表 7-4 ORAC 値の高い食材・食品（単位 μmolTE/g）（つづき）

食品項目	ORAC μmolTE/g
グアバ（白）	25.5
グーズベリー（生）	32.77
クランベリー（生）	95.84
グレープジュース（白）	7.93
グレープフルーツ（赤）	15.48
グレープフルーツ（白）	12.38
コーン（冷凍品）	5.22
ココアパウダー	809.33
ココア混合粉末	4.85
コリアンダー葉（生）	51.41
サツマイモ（生）	9.02
サツマイモ（調理品，無塩）	21.15
ジャガイモ（白）	11.38
ジャガイモ（白 皮付き）	10.58
クランベリージュース赤 100％	8.65
シリアル（コーンフレーク）	23.59
シリアル（大麦）	17.08
ジンジャー根（生）	148.4
スイートコーン（黄色，生）	7.28
スイカ	1.42
スクワッシュ（冬生）	3.96
スナック豆（生）	7.59
スパイスオニオン（粉末）	57.35
スパイスオレガノ	2001.29
スパイスガーリック（粉末）	66.65
スパイスカルダモン	27.64
スパイスカレー（粉末）	485.04

（次頁につづく）

表7-4 ORAC値の高い食材・食品（単位 μmolTE/g）（つづき）

食品項目	ORAC μmolTE/g
スパイスクミン（種子）	768
スパイスクローブ	3144.46
スパイスシナモン	2675.36
スパイスバジル粉末	236.36
スパイスジンジャー	288.11
スパイスターメリック	1592.77
スパイスバジル	675.53
スパイスパセリ	743.49
スパイスパプリカ	179.19
スパイス黒コショウ	276.18
セロリ（生）	4.97
ダークチョコレート	208.23
タマネギ（黄）	12.2
タマネギ（赤，生）	15.21
タマネギ（白，生）	8.63
タラゴン（生）	155.42
チェリー（生）	33.65
チャイブ（生）	20.94
チョークベリー（生）	160.62
チョコレート（ブラック）	499.26
チョコレート（粉末）	402
テーブルワイン（赤）	38.73
テーブルワイン（白）	3.92
ディル（野生）	43.92
トマトジュース（加塩）	4.86
トマトソース	6.94
トマト（生）	3.67

表7-4 ORAC値の高い食材・食品(単位 μmolTE/g)(つづき)

食品項目	ORAC μmolTE/g
トマト(赤,調理品)	4.06
ナス(生)	9.33
ニンニク(生)	53.46
ニンニク(熟成 黒)	130
ハーブジンジャー	292.57
ハーブセージ(生)	320.04
ハーブタイム	274.26
ハーブマジョラム	272.97
パイナップルジュースビタミンC入り	5.68
パイナップル(生,extra sweet)	8.84
バジル(生葉)	48.05
パセリ(生)	13.01
バナナ(生)	8.79
ピーナッツ(生)	31.66
ピーナツバター(スムージスタイル,塩入り)	34.32
ピーマン(オレンジ,生)	9.84
ピーマン(黄,生)	9.65
ピーマン(青)	9.23
ブドウ(白・緑)	11.18
ブドウ(コンコード)ジュース	23.77
ブドウ酢	4.1
ブラックベリー	53.47
プラム(生)	62.59
プラム(生,black diamond)	75.81
プラム(皮付き,生,black diamond)	65.52
ブルーベリージュース	29.06
ブルーベリー(生)	65.52

(次頁につづく)

表 7-4　ORAC 値の高い食材・食品（単位 μmolTE/g）（つづき）

食品項目	ORAC μmolTE/g
ブロッコリー	13.62
ブロッコリー（加熱調理，無塩）	23.86
ブロッコリー（生）	30.83
ブロッコリー（調理品）	15.52
洋梨（赤）	17.46
ヘーゼルナッツ	96.45
ピーカンナッツ	179.4
ペパーミント（生）	139.78
べにふうき（微粉末）	2800
ベビーフード（バナナ）	26.58
ベビーフード（桃）	25.51
ほうれん草（生）	15.15
ほうれん草（冷凍）	16.87
ポップコーン	17.53
マカダミアナッツ（ドライ，塩味付）	16.95
マンゴー（生）	10.02
マンダリンオレンジ	16.2
ミクロン茶（微粉末）	1700
ミルクチョコレート	75.28
メロン（生）	3.15
ライム	0.82
ライムジュース	8.23
ライ麦パン	19.63
ラディシュ（生）	17.36
リンゴ生皮なし	25.73
リンゴ（ゴールデンデリシャス，皮なし）	22.1
リンゴ（ゴールデンデリシャス，皮付き）	26.7

表 7-4 ORAC 値の高い食材・食品（単位 μmolTE/g）（つづき）

食品項目	ORAC μmolTE/g
リンゴジュース（ビタミン C なし）	4.08
リンゴ（ドライフルーツ水分量 40％）	66.81
リンゴ（レッドデリシャス，皮なし）	29.36
リンゴ酢	5.64
リンゴ（赤，デリシャス，皮付き）	42.75
リンゴ（皮付き，Gala）	28.28
リンゴ（皮付き，Granny Smith）	38.98
リンゴ（皮付き，生）	30.82
リンゴ（富士，皮付き）	25.89
レーズン（種無し）	30.37
レーズン（水分量 40％）	41.88
レーズン（白）	8.3
レーズン（干）	33.87
レタス（生）	14.47
レタス葉（赤生）	23.8
レモンジュース（生）	12.25
レモンバーム（生）	59.97
緑茶（熱抽出・飲料）	12.53
黒豆（生）	80.4
人参（生）	6.66
人参（調理品）	3.17
赤キャベツ（ボイル調理品，無塩）	31.47
赤コショウ	8.47
赤ブドウジュース	17.88
赤ブドウ（生）	12.6
全粒粉パン	21.04
大根スプラウト	21.84

（次頁につづく）

表 7-4　ORAC 値の高い食材・食品（単位 μmolTE/g）（つづき）

食品項目	ORAC μmolTE/g
大豆もやし	9.62
大豆（生）	57.64
桃（ドライフルーツ，水分量 40%）	42.22
桃生	18.14
米ぬか	242.87
野いちご（生）	48.82
洋梨（ドライ，水分量 40%）	94.96
梨	19.11
梨（生）	29.41

②フラボノイド類のうち，フラボン類とフラボノール類は葉菜や緑茶に豊富で，フラバノン類はレモン，ミカン，グレープフルーツなど柑橘類全般に含まれている．緑茶とカカオに豊富なカテキン類はフラバノン類に入り，渋味成分となっている．日本では静岡の茶処に胃がんの少ないことを静岡大学の小国伊太郎らが見つけ，よく知られるようになった．カテキン茶は糖尿病の予防と軽減，肥満防止，メタボリックシンドローム予防作用が期待されている．紅茶にはカテキンが少ない代わりにテオフラビンという物質があり，これは血圧下降効果が強い．烏龍茶は緑茶と紅茶の中間的な性質を持つ．緑茶の胃がん予防効果について最近は反論もあるようであるが，有害というわけではない．

③アントシアニン類はナス，黒豆，紫サツマイモ，赤シソ，赤キャベツ，イチゴなど，赤あるいは黒紫色をした食品に含まれている．プロアントシアニジン類はカテキンが 2～10 個つながったオリゴマーであり，カカオ，大麦糠，赤米などから分離されている．抗酸化のみでなく，老化遺伝子のサーチュイン抑制作用，α グリコシダーゼ阻害作用も注目されている．

3 食事療法をどう始めるか

　患者の現在の病態が一通り把握でき，蛋白制限食への導入が必要だと判断され，腎機能，体重，身長，体型，仕事量（活動度）などにより（第3章，第4章参照），食事療法における必要栄養量が決まったことが本章の前提となる．

準備するもの
　表7-5にあげたものをまず，準備する．
- 食品成分表は，一般書店で求められるので，是非，購入，準備してほしい．
- 計量器としては，家庭用卓上はかり，計量カップ，計量スプーンセットのいずれも必要である．
- 小型電子計算機は摂取食品の栄養量の計算に使用するためのもので，むろん，計算機がなくてもよい．
- B5～A4判ノートは，実際に摂取した1日の献立食品の1日当たりの栄養量を記録したり，体調，検査結果などの健康記録をつけたりする習慣をつけることが大切である．
- 電子レンジは，あれば非常に便利である．食事療法はそもそも長期に実行することで，その効果が発揮される．簡単にすまさざるを得ない場面

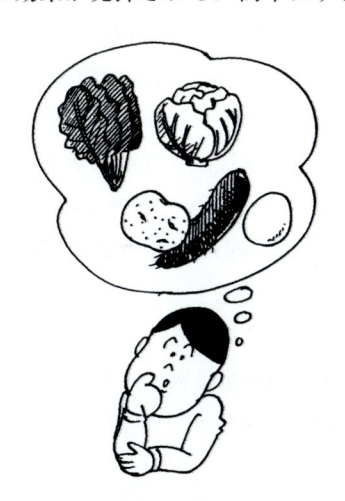

表7-5 食事療法に際して準備するもの

食品成分表(必須)
計量器(必須)
小型電子計算機(必須)
B5〜A4判ノート(必須)
電子レンジ(あると便利)
コンピュータ(あると便利)

も決して少なくない．このような場合に冷凍でんぷん麺などを利用すればよく，その解凍に必要になる．筆者の患者で食事療法を上手にこなしている患者の多くは，腎不全用のレトルト食品の加熱やでんぷん米，低蛋白米を炊くために使用するなど，電子レンジを活用している．

1日の献立食品の栄養素(成分)の記録

はじめの1〜2週間
①現時点での1日の献立と栄養素の摂取量を知る

　低蛋白食事療法は，急には始められない．それまでの食生活と全く異なった食生活にすることは不可能に近い．そこで，低蛋白食事療法を始める前に，まずは，1〜2週間，従来通りの食事を続けてもよい．ただし，この間に，1日に食べたものを自分の献立表としてまとめ，食品成分表をもとに献立食品それぞれの栄養素(成分)を計算し，エネルギー，蛋白，リン，食塩，カリウムの1日摂取量を求める．最後の週に，63頁のような蓄尿検査を行い，推定蛋白摂取量，推定食塩摂取量，推定カリウム摂取量，推定リン摂取量を算定するために尿生化学検査，血液生化学検査を行なう．酸化ストレスへの蓄積状況，ファイトケミカル摂取状況を類推するため，酸化ストレスのサロゲートマーカーである血中ペントシジン定量，皮下AGEs(advanced glycation endproducts)蓄積測定も重要な検査である．

②患者自身の食品成分表を作り始める

　1日の献立表と栄養素(成分)量は別に，主食，おかず(副食)，間食，その他に分けて患者自身の食品成分表を作り始める．これは，その後もしばらく続ける．

これで，患者の嗜好が少しずつ分かるようになる．

次の1～4週間
① 主食を変える

　従来通りの献立のうち，主食のみをでんぷん製品あるいは低蛋白米に変える．これだけで，それまでより1日10ｇ前後の蛋白が制限された低蛋白食事療法が始まったことになる．腎機能障害の程度がこれくらいの蛋白制限でも十分に治療効果が発揮できそうな状態であれば，これでよいし，1日25～30ｇの蛋白制限が必要な患者には次のステップへの移行が必要になる．

　でんぷん製品，蛋白調整食材は，扱いは必ずしも容易ではない．しかし，慣れれば，こんなに便利な食品はない．したがって，早い時期からゆっくりと使用するとよい．

　この時期もはじめの1～2週間と同様に，食事内容を記録し，摂取栄養素を算定する．患者自身の食品成分表にも書き込んでいく．最後に，蓄尿検査を行ない，推定蛋白摂取量，推定食塩摂取量，推定カリウム摂取量，推定リン摂取量を算定するために尿生化学検査，血液生化学検査を行なう．血糖，脂質にも注意を払う．酸化ストレスへの蓄積状況，ファイトケミカル摂取状況を類推するための血中ペントシジン定量，皮下 AGEs (advance glycation endproducts) 蓄積測定には特に必要になる．

② 嗜好の偏り，食事内容の偏りを知り，是正する

　嗜好に偏りがあれば，できる限り是正する．従来から言われているように，許容範囲の蛋白質は良質のものということになると，動物性，卵，乳製品ということになるが，赤身肉，カゼインを常食とする人にがん発生率が高いとの疫学調査を考慮すると，これらの食品への偏りは是正されなくてはならない．ファイトケミカルを含む食材からの蛋白質，すなわちブロッコリー，大豆など植物性蛋白質も摂取すべきである．

　ファイトケミカルのように学会ガイドラインに記載がない栄養物質がバランスよく含まれるよう配慮しつつ，適切な食材の使用があるか否かチェックする．

③食品成分表をみるコツ

　腎臓病食品交換表では蛋白質3gを1単位にしている．この切りのよい単位に合わせるために実際の量の端数を四捨五入しているように思われるので，積み重なると蛋白質量は不正確になってくる．そうなると厳密な低蛋白質食を実現することができない．したがって筆者は食品成分表は勧めても，腎臓病食品交換表の使用は勧めない．

　厳密な食事療法を望む場合は，科学技術庁資源調査会から提出されているデータに準拠した食品成分表の数値をもとにしたほうがよい．計算に慣れると，他のカルシウム，リン，鉄，ビタミンなどの量も分かり，食品成分表のほうがさらに手のこんだ食事療法ができるということにもなる．

　また，どの食品に蛋白質が多いかということを知るには，食品交換表でカバーしている食品の種類はそれほど多くないので，調べても書かれていないことがある．これに対して，食品成分表は1,600種位の食品が載っているため，日常の食生活には困らない．したがって，繰り返すが，筆者は食品成分表のみを使用するよう指導している．

食品成分表は自分専用のものを作る

　さらにまた，糖尿病性腎症から腎不全になった患者では，糖尿病食品交換表の1単位と腎臓病食品交換表の1単位では本質的に意味が違うので，大変混乱してパニック状態になる場合がある．糖尿病食品交換表に慣れた患者の場合はカロリー計算のときだけ糖尿病の食品交換表を使用し，後は食品成分表を使うとよい．

　次に，この食品成分表の使用に際して注意すべきは，食品名は同じでも内容は多彩であるという点である．

　たとえば，普通のスーパー・マーケットなどで売っている鶏肉はほとんどが若鶏である．最近は，そのことが書かれているが，多くはそうでないようである．

　豚肉は大型種，中型種と書いてあるものがある．日本で売っている豚肉はほとんどが大型種である．食品成分表で調べるときは大型種のところをみるとよい．

牛肉は，和牛，輸入肉などと書かれているので注意しなければならない．

いずれにしても加工肉，赤肉(牛・豚・羊など)の摂りすぎは悪性腫瘍のリスクにもなるので，蛋白価が高いからと言って許容蛋白量をすべてこれらでまかなうべきではない．

なお，食品成分表も食品交換表も同じだが，ここに書いてある数字は，「水煮」あるいは，「焼き」などと書かれていない限り，生の状態の食べられる部分での含有量を示している．たとえば，魚などは骨つきで100gということではない．骨つきだと130g位になってしまう．じゃがいも100gというのも皮付きで100gではなく，皮をむいた状態での重量を指している．

その他，表7-4のようなORAC値が分かる食材は限られている．1日所要量も厳密な調査が実施済みというわけではない．野菜・果物を1日400g（例えば野菜を小鉢で3皿，果物1皿くらい），ポリフェノールなら1,000〜1,500mgは摂るように心がける．．

④他人の献立を真似る

既に実績のある食事を真似てみる．この場合，むろん香辛料などで自分好みの味に変えてもよいし，食塩制限の程度によっては添加食塩量を増加してもかまわない．この時期も重要で，決して焦ってはいけない．筆者の経験では，低蛋白食事療法がその患者の日常食生活に変わり，何ら矛盾を感じなくなるのに半年近くかかったという例も少なくない．

食事内容の記録や患者自身の食品成分表への書き込みは，その後，食事

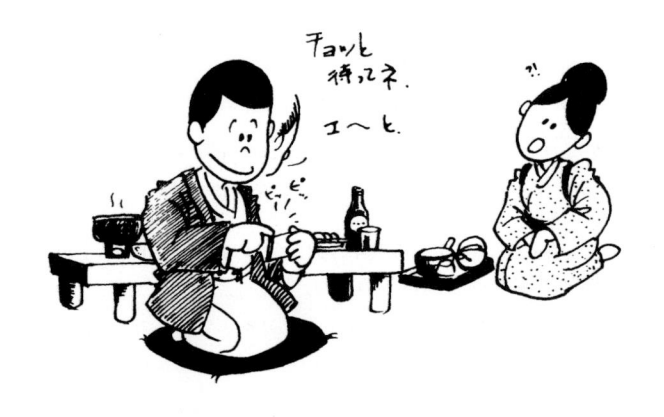

に慣れ，ほぼ繰り返しと判断されるまで続けたほうがよいし，検査についても定期的なチェックが必要である．

　さらに患者のための食事療法の会に積極的に参加するとよい．一般社団法人生活習慣病コーディネーター協会が関与する市民公開講座，研修会，料理教室は，一定の知識，技術習得と認定されると健康エキスパート，コメディディカルエキスパートなどの認定手帳を発行している．自己啓発，生涯学習のための確かな動機付けになるので，積極的な参加が望まれる．
（連絡先：電話 03-5666-2020, 0120-518-120, Fax 03-5666-3010, Email：info@ckdnet.com）

⑤患者自身で専用の食品交換表を作ろう

　自分の日々の食事はそうそう違う物ではない．だいたい食材も決まるはずである．それゆえ，自分の食材リストを作り，自分専用の食品交換表を作るとよい．後は置き換えだけである．

　主食，副食の日々の食品の置き換えをこれまでに少しずつ作ってきた患者個人用食品交換表を用いて行う．これで安心して種々の異なったメニューの低蛋白食が食べられることになる．ファイトケミカル含有量も自然と増してくるはずである．

⑥慣れてきたら自己食事調査をする

　表 7-4 を利用し，慣れてきたら自己食事調査をし，これを持ってかかりつけの管理栄養士と相談するとよい．

文献

- 佐中　孜，茅野大輔，江口　文：保存期腎不全患者におけるシャンピニオンエキスの尿毒症物質―腸内細叢および糞便性状に及ぼす影響．Phamacometrics 7：109-115, 2009
- 金谷節子：今ある放射能を消す食事．主婦と生活社，2011
- 渡邊　昌：ポリフェノール，アンチ・エイジング医学．日本抗加齢医学会雑誌 17：87-89, 2011
- 佐々木甚一：Q&A による「熟成黒にんにく」の最新情報（第 1 刷）．2012 年 7 月 1 日，青森県黒にんにく協会発行

8 腎毒性尿毒症毒素への治療的介入

1 基本戦略

　原疾患を治療することがCKDの治療の基本原則であり，それぞれ重症度あるいは活動性に応じた対応も必要であるが，CKDの進展機序における共通項としての腎障害性尿毒症毒素の蓄積を抑制するという治療は，進展抑制という観点に立つと，極めて重要な治療法となる．しかも第6章でも述べ，世界的にも有用性が確認されているアンジオテンシン抑制療法より有効である可能性さえある．

　このことを証明したのがCAP-KDと命名されたrandomized control studyである．対象は459例で，CKD病期3が95例，CKD病期4が230例，CKD病期5が134例であった．これらの対象患者は腎不全進行速度，性差，年齢，study開始時血清クレアチニン値，血圧，食事療法の内容，使用薬剤（アンジオテンシン抑制薬）の内容などに差がないように2群に分けられている．使用薬剤は全例にアンジオテンシン抑制薬が使用された．2群間で異なるのは経口吸着薬（クレメジン®，図8-1）の併用の有無である．すなわち，経口吸着薬（クレメジン®）の併用群と非併用群の間でのeGFR，クレアチニンクリアランスの変化に対する効果の違いを比較検討している．

　本研究の結果，経口吸着薬（クレメジン®）の併用群では，eGFR，クレアチニンクリアランスの低下速度が非併用群に比較して，それぞれ危険率0.002，0.01の有意差をもって低下していることが明らかにされた．これらの成績から，筆者はアンジオテンシン抑制療法をもってしても抑えることができなかった進行性慢性腎不全にも，経口吸着薬（クレメジン®）は有効であり，腎毒性尿毒症毒素への治療的介入の有用性を示唆していると考

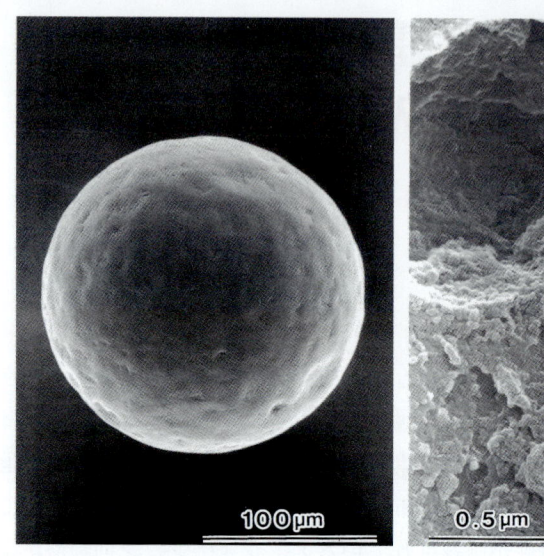

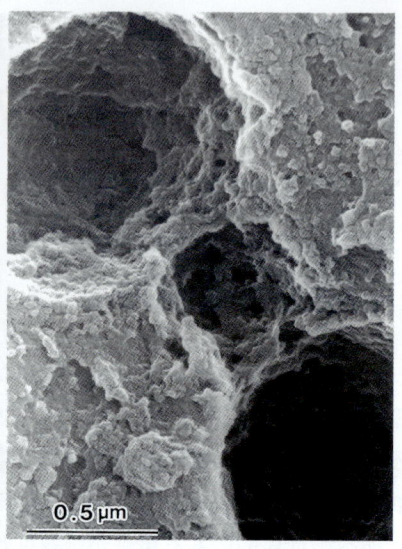

図8-1 クレメジン®の形状および細孔構造
左:クレメジンの全体SEM像,×400
右:クレメジン内部細孔のSEM像,×60,000

えている.

　慢性腎不全の進展に関与する内因性腎毒物質には,リン,尿酸,アンモニア,インドキシル硫酸,アミノ酸,AGEs（ペントシジン,CMLなど）があり,いずれも過度の体内蓄積は腎不全の進行につながることで知られている.なかでも,インドキシル硫酸,ペントシジンは,蛋白,特にアルブミンと高度に結合するため,その大部分は糸球体を通過しない.それらは尿細管上皮細胞においてパラアミノ馬尿酸のような他の有機酸と競合的な分泌機序によって体外に排出されることが推察されるが,そうであれば,同時に,活性酸素の産生を誘導するはずであり,負荷量が多くなれば尿細管細胞障害を起こし,連鎖的に糸球体障害,硬化性病変の深化という経過を惹起する.

　低蛋白食事療法,経口吸着薬（クレメジン®）は,このような腎障害作用のある尿毒症毒素のうち,インドキシル硫酸,AGEsの体内蓄積量を減少させることができる.さらに経口吸着薬投与前後の血清を用いた*in vitro*

(ネフロン数)
(尿毒症物質濃度)

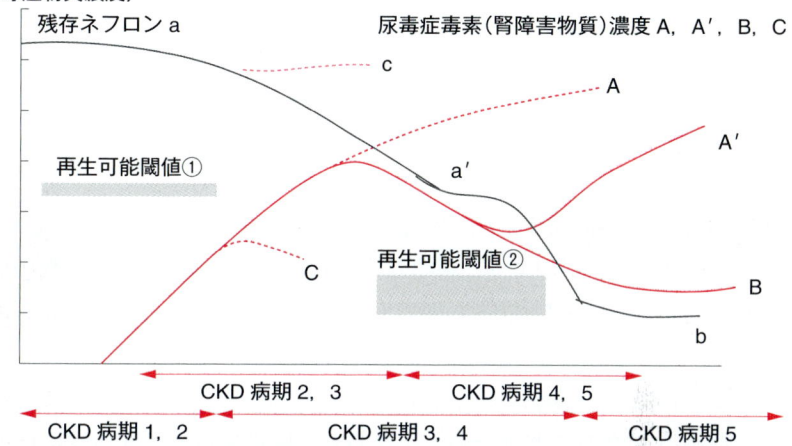

図8-2　腎不全進行における尿毒症毒素(腎障害物質)濃度と腎障害閾値(推定)
赤曲線は尿毒症物質濃度，黒曲線はネフロン数を表す．

の実験を行なうと，経口吸着薬投与後の血清では，内皮細胞におけるVCAM-1, MCP-1, RAGEなどの動脈硬化関連遺伝子の発現が抑制されることも明らかになっている．

　このような腎障害性尿毒症毒素と腎障害からの再生の関係について，筆者は図8-2のような機序の存在を推定している．

　ここで，曲線A, A′, B, Cは腎障害性尿毒症毒素の体液濃度(腎に対して慢性的に負荷される濃度)，曲線a, a′, b, cはネフロン数を表す．図中の左上端の曲線aとの接点近辺は大部分のネフロンが健常と思われるCKD病期1，病期2を示し，尿毒症毒素濃度もほとんど認められないほど低値にある．しかし，CKD病期3のように健常ネフロン数が減少すると，それに応じて尿毒症毒素濃度は増加しはじめることになるが，その濃度が増加し続け，CKD病期3, 4の曲線A, A′になると，尿毒症毒素によって腎は障害され，191頁に述べるところのCKDにおける腎障害の悪循環系に入ることになる．ネフロンは曲線a′, bと減少し，最終的には末期慢性腎不全へと進む．この場合，障害の主座が糸球体より尿細管(第1章参照)であれば，腎機能障害の悪化抑制，腎臓病寛解の可能性が出てくる．

尿細管上皮細胞には強力な再生機能が存在している．この再生可能閾値を超えて尿毒症物質が腎に負荷されると，尿細管障害に続いて糸球体も障害され，ネフロン数も減少し，CKD病期3～5の曲線bへと移行する．ここでの尿毒症物質による障害閾値（再生可能閾値①）を超えることなく，尿毒症物質濃度が低下し，CKD病期2，3で想定されるような曲線Cの尿毒症毒素濃度になれば，尿細管上皮細胞の再生能力も手伝って，ネフロン数は病期2～4の曲線cとして回復する可能性があり，これが寛解である．

　しかし，図の右端のように病期5では尿毒症物質の濃度を食事療法や経口吸着薬によって病期4，5の曲線Bの尿毒症毒素濃度のように低下させることができたとしても，尿細管の障害閾値は再生可能閾値②のように移動しているため，尿毒症物質濃度がある程度低下しても曲線A′にとどまり，曲線Bになることはない．すなわち，尿毒症物質濃度は常に再生可能閾値②の壁に阻まれることになり，尿細管の再生には至らず，食事療法や経口吸着炭の効果は得られない．

　病期5においては，尿毒症物質濃度を低下させても，曲線Bのように厚みを増した再生可能閾値②の壁を通り抜けられない．つまり病期5のCKDを寛解させることは困難ということになる．病期5は，腎代替療法開始時期の遅延と次にくる維持透析期における生命予後，QOLを優れたものにすることに最大限の精力を注ぐべき病期と承知すべきと考える．食事療法に起因した低栄養だけは回避しなくてはならない．

　CKD病期3，4において，食事療法や経口吸着薬が開始されることが多いのが現実である．これがCKD病期3，4の曲線A，A′の尿毒症毒素濃度である．通常は治療的な介入がなされるので，尿毒症毒素の腎負荷量は曲線A′のように増減することになる．病期4では尿毒症物質の腎負荷量を障害閾値②以下に下げることが難しい．このため，病期4以降のCKDは進行性にネフロン数の減少，すなわち末期腎不全という帰結を迎えることになると推察している．

　このような病態の存在を念頭に置いて，腎毒性尿毒症毒素への治療的介入のための戦略を練ることが必要と考えており，そのための実際について以下に述べることとする．

2 経口吸着薬

　CKDの進展機序には，既に述べたように，種々の尿毒症物質の体内蓄積が関与している．市川らは，5/6部分腎摘による腎不全ラットを作成し，尿毒症毒素が腎毒物質となって腎硬化症を悪化させ，そのことにより腎機能障害はさらに重症化するという悪循環が慢性腎不全の進展機序であるとの仮説を提唱した．丹羽らは，このような尿毒症毒素のうち，インドキシル硫酸が慢性腎不全の悪化因子になりうるとの実験成績を報告している．

　筆者も，単離灌流腎におけるイヌリンクリアランス，パラアミノ馬尿酸クリアランス，酸素消費量に及ぼすインドキシル硫酸の影響について検討しているが，その結果，インドキシル硫酸はパラアミノ馬尿酸クリアランスを抑制し，酸素消費量を亢進させることが判明した．このような単離灌流腎では，主として近位尿細管の刷子縁にセリウム塩の沈着物も確認された(図8-3)．インドキシル硫酸を添加した継代近位尿細管細胞をelectron spin resonance (ESR) にかけると，活性酸素の産生が誘導することを示唆するESRスピンアダクトも得られる．

　インドキシル硫酸は，クレアチニンクリアランスが50 mL/分以下に低下した慢性腎不全患者の体液中に蓄積しているが，これと類似の作用を持つ有機酸は他にも存在すると考えられ，これらが，上記の理由で，活性酸素産生の亢進を介して，尿細管細胞の障害や尿細管の管腔の閉塞を招来することは想像に難くない．尿細管障害は，必然的に糸球体障害，硬化性病変の悪化を惹起することに異論はないであろう．

　血中に蓄積した蛋白に関連した尿毒症毒素の濃度 (図8-2) を低下させるためには，低蛋白食事療法が有効であるが，その継続的な実行は困難を伴う．これに対して，AST-120と呼ばれる経口活性炭は，薬剤として扱われているために，十分な基礎研究とともに長い年月と十分な症例数を重ねた臨床研究に裏打ちされた数多くの知見により，低蛋白食事療法と同等ないしはそれ以上の効果があることが示されている．健康保険の適用も受けられる．AST-120によるインドールの吸着は，インドキシル硫酸などの腎毒性物質の減少を意味し，尿細管上皮細胞などへの過剰負荷の軽減に

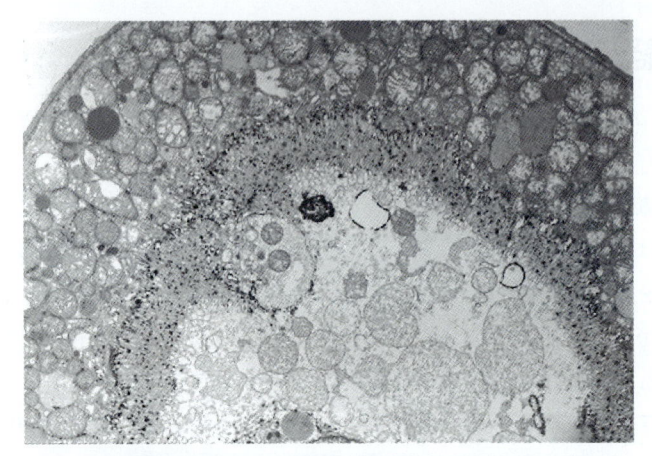

図 8-3　近位尿細管の刷子縁に確認されたセリウム塩の沈着物

ラットより腎を単離し，あらかじめ水酸化セリウムが加えられた灌流液で灌流したラットの単離灌流腎にインドキシル硫酸を加えると図のように尿細管上皮細胞の刷子縁を中心としてセリウム塩の黒色粒子を無数に観察できる．培養上皮細胞で観察できたようにインドキシル硫酸を加えると発生する OH ラジカルと反応した水酸化セリウムがセリウム塩を形成し，黒色粒子として沈殿したものと推察される．

つながり，それにより尿細管障害の軽症化，尿細管の再生につながり，臨床的には腎機能改善として表現されてくると予想される．

　また，このような腎障害性物質は蛋白質に関連したものだけではない．ペントシジンなどの五炭糖とアミノ酸の化合物の血中濃度も腎機能障害とともに上昇するため，これらの生成抑制あるいは除去をはかる必要がある．

　クレメジン®はクレアチニンの吸着薬として開発されたものの，その後の研究で物質への吸着性能は，当のクレアチニンと比較すると，インドキシル硫酸やペントシジンにおいてはるかに高いことが判明した．その結果，CKD 進展機序を考えて治療戦略を立てるうえでは，腎障害尿毒症毒素の存在を意識することが不可欠となっている．

　クレメジン®は，直径 0.2～0.4 mm の球形の石油系炭化水素からなる経口可能な活性炭である．

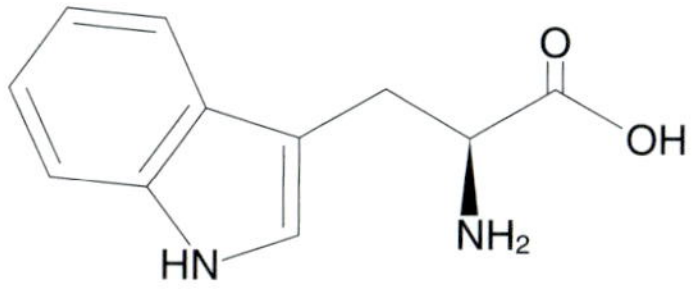

図 8-4　トリプトファン

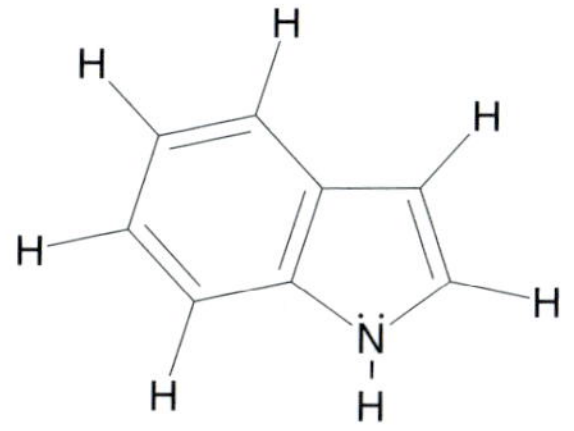

図 8-5　インドール

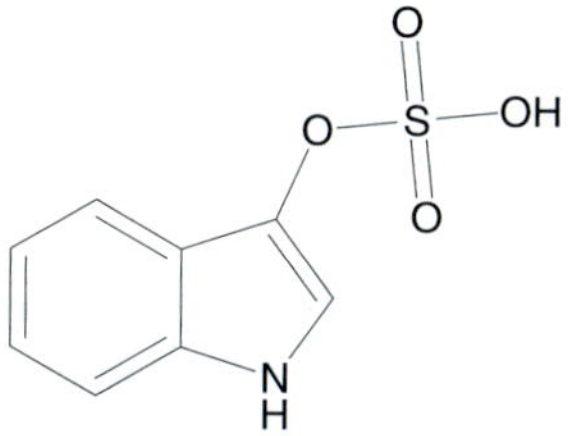

図 8-6　インドキシル硫酸

1. インドキシル硫酸の生成

　インドキシル硫酸はアミノ酸の一つであるトリプトファン（図 8-4）が大腸菌などの腸内細菌によってインドール（図 8-5）に変換されることから生成の一歩が始まる．インドールは腸管での吸収がよいと言われ，そのまま門脈系から肝臓に運ばれる．肝臓では，硫酸抱合が行なわれ，インドキシル硫酸に変えられる．

　インドキシル硫酸（図 8-6）は蛋白結合性が高く，90％以上に及ぶ．同時に腎糸球体からは濾過され難く，尿細管，おそらく近位尿細管から能動的に体外に排除されると考えられており，その後の腎への影響は 241～244 頁で述べた通りである．

2. 服用量

　進行性慢性腎不全の治療を目的として市販されている経口（尿毒症物質）吸着薬については経口吸着炭製剤の種類＊（次頁）を参照されたい．クレア

チニンを吸着するという作用から考えると，CKDの治療には，2〜6 g/日（1カプセル200 mgクレメジンの30カプセル）の服用を必要とする．

服用量の妥当性については，臨床的に効果の用量依存性を検討した研究があり，クレアチニンの上昇速度が用量依存的に抑えられることが明らかになっている．

なお，クレメジン®1 gはインドール0.697 gを吸着するという基礎実験がある．蛋白60 gは，仮にすべてを卵で摂取したとすると，約0.114 gのトリプトファンが作られ，当モルがインドールに変換されるとすると，インドールのモル質量117.15 g/molなので，約0.06 gのインドールが作られることになる．クレメジン®6 gという服用量は生産されるインドール量からみると，極めて乱暴な仮定であるが，十分量ということになり，臨床効果が蛋白30 g/日に匹敵するという実感は合うような気もする．

本剤は，患者にとっては比較的服用しにくい薬剤で，便秘，腸蠕動低下などの副作用もあるため，少量すなわち細粒の場合2 g/日，カプセルは10カプセル/日からの開始を勧めている．

3. 経口吸着薬の開始時期

> 経口尿毒症毒素吸着薬は，慢性腎不全の進行が確認できたときが開始時期

添付文書には次のことが書かれている．
①進行性の慢性腎不全と診断された保存療法期の患者を対象とすること．本剤適用の前には血清クレアチニンの上昇により進行性の慢性腎不全で

---

* 吸着炭としては，現在以下のような製剤が市販されている．

薬品名	規格	薬価	メーカー
クレメジンカプセル	200 mg	23.8	クレハ
クレメジン細粒分包	2 g	117.2	クレハ
球形吸着炭カプセル「マイラン」	200 mg	15.3	マイラン
球形吸着炭細粒「マイラン」	2 g	78	マイラン
キューカルカプセル	286 mg	24.9	日医工
キューカル細粒分包	2 g	84.2	日医工

表 8-1　血清クレアチニン値の変化の目安

1 か月前の血清クレアチニン値	→	現在の血清クレアチニン値
2.9 mg/dL	→	3.0 mg/dL
4.8 mg/dL	→	5.0 mg/dL
6.5 mg/dL	→	7.0 mg/dL

表 8-2　65 歳男性 1 か月あたりの 1/S-Cr の変化

		0.01	0.02	0.03	0.04	0.05	0.06	0.07
1か月前の血清クレアチニン値	1.2	1.21	1.23	1.24	1.26	1.28	1.29	1.31
	1.5	1.52	1.55	1.57	1.60	1.62	1.65	1.68
	2.0	2.04	2.08	2.13	2.17	2.22	2.27	2.33
	2.5	2.56	2.63	2.70	2.78	2.86	2.94	3.03
	2.9	2.99	3.08	3.18	3.28	3.39	3.51	3.64
	3.0	3.09	3.19	3.30	3.41	3.53	3.66	3.80
	3.5	3.63	3.76	3.91	4.07	4.24	4.43	4.64
	4.0	4.17	4.35	4.55	4.76	5.00	5.26	5.56
	4.5	4.71	4.95	5.20	5.49	5.81	6.16	6.57
	4.8	5.04	5.31	5.61	5.94	6.32	6.74	7.23
	5.0	5.26	5.56	5.88	6.25	6.67	7.14	7.69
	5.5	5.82	6.18	6.59	7.05	7.59	8.21	8.94
	6.0	6.38	6.82	7.32	7.89	8.57	9.38	10.34
	6.5	6.95	7.47	8.07	8.78	9.63	10.66	11.93
	7.0	7.53	8.14	8.86	9.72	10.77	12.07	13.73

■ CKD 病期 3　　■ CKD 病期 4　　■ CKD 病期 5

　あることを確認したうえで，適用を考慮すること．
②透析導入の遅延に関しては，本剤適用前の血清クレアチニン (S-Cr) の上昇の割合が中等度以上，1 か月あたりの 1/S-Cr の変化が 0.01 dL/mg 以上であることを確認したうえで，本剤の適用を考慮すること．
　クレメジン添付文書では，進行性の慢性腎不全であることの確認とし

て，血清クレアチニン値の変化の目安として**表 8-1**のような目安を付記している．

そして，日本腎臓学会 CKD 診療ガイドでも CKD 病期 4，5 では本剤により尿毒症症状の改善と透析導入の遅延効果が期待できるとしている．

しかし，日本腎臓学会のガイドははなはだ疑問が残る．筆者は使用はもっと早い時期，すなわち CKD 病期 3b で使用することで効果を最大限発揮させることができると考えている．なぜなら，末期 CKD に向けて進行速度があまりに速い CKD には効果を発揮しにくいことも明らかになっており，また，除去対象となる主要な腎障害性尿毒症毒素の一つであるインドキシル硫酸の存在を考えると，インドキシル硫酸は血清クレアチニン値が正常値以上，すなわち 1.0 mg/dL を超えた頃には正常値以上に上昇していることからも推察できる．

また，血清クレアチニン (S-Cr) の上昇の割合が中等度以上，1 か月あたりの 1/S-Cr（クレアチニンの逆数）の変化が 0.01 dL/mg 以上であることが腎不全進行の目安となるが，血清クレアチニン (S-Cr) 値と 1/S-Cr の関係を表にした**表 8-2**からも分かるように，血清クレアチニン値が 1.21 mg/dL であった 65 歳の CKD 男性が 1 か月後の検査で 1.31 mg/dL に上昇していたなら，1/S-Cr は 0.07 に上昇し，変化は明らかに 0.01 dL/mg 以上である．血清クレアチニン値 1.31 mg/dL は進行性慢性腎不全と診断することができ，経口吸着薬を開始することは健康保険の決まりからも可能となる．ちなみに血清クレアチニン値 1.31 mg/dL は 65 歳男性であれば，eGFR は 43 mL/分（病期 3b）と算定されるはずである．

4. 経口尿毒症毒素吸着薬で食事療法の不完全を補う

尿毒症毒素による腎臓への負荷を低減させる効果を持つ低蛋白食事療法との併用でも相加効果が示され，さらには蛋白制限レベルを緩和してもクレメジンを併用することで補完的な効果が得られる．すなわち，低蛋白食事療法の有効性は明らかであるが，その継続的な実行は困難を極めることが多いため，クレメジンとの併用は今後の治療戦略の一つになりうる．少

数例の検討ではあるが，CKD 病期 3〜4 を対象とした糖尿性腎症，非糖尿病性腎症例における有効性も見出されてきた．これらの検討では，蛋白制限食は 30 g 以下/日に制限してはじめて腎不全の進行抑制という効果が発揮されるのであって，それを超える蛋白質摂取量の場合はクレメジンの併用がない限り腎不全の進行抑制という効果は期待できないという成績であった．

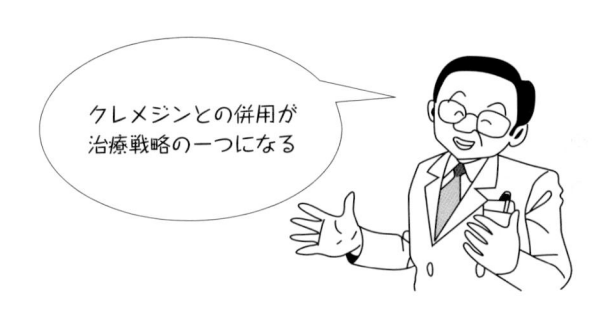

> クレメジンとの併用が治療戦略の一つになる

　また脈波伝播速度（PWV）や内膜中膜複合体厚（IMT）を指標として，クレメジンの影響を 2 年間経過観察したところ，クレメジン服用患者群でいずれの指標も良好な推移を示し，吸着療法が動脈硬化進展にも有効であることが示された．尿毒症毒素が動脈硬化進展に関与していることが示唆されてきていることから，今後，CVD イベントをエンドポイントとした臨床研究が期待される．

　最近のレトロスペクティブ解析によると，慢性糸球体腎炎を原疾患に持つ CKD 患者の中でも低蛋白血症，高コレステロール血症，高血圧，貧血などを合併していない患者，糖尿病腎症患者では，血圧が正常域近くにコントロールされ，ヘマトクリット値が 30% 以上の患者に対しては，クレメジンにより透析療法導入遅延だけでなく，腎機能を改善する可能性があることが分かり，腎不全の寛解をターゲットとした前向きな臨床研究も期待される．

5. 経口吸着薬服用上の注意

　蛋白制限食のストレスを軽減するとはいえ経口吸着薬による治療を患者に理解してもらうことは重要である．1日6gと大量に服用すること，黒い粒子であることから薬剤としての違和感，さらに口に含んだ際のジャリジャリ感から，服用に難を示す患者もいる．

　そこで，患者の服用実態を聞き出すことは容易ではないが，できる限り聞き出すとともに，医療側から次の点に注意する．

①袋状のオブラートやコップに水とともに懸濁して服用するなど，患者の好みに合う服用法を紹介する．

②カプセル剤〔10カプセルが細粒剤1包（2g）にあたる〕を使って，少量から開始し慣れてもらうなど配慮が必要である．

③患者による服薬遵守を徹底するために，身近な指標であるeGFR，血清Cr値の変動を患者とともに来院時に確認していくことも，クレメジンの服用のみならず，腎不全治療への患者自身の自発的な参加意識を高めるうえで重要と考えられる．

④安全性については，消化管の通過障害，消化管潰瘍，食道静脈瘤のある患者や便秘をしやすい患者では慎重に投与する必要がある．

⑤基礎疾患に肝障害を有する場合には，血中アンモニア値が上昇する場合があるので注意する．便秘傾向にある患者では下剤を使用してもよいが，筆者らの経験ではラクツロースの持つ下痢という副作用を利用し，さらにラクツロースの持つアンモニア低下作用を期待して併用するという方法もある．

⑥クレメジンは，尿毒症毒素だけでなく同時に服用する他の薬剤も吸着するのではないかとの心配もある．実際のところはほとんど吸着しないと言われているが，注意してし過ぎることはない．併用薬剤とは30分から1時間程度ずらして服用するなど注意が必要である．筆者は毎食前に服用するよう勧めており，これで血圧調整が適切でなくなるなど不都合なことはない．

⑦そもそも服用困難な薬剤であるため，患者用情報端末としての機能もあ

わせ持つサイトのアイピーフォー (ipfor.net) の服用リマインド機能を利用するとよい.

症例：蛋白摂取量が常に指示量を超え，さらには日常的に ad rib に近い状態でありながら，クレメジン服用の励行で比較的長期間，腎機能の低下傾向が最小限に抑えられた CKD 病期 4

> 【症例】患者は 75 歳の男性である．2004 年 6 月に 24 時間クレアチニンクリアランス 34.5 mL/min, eGFR 14.6 mL/min, 尿蛋白 0.65 g/日にて筆者外来に紹介されてきた．Hb 11 g/dL, 尿酸 7.4 mg/dL, 血圧 160/82 mmHg であり，中等度の腎性貧血を伴う高血圧性腎症による CKD 病期 4 と考えた．血清総コレステロール 191 mg/dL, 中性脂肪 227 mg/dL であり，低蛋白食事療法（蛋白質 30 g/日，エネルギー1,600 kcal, 食塩 3 g/日）を指導した．同時に，ARB, 経口吸着炭，アロプリノールを処方し，紹介元には ESA 製剤 12,000 単位の皮下注射を依頼した．

高尿酸血症は 6.6 mg/dL 前後，高中性脂肪血症は 180 mg/dL 前後，腎性貧血は Hb で 12 g/dL 超，血圧は 125〜135 mmHg にコントロールできるようになっていたが，食事，蛋白摂取量は図 8-7 に示すように多いときは 100 g/日に近いなど，理想と思われる量をはるかに超えるだけでなく，日々，全く一定していなかった．

しかしながら，一般にコンプライアンスが悪いことでよく知られている経口吸着炭は 6 g をほぼ毎日，定期的に服用していた．

■診療のキーポイント

①CKD 病期 4 であり，食事療法における蛋白摂取量は 30 g/日とするよう指導した．しかしながら，励行されたことはなく，図 8-7 で明らかなように一定量が摂取されることはなく，常に変動し，その過程で 90 g/日以上に及ぶ日さえあった．このように蛋白摂取量の過剰は明白である．

②このような蛋白質代謝産物の腎への過剰負荷を表していると考えている．このことを示唆しているのが，イヌリンクリアランスの算定式から求められる eGFR と 24 時間クレアチニンクリアランス（Ccr）の変化で

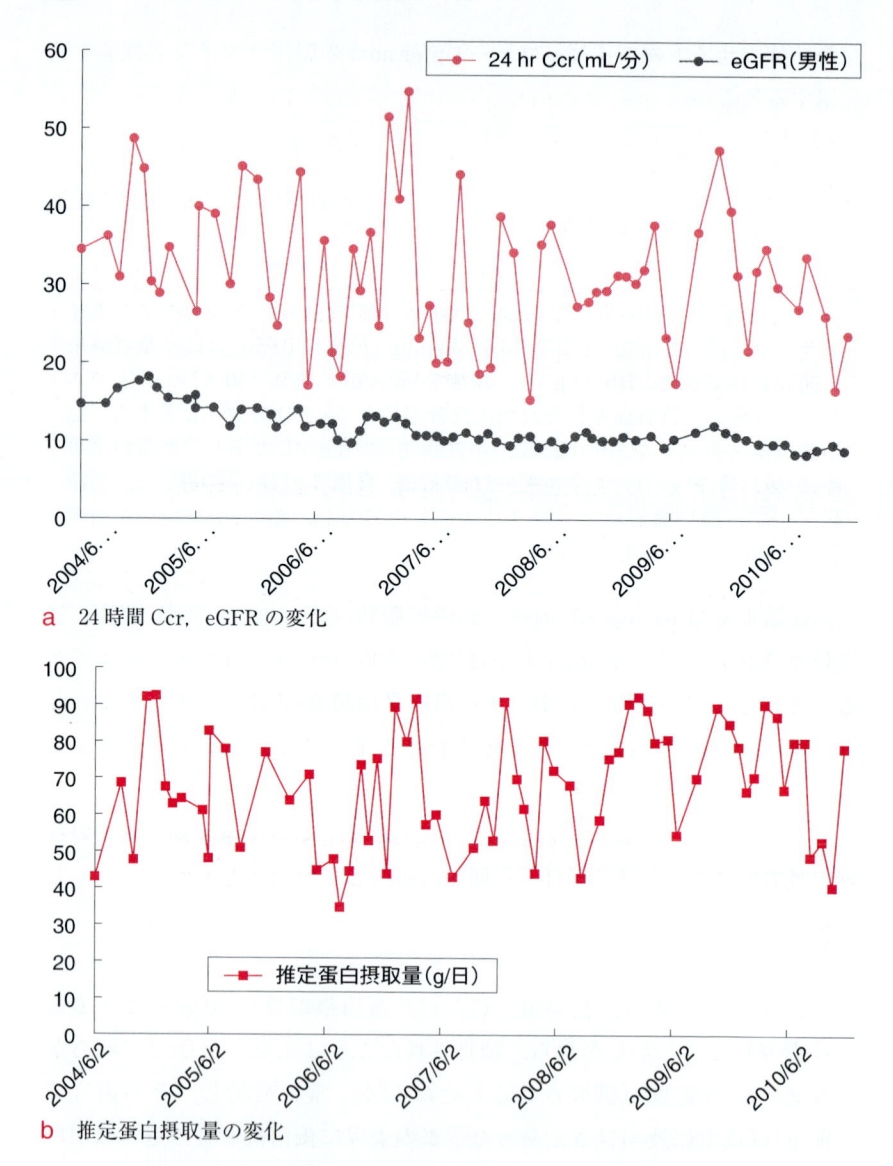

a 24 時間 Ccr, eGFR の変化

b 推定蛋白摂取量の変化

図 8-7　CKD 病期 4 の腎硬化症症例
蛋白摂取量が常に指示量を超え，さらには日常的に ad rib に近い状態でありながら，経口吸着薬服用の励行で比較的長期間，腎機能の低下傾向が最小限に抑えられた

あると考えている．すなわち，これらが一致あるいは 78 頁で述べたように Ccr×0.715 が eGFR と同程度になることもなかった．蛋白質代謝産物の腎への過剰負荷はクレアチニンの尿細管からの過剰分泌を生んでいるため，実際の機能以上に Ccr が上昇していると推察している．しかも eGFR と比較して変動も非常に大きくなっている．

③このような症例では尿毒症毒素の過剰負荷，尿細管への過剰循環が起きていると想像し，是正のために何らかの方策をとることが求められると考えている．

④この患者では，クレメジンの服用は日々，欠くことがない．本剤は継続服用が困難な薬剤として知られているが，例えば，服用リマインド機能を利活用するなど，継続服用のための様々な工夫が求められる．

⑤上記のことは CKD の制覇のためのキーワードであると考えている．

6. 低蛋白食事療法における蛋白質 30g/日の妥当性

尿毒症物質には，尿素，アンモニア，クレアチニン，尿酸，グアニジノ化合物，馬尿酸，フェノール類，インドール類，脂肪族アミン，β_2 ミクログロブリン，advanced glycation end-products（AGEs），活性酸素，過酸化脂質，ホモシステイン，副甲状腺ホルモン，その他（水，カリウム，ナトリウム，リン）などがある（60，61 頁参照）．これらのうち，インドキシル硫酸，アンモニア，尿酸，リンなどの蛋白質関連物質は 241 頁の**図 8-2** の尿毒症物質のように腎障害性に働く．したがって，低蛋白食はこれらの血中貯留を減少させることにつながる．しかしながら，これを超える蛋白摂取量，例えば 50 g/日，60 g/日では継続のコンプライアンスは良好でも CKD の進行を抑制し，寛解に持ち込むことはできない（242 頁参照）．その理由は，推測の域は出ないが 242 頁で述べたように．蛋白質から作られる腎障害性尿毒症物質の腎負荷量を障害閾値以下に低下させることができないことによると考えている．

経口吸着薬（クレメジン®）の腎不全進行抑制効果は多数の研究者が指摘するところであるので，この知見を参考とすれば，通常使用量 6 g のクレメジンはインドキシル硫酸 1.152 g を吸着することで知られている．この

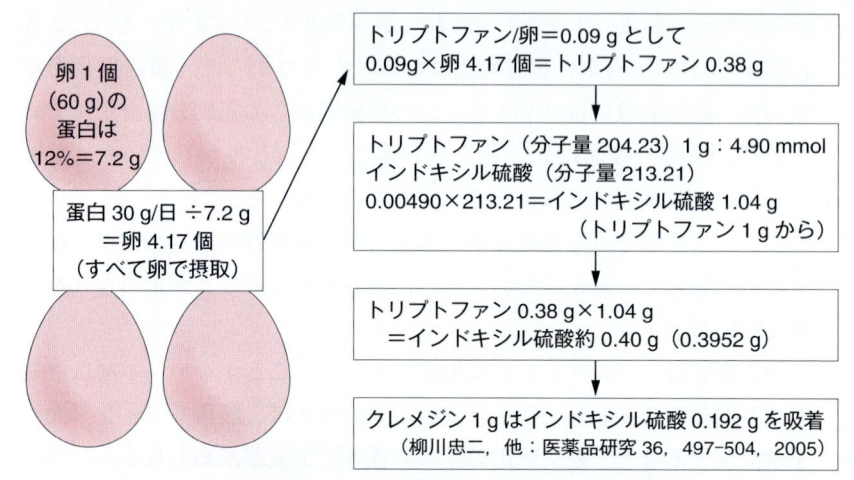

```
卵1個                トリプトファン/卵＝0.09 g として
(60 g)の             0.09 g×卵 4.17 個＝トリプトファン 0.38 g
蛋白は
12%＝7.2 g
                     トリプトファン（分子量 204.23）1 g：4.90 mmol
蛋白 30 g/日 ÷7.2 g   インドキシル硫酸（分子量 213.21）
 ＝卵 4.17 個         0.00490×213.21＝インドキシル硫酸 1.04 g
 (すべて卵で摂取)              （トリプトファン 1 g から）

                     トリプトファン 0.38 g×1.04 g
                       ＝インドキシル硫酸約 0.40 g（0.3952 g）

                     クレメジン 1 g はインドキシル硫酸 0.192 g を吸着
                          （柳川忠二，他：医薬品研究 36，497-504，2005）
```

図 8-8　クレメジンの吸着効果から推測される至適蛋白摂取量

インドキシル硫酸量は 1 日に摂取する蛋白質 30 g をすべて卵で摂取したと仮定したときのインドキシル硫酸生成量の約 19 倍である．クレメジンは腸管内でインドキシル硫酸を直接，吸着するわけではなく，インドールの吸着が起点になるので，吸着効率がたかだか 5％に過ぎないとすれば，蛋白質 30 g/日に制限した食事療法にしないとクレメジン® 6 g と同等か，それ以上の臨床効果が得られないことになる（図 8-8）．

しかし，その効果は腎障害性尿毒症物質の体内蓄積を幅広く減少させるという点でクレメジンより優れている可能性もあり，腎毒性尿毒症毒素への治療的介入での基本戦略として位置づけられる．

文献

- Akizawa T, et al：A multicenter, randomized, controlled trial of a carbonaceous oral adsorbent's effectiveness against the progression of chronic kidney disease；the CAP-KD study. Am J Kidney Dis 54：459-467, 2009
- 佐中　孜，太田和夫，杉野信博・他：尿毒症患者にみられる蛋白結合能阻害因子（1x）のラット単離腎における para-aminohippurate（PAH）分泌機能におよぼす影響．腎と透析 12：567-572, 1982
- 佐中　孜，樋口千恵子，松澤　史・他：蛋白制限とフリーラジカル；慢性腎不全進行因子としてのインドール硫酸．腎と透析 41：449-453, 1996

- 佐中 孜：ウレミックトキシン吸着除去療法の成果と目指すところ．クレメジンシンポジウム 2002 記録集．21 世紀の保存期腎不全集学的治療戦略（2002 年 3 月 2 日）．
- Niwa T, et al：The protein metabolite hypothesis, a model for the progression of renal failure；an oral adsorbent lowers indoxyl sulfate levels in undialyzed uremic patients. Kidney Int Suppl 62：S23-S28, 1997
- Motojima M, et al：Role for "uremic toxin" in the progressive loss of intact nephrons in chronic renal failure. Kidney Int 40：461-469, 1991
- Niwa T, et al：Progression of glomerular sclerosis in experimental uremic rats by administration of indole, a precursor of indoxyl sulfate. Am J Nephrology 14：207-212, 1994
- Miyazaki T, et al：Indoxyl sulfate increases the gene expressions of TGF-beta 1, TIMP-1 and pro-alpha1(1) collagen in uremic rat kidneys. Kidney Int 62：S15-S22, 1997
- Sanaka T, et al：Effect of combined treatment of oral sorbent with protein-restrected diet on change of reciprocal creatinine slope in patients with CRF. AJKD 41：35-37, 2003
- Sanaka T, et al：Clinical Analysis of Reno-protective Responding Patients Administrated with Oral Adsorbent in Chronic Renal Failure Secondary to Chronic Glomerulonephritis. Ther Apher Dial 7：269-278, 2003
- Sanaka T, et al：Protective effect of an oral adsorbent on renal function in chronic renal failure：determinants of its efficacy in diabetic nephropathy. Ther Apher Dial 8：232-240, 2004

9 合併症あるいは合併病態への治療的介入

1 治療的に介入すべき合併症，合併病態にはどのようなものがあるか

　高血圧，脂質異常症，虚血性心血管病，動脈硬化症，貧血，低栄養，血液凝固亢進，腎静脈血栓症，脱水，うっ血性心不全，ショック，電解質異常，代謝性アシドーシス，妊娠高血圧症候群，感染症，尿路閉塞，薬剤使用，不安感などがCKDの進行に影響する合併疾患あるいは合併病態として列挙できる（137頁，表4-2）．

　腎臓病の予後，生命の予後の決定因子として，現在最も注目されているのが心腎相関である．すなわち，CKD患者はCVD（cardio vascular disaese；心筋梗塞，脳梗塞，脳卒中）発症の発生率が一般人口に比較して5～10倍も高い．末期腎不全患者では日本透析医学会の死因統計では2011年12月末で，透析導入年死亡患者の28.9％が心不全などの心血管合併症で死亡している．そればかりか，CKD患者は，ESRD（末期腎不全）よりも，CVD

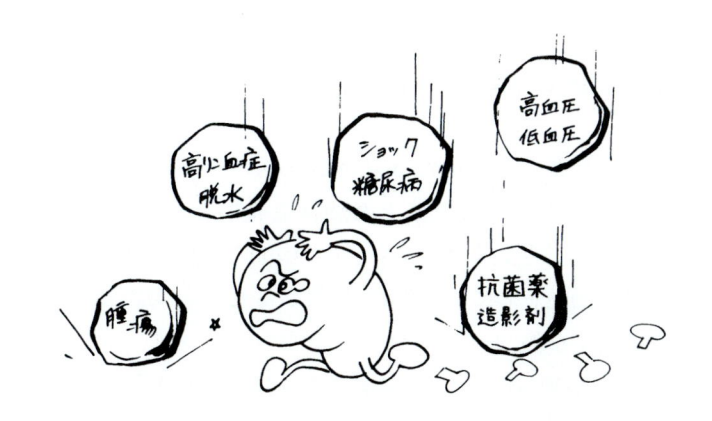

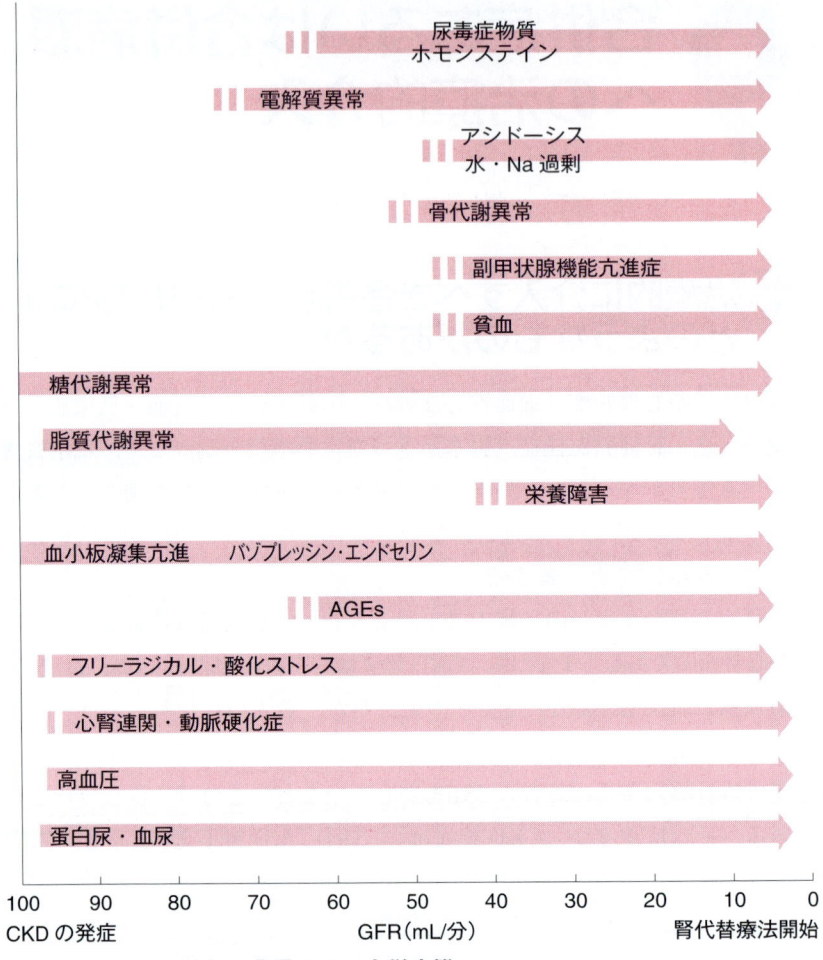

図9-1 CKDの進行と背景因子・合併病態

（図中項目：尿毒症物質・ホモシステイン、電解質異常、アシドーシス、水・Na過剰、骨代謝異常、副甲状腺機能亢進症、貧血、糖代謝異常、脂質代謝異常、栄養障害、血小板凝集亢進、バゾプレッシン・エンドセリン、AGEs、フリーラジカル・酸化ストレス、心腎連関・動脈硬化症、高血圧、蛋白尿・血尿）

横軸：GFR(mL/分) 100（CKDの発症）～0（腎代替療法開始）

で死亡する確率も高く，cardio renal anemia syndrome という概念でまとめられている．CVDによる死亡とESRD進展率をみると，CVDによる死亡率はESRDへの進展率より高い．この傾向はCKD病期2から既に認められ，尿蛋白陽性患者におけるCVDによる死亡率は陰性患者と比較すると，さらに高くなる．

これらの背景病態は，図9-1に示すようにCKDの発症初期から末期

に至るまで酸化ストレスへの曝露*1，高血圧症，脂質異常症，二次性副甲状腺機能亢進症，腎障害性尿毒症毒素の体内貯留など様々な要因が関連している．

2 動脈硬化症・脳心腎連関

1. 概要

慢性腎不全患者に合併する動脈硬化症は，一般者と比較して重症度が高い．中膜を中心としたびまん性管状の石灰化や内膜アテロームに生じる石灰化など，動脈硬化病変は通常と比較してより高度になっている．リスクファクターとしては，下記に述べること以外に，CKD 患者全般に言えることとして，カルシウム・リン代謝異常，二次性副甲状腺機能亢進症，インスリン抵抗性*2 などがあげられる．そのうち特に高リン血症は冠動脈石灰化の程度と相関し，また透析患者では維持透析期間が長いほど石灰化

---

*1 酸化ストレス（活性酸素，フリーラジカル）：慢性腎臓病の原因となる疾患の進展において，酸化ストレスが深く関与していることは以前から指摘されてきた．なかでも過酸化脂質，HOCl⁻は比較的寿命が長く，全身への撒布が推察され，動脈硬化など血管障害を引き起こすことで知られている．その意味では，糸球体腎炎の発症，進展に関与することが知られている免疫複合体，補体活性化因子，炎症性メディエーター，プロスタサイクリンなどは，ほとんどすべて活性酸素産生に関与している可能性があり，腎の内皮細胞，上皮細胞，メサンギウム細胞，尿細管上皮細胞など腎固有細胞はいずれも活性酸素生成細胞であることも明らかになっている．また，好中球，単球などの浸潤細胞は活性酸素を大量に発生しうる細胞であって，極めて早期から活性酸素による修飾を受けている．
活性酸素は CKD における悪循環の主役であり，活性酸素は CKD の病期 1 から 5 に至るまで全身血管を場として，悪役を演じ続けていると言える．
*2 インスリン抵抗性：CKD 病期 5（末期腎不全）になると，耐糖能障害の有無とは無関係に，ほとんどすべての患者において空腹時やブドウ糖負荷後の血漿インスリン濃度が健常者と比べて高いというインスリン抵抗性が認められる．このようなインスリン抵抗性は動脈硬化の進展要因となり，CKD 病期 3 から顕在化する uremic toxins 蓄積，アシドーシス，副甲状腺機能亢進，活性型ビタミンD欠乏，腎性貧血がこれに拍車をかける．CKD 全体通じて起きうる低栄養，栄養バランスの偏り，運動不足なども悪影響を及ぼす．

も高度になると言われている．冠動脈については，全周性で縦長広範囲にわたる石灰化があっても内腔の有意な狭窄病変が認められず，臨床的には安静時狭心症を呈することが多い．これは，高血圧やインスリン抵抗性や内膜障害によるNOの産生不全が原因で，NOを介する血管拡張障害のために，血流低下が起きることが原因と考えられる．むろん，狭心症などの虚血性心疾患症例も多いと考えるべきで，加えて無痛性であることが多い．びまん性の石灰化病変を伴う多枝病変症例も多く，そのような症例では経皮的血管形成術(PTCA)に比してバイパス術の生命予後がよいとの報告があるが，最近は従来からのバルーン(風船)による冠動脈拡張術だけでなく，金属ステントに細胞増殖抑制作用のある薬剤とポリマーが塗布され，ステント留置後にステントからそれらが溶出し，再狭窄を十分に抑制できるように工夫されたメッシュ状の金属の筒も開発され，PTCAによる救命症例が増えている．

そもそも，腎機能低下はCKDの結果であるが，腎機能低下そのものが心腎相関のなかで，CVD (cardio vascular diasese；心筋梗塞，脳梗塞，脳卒中)の大きなリスクファクターになっている．

一方で，心筋梗塞を起こした患者を対象としてeGFRを評価すると，約1/3はCKD病期3以上にまで腎機能が低下している．心筋梗塞発症後，3年間の観察期間に2回目の心血管(CV)イベントを起こす可能性もCKDの病期が進むほど高い．

またCKDの結果，蛋白尿が出現することは今さら言うまでもないが，このような蛋白尿はさらなる腎障害の原因[*3]になる．このため，CKDの原因となる腎臓病への治療，低蛋白食事療法，レニン-アンジオテンシン

[*3] 尿蛋白による腎障害機序：
　(i) ネフローゼ症候群のように，大量の尿蛋白が排出されるような病態では，そのような尿蛋白は尿細管で再吸収されるようになり，その結果尿細管がオーバーワークとなり，尿細管障害が生じる．
　(ii) 蛋白尿には血漿由来のもの(脂肪酸，補体，トランスフェリンなど)が含まれ，これらはそれぞれ腎尿細管障害性であることが知られている．
　(iii) 多発性骨髄腫では大量の尿蛋白(Bence-Jones蛋白とHenleループの上行脚から分泌されるTamm-Horsfall蛋白が結合したもの)が尿細管腔を閉塞することで，cast nephropathyが発症する．

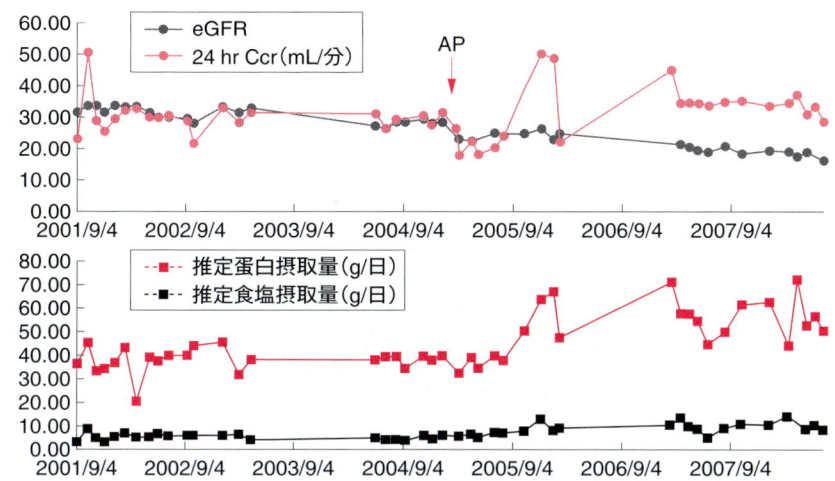

a 無痛性心筋梗塞のために急激な腎機能低下をきたし，24 hr Ccr の不安定化とともに eGFR の低下傾向を示した

図 9-2　CKD 病期 4 の慢性糸球体腎炎症例

系（RA 系）抑制薬や抗血小板薬使用などにより，1 日尿蛋白量を測定し，その減少を目標とした治療が必要となり，その詳細は第 4～6 章で述べた通りである．

　心血管疾患発症危険度を腎機能および微量アルブミン尿別に解析すると，同じ腎機能でも蛋白尿が多いほど CVD の発症率は高い．他方，微量アルブミン尿のレベルでも CVD による死亡の可能性は高くなり，わずかな蛋白尿でも CVD の大きなリスクになることも明らかになっている．

症例：腎機能の急激な低下で発見された無痛性心筋梗塞合併の CKD 病期 4 の慢性糸球体腎炎

【症例】患者は 58 歳時に脂質異常症（血清コレステロール 323 mg/dL），高血圧（160/98 mmHg）を合併した慢性糸球体腎炎（尿蛋白 1.77～3.45 g/日）にて，筆者の外来に紹介受診した．Ccr は 31.7 mL/分であった．
　以来，本書に述べた通りの CKD 多重標的療法を実施した．図 9-2a に示すように，約 3 年間にわたって 24 hr Ccr，eGFR ともにほぼ，30 mL/分前後に維持することができた．

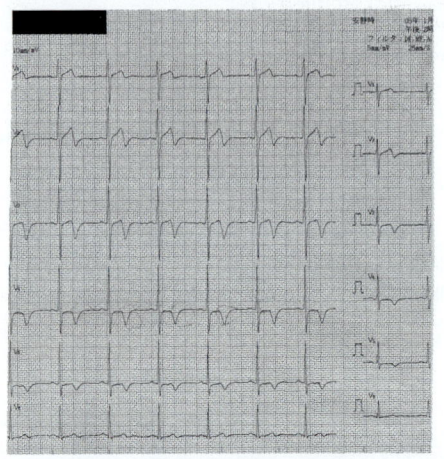

b 同症例における急激な腎機能低下をきたした時点での心電図（心筋虚血性ST，T変化は，その後自然経過にて正常化した）

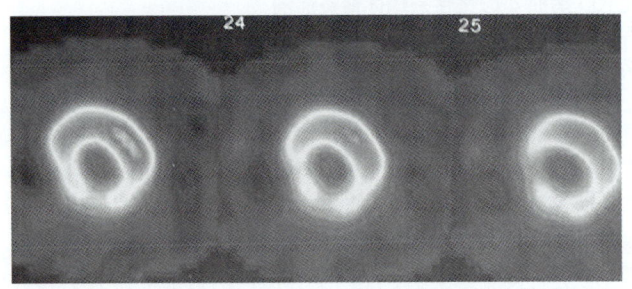

c 同症例の心筋シンチグラフィー（虚血性心筋梗塞と診断した）

図9-2 CKD病期4の慢性糸球体腎炎症例（つづき）

　その後，2005年5月の24 hr Ccr，eGFRは20 mL/分に急激に低下していることが発覚した．**図9-2a**の経過図には矢印にAP（Angina Pectoris 狭心症）と記載しているが，この時点では，胸痛，ショック症状など虚血性心疾患の合併を疑わせる自覚症状は皆無であったが，心腎連関の存在を念頭に置き，心電図検査を行なった．結果は，**図9-2b**のように胸部誘導でV3〜6に虚血性の陰性T波が認められた．しかも，このような異常はこのときだけであり，その後は消失していた．その後，心筋シンチグラフィー[*4]の検査が実施され，**図9-2c**のように左室壁の欠損像が確認さ

れ，心筋梗塞と診断，ACバイパス術（冠動脈大動脈バイパス移植術）へと進んでいる．腎機能を経過を追ってみていくなかで，急激な腎機能低下が起きていることを発見し，これが無痛性の心筋梗塞の発見につながった．

■ 診療のキーポイント

① 図9-2aの経過の中での注目点の一つが推定蛋白摂取量，24 hr Ccr，eGFRの経過である．急性心筋梗塞の発作後の食生活が既述のように冠動脈検査，ACバイパス術などによりやや不規則になっており，推定蛋白摂取量が多い日，適量の日が繰り返されている．それに伴って24 hr Ccrが一過性の上昇を反復しているが，eGFRがほとんど変わらない．

② これについては38，39頁でも述べたが，筆者は蛋白過剰が尿細管でのクレアチニンの過剰分泌を促すと推察しており，24 hr Ccr，実測GFRの両者を測定する意義の一つがこのあたりにもあると思っている．

③ CKD患者の心腎関連，脳腎関連は想像以上に重要と考えるべきで，これらの発症を防止するために，定期的な心電図検査は言うまでもなく，動脈硬化評価，心エコー，MRIアンギオ，心筋シンチグラフィー[*4]などは少しでも疑わしければ，実施する必要がある．

[*4] 15-(p-ヨードフェニル)-3 (R, S)-メチルペンタデカン酸(^{123}I)注射による心筋シンチグラフィー：心筋は，消費エネルギーの60％以上が脂肪酸のβ酸化により生成されているが，酸素供給が不足するとブドウ糖の好気的糖代謝へ切り替わり，虚血〜梗塞状態では嫌気的糖代謝が行なわれ，心筋の脂肪酸利用率は低下する．この心筋の脂肪酸利用率を画像化することにより，狭心症・心筋梗塞・心筋症の診断を行なう方法に15-(p-ヨードフェニル)-3 (R, S)-メチルペンタデカン酸(^{123}I)注射による心筋シンチグラフィーがある．MRIアンジオグラフィーとともにCKD患者には必要な検査法である．虚血状態ではエネルギー代謝がβ酸化から解糖系へと移行するため，心筋の脂肪酸利用率は低下し，欠損像として表現できる．

なお，ヨウ素-123(^{123}I)は，159 keVのγ線を放出するためシンチグラムを描くのに適しており，また物理的半減期(13.2時間)が短くβ線を放出しないので被験者の被曝が少ないという利点を有している．

2. 高血圧

　高血圧の存在下において糸球体輸入細動脈の抵抗が減弱すると，全身の血圧が糸球体毛細血管に働き糸球体血漿流量の上昇をきたし，糸球体濾過値の上昇，糸球体血圧の上昇，さらには糸球体硬化を起こす．またCKDでは，血管内皮細胞由来の血管拡張因子であるNOなどの高血圧に対する腎保護作用が働かない可能性があるため，高血圧の影響を受けやすい．また全身的には，高血圧は動脈硬化症を助長し，腎硬化症，冠動脈硬化症などのリスクを助長する．これらの病態は貧血とともに虚血性心疾患，心不全，心室性不整脈の発症要因となり，CKDの悪化進展を促す．

　それゆえ，血圧を調節することが最重要課題であり，糸球体内圧，濾過圧の調節，尿蛋白の排出抑制，動脈硬化進展防止が目的で，血圧110～125/70～85 mmHgを目標とする．そのために，減塩食を実行させ，利尿薬，高血圧治療薬を使用する必要がある．

> 1日0.3 g以上の蛋白尿のあるCKDは血圧を厳格にコントロールすることが重要

　1日0.3 g以上の蛋白尿がある場合は，目標値をできるだけ厳格に遵守することが勧められる（日本腎臓学会・高血圧学会のCKD診療ガイドでは1日0.5 g以上は125/75 mmHg未満）．この場合に使用する高血圧治療薬は，蛋白尿を伴わないCKDに対してはアンジオテンシン抑制薬（ARB：アンジオテンシン受容体拮抗薬，ACEI：アンジオテンシン変換酵素阻害薬）の腎保護作用は確立された事実なので，これらの薬剤が第一選択であり，これらの薬剤の降圧以外の作用，すなわち細胞増殖抑制作用，線維化抑制作用を発揮しやすくするためにも減塩食（3～7 g/日）を併用する．この目的で，CKD病期1，2でも減塩が不十分であれば，サイアザイド系利尿薬（フルイトラン®）を併用し，塩類排出を促す．CKD病期3，4で，ARB，ACEIでも適切な血圧コントロールができず，体液（食塩）過剰傾向にあればサイアザイド系利尿薬を併用，あるいはループ利尿薬（ラシックス®）を追加する．

　ただし，血圧を下げる速度にも注意する必要があり，3か月以上の長期

にわたって収縮期圧で 160 mmHg を超える高血圧症患者では，降圧薬を比較的少量から開始し，段階的に増量している．一般に治療初期は，目標血圧を同年代の正常血圧よりやや低い値に設定したほうがよく，より具体的には 130/75 mmHg～140/95 mmHg とするが，最終目標は収縮期 110～125 mmHg，拡張期 75 mmHg 未満の値に置く．

心血管系疾患が合併していたり，疑われたりする場合には，糸球体輸出細動脈を拡張させ，蛋白尿抑制作用，腎血流増加作用のあるカルシウム拮抗薬（カルブロック®，コニール®），あるいは抗アルドステロン作用のあるカルシウム拮抗薬（ランデル®）を併用する．

なお，CKD 病期 4 での ARB，ACEI の使用は高 K 血症の原因になるので，開始に際して，高 K 血症があれば控えなければならないし，血清 K 値が 5.0～5.5 mEq/L の場合には半量からの開始としたり，いつでも中止できるようにするなど注意を要する．ただし，K 摂取過剰はもとより，代謝性アシドーシス，K 保持性利尿薬（抗アルドステロン薬；アルダクトン A®）の併用などでも高 K 血症になるので，確かな診断と対応が必要である．

3. 脂質異常症

CKD における脂質代謝異常の治療は，CKD それ自体の進展阻止および心血管病の発症防止の点から重要である．

1）高 LDL コレステロール血症の治療

内臓肥満（内臓脂肪の蓄積）は肝臓での VLDL 合成を促進させ，血漿中

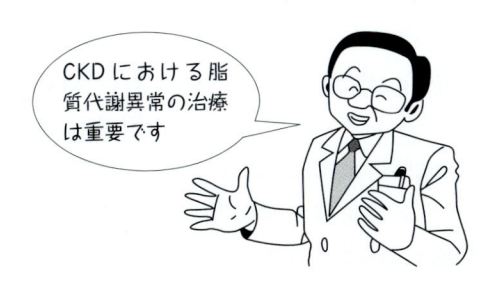

トリグリセリド(中性脂肪)値を上昇させたり(高中性脂肪血症をきたす)，LDL 粒子サイズや HDL 粒子サイズを小型化させる．その結果，動脈硬化による心臓病(狭心症，心筋梗塞)，脳血管障害，閉塞性動脈硬化症などといった重篤な疾患の危険性を高めるだけでなく，CKD の進展に悪影響を及ぼす．

そこで，標準体重を上回るような患者では，まずは 3 か月で 3 kg を目標として減量することが求められる．

ネフローゼ症候群を合併した巣状糸球体硬化症(FGS)症例には LDL の吸着療法が健康保険上も認められているが，一般には，HMGCoA 阻害薬(スタチン系薬剤)，エパデール®，ロレルコ®，コレバイン®，ペリシット®などを血清総コレステロール値 220 mg/dL 以下を治療目標に使用する．

また糖尿病では，血中に増加したグルコースや遊離脂肪酸のために中性脂肪の含量が多い VLDL の合成・分泌が増加する．

脂質異常症治療薬を併用する場合は CK 値に注意する

このため，コレステロール低下作用が比較的強いスタチン系薬剤の使用が勧められることが多い．本剤は，元来，家族性脂質異常症の患者や心血管系疾患のハイリスク患者のためには必要不可欠な薬であると位置づけられ，CKD 対策という視点からもその有用性を述べる報告は多い．しかし，横紋筋融解症のリスクがあることも事実で，横紋筋融解症からミクロビン尿症，筋細胞内の生理活性物質の全身性放出に伴う腎障害に続く，CKD の急性増悪という CKD 患者には看過できない副作用もある．このような副作用がほとんどないと言える薬剤が陰イオン交換樹脂，ニコチン酸である．それでも，陰イオン交換樹脂は便秘，腹部膨満感，出血傾向(ビタミン K 欠乏による)，ニコチン酸は末梢血管拡張に伴う皮膚紅潮や皮膚の掻痒感などの副作用を経験する．また，LDL-コレステロール低下作用を有するプロブコールは，HDL-コレステロールに対しても低下作用を示し，低頻度ではあるが，横紋筋融解症が報告されている．中性脂肪低下作用で知られているフィブラート系薬も横紋筋融解症を起こすことがあり，CKD 患者での使用は比較的制限されている．

KDOQI ガイドラインが推奨する血清 LDL 値は 100 mg/dL 未満

　これらのことを踏まえ，KDOQI ガイドラインでは，中性脂肪 200 mg/dL 未満，LDL コレステロール 100 mg/dL 未満，nonLDL コレステロール 130 mg/dL 未満を最終目標として，まずは生活習慣，食事内容の改善を図ることにより脂質代謝異常の是正をはかることの重要性を示唆している．その後に薬剤治療が行なわれ，その場合の第 1 選択は陰イオン交換樹脂，ニコチン酸とし，続いてプロブコール，スタチン系医薬品は最後に位置させている．

　一方，動脈硬化を抑制（抗動脈硬化作用）し，抗炎症作用を有する HDL にも注目する必要がある．LDL 値（特に大粒子 LDL の量）が低かったり，HDL の占める比率が大きいと，総コレステロール濃度がどうであれ，アテローム生成の速度は通常は低下ないしは縮退することが期待されている．しかし，総コレステロール量が正常値以内であっても，小粒子 LDL や小粒子 HDL が大半を占めているとアテロームの成長する速度は早いままであると考えられるので，注意する必要がある．

　そもそも，肝臓はコレステロールの処理場であり，最終的には胆汁酸となって体外に排出される．

　このような胆汁酸との関係で考えると，食物繊維は胆汁酸と結合し，胆汁酸を便として排泄させることによって，コレステロールの異化（排泄）の促進をもたらし，高コレステロール血症を改善することで知られている．また，食物繊維は小腸での脂質や糖質の吸収を抑制し，カイロミクロン量や肝臓での VLDL 合成量を減少させ，高中性脂肪血症（高トリグリセリド血症）を改善する作用もある．トリグリセリド値を低下させることが血液中の HDL 値の上昇にもつながる．このことを念頭に置いて，食事療法を工夫することが求められている．

　なお，食事療法においては低蛋白食の効果を高めるために高エネルギー食が勧められるが，ここに重きを置くあまり，炭水化物や脂質摂取に偏重することは脂質異常症の原因となるため，賢明ではない．

2）低 HDL コレステロール血症の治療

　HDL の産生低下はしばしばトリグリセリド（TG）リッチリポ蛋白の異化障害で起こるので，TG リッチリポ蛋白の処理を亢進させる薬物や運動療法により HDL が増加する．

　サイアザイドやプロプラノロール，メトプロロールなどの内因性交感神経刺激作用（ISA）のない β 遮断薬では，トリグリセリド，VLDL が増加し，HDL コレステロールが低下することがあるので，可能であれば処方中止とする．

🌑 薬物療法

　a）フィブラート系薬剤

　LPL 活性亢進作用を有するので，TG リッチリポ蛋白の処理亢進に伴って，HDL の生成が増加する．

　b）ニコチン酸系薬剤

　組織からの脂肪酸動員の抑制，肝での TG 合成抑制作用のほか，LPL 活性化により，VLDL の処理亢進作用を有する．また肝性リパーゼ活性を阻害する．そのため TG や TC の低下とともに，HDL，特に HDL2 の増加が認められる．

　c）インスリン

　インスリン依存性糖尿病ではインスリン欠乏時，LPL 活性は低下し，TG リッチリポ蛋白からの HDL 形成が減少する．インスリン治療でコントロールされると，LPL 活性が増加し，トリグリセリドの低下とともに，HDL-コレステロールは増加する．

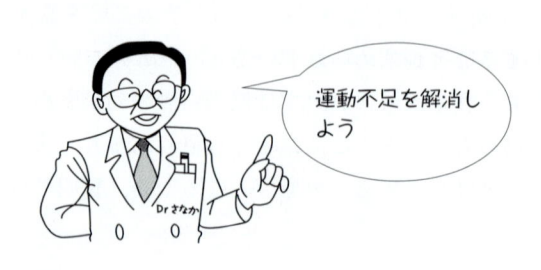

運動不足を解消しよう

🞄 運動療法

　運動により，末梢の筋肉や脂肪組織のリポ蛋白リパーゼ(LPL)活性の亢進，エネルギー消費増加による脂肪組織の減少，インスリン感受性増大が生じ，TG の低下，HDL-コレステロールの増加が認められる．運動不足の生活を送っている場合，反対に HDL-コレステロールの低下が起こりやすい．

　対策は運動不足の解消である．運動療法を行なう場合，その種類，強度，持続時間，頻度の選択が必要である．ラジオ体操，ウォーキングを主体とする有酸素運動を勧める．

🞄 食事療法

　The Framingham Offspring Study によると，8 年間の追跡で 2.25 kg の体重増加で HDL-コレステロールが 5％低下するという．他方，体重減少により，HDL-コレステロールが増加し，TG が減少することも明らかになっている．特に規則的な運動を加えて体重減少を図ると HDL-コレステロールは 10〜20％増加するとの指摘もある．

3 尿酸異常

1. 高尿酸血症はなぜ，CKD の進展リスクになるか

　琉球大学の井関らは，健康ボランティアのフォローアップ研究あるいは後ろ向き研究の結果，男性は 7 mg/dL，女性は 6 mg/dL の血清尿酸値を境界値として解析すると，男女ともに血清尿酸値が高い群で末期腎不全(ESRD)の発症が明らかに多いと報告し，帝京大学の内田らもレトロスペクティブ解析により，Cr 1.5〜2.5 mg/dL において血清尿酸値 7 mg/dL 未満群では 7 mg/dL 以上群と比較して有意に透析導入までの期間が延長したと報告している．高尿酸血症は腎不全進行に影響を及ぼすことが明らかになってきている．

> 血管の細胞にも尿酸トランスポーターが存在するため，高尿酸血症は動脈硬化のリスクファクターになる

このメカニズムとして考えられるのは，全身血管の平滑筋細胞，脂肪細胞，近位尿細管細胞に存在する尿酸トランスポーターである URAT1 を介した尿酸作用である．すなわち，血管平滑筋細胞の増殖や局所の炎症がもたらされると，不可逆性の細動脈硬化に似た血管の狭小化が全身性に起き，腎もそのような変化の部分症として CKD のリスクに曝される．また，脂肪細胞にも URAT1 があり，尿酸を取り込むと脂肪細胞内でのアディポネクチンの分泌を低下させる．この低下はインスリン抵抗性の低下の原因になり，高インスリン血症を招く．

高インスリン血症は，腎尿細管にある Na^+ 依存性モノカルボン酸トランスポーター 1（SMCTI）と尿酸トランスポーター 1（URATI）の機能を亢進させ，Na^+ 貯留による食塩感受性高血圧と排泄低下型高尿酸血症を同時に引き起こすと推察される．食塩感受性高血圧と排泄低下型高尿酸血症は再び CKD の悪化させる要因であり，末期腎不全に向けた進展の悪循環を形成する．

そこで，血清尿酸値 6～8 mg/dL を目標として治療する．

2. 薬剤による高尿酸血症に対する治療戦略

このような CKD における高尿酸血症は腎臓における排泄低下が主である（90%程度）．なかでも内臓脂肪蓄積型肥満では，肝の解糖系をブロックすることによる尿酸産生過剰もみられるが，メタボリック症候群に合併する高尿酸血症のほとんどが尿酸排泄低下型であったとの指摘もあり，排泄を促進することが病態に適った治療法と考えられる．

> CKD 病期 1，2，3a の高尿酸血症にはベンズブロマロンを第 1 選択と考える

尿酸排泄促進薬であるベンズブロマロン（ユリノーム®）による高尿酸血症治療が試みられている．ベンズブロマロンは 25 mg/日から開始し，必要に応じて増量し，150 mg/日まで増量できる．

ベンズブロマロンは使用 1 か月後には血清尿酸値を有意に低下させ，腎機能低下例に対してもベンズブロマロンは，残存するネフロンに存在する尿酸トランスポーターである URAT1 を阻害して尿酸排泄を正常化させると考えられている．少なくとも，ベンズブロマロンは腎機能を悪化させることはなく，CKD 合併高尿酸血症治療に有用と考えられている．

> **CKD 病期 3b，4，5 の高尿酸血症にはアロプリノール，フェブキソスタットが第 1 選択**

健常者に比し，高尿酸血症や痛風を有する患者に尿酸結石が発生する頻度は高く，痛風患者の 20％強に尿酸結石排出の既往が確認されている．また，高尿酸血症を有する患者の腹部超音波検査において 28％に腎内の結石形成が認められ，尿酸結石に限らず尿路結石そのものが高頻度に発生し，これらが CKD の進展リスクとなる．このような患者では，尿酸生成抑制薬であるアロプリノールが有用である．アロプリノールはヒポキサンチンをキサンチンに分解するための酵素（xanthineoxidase）を抑制することにより，尿酸合成を抑える．このときに尿中キサンチン排泄量が増すものの，尿中での溶解度は高いため多くは問題ない．しかしアロプリノールの長期投与や大量投与により，稀にキサンチン結石の発生をみるため注意を要する．

アロプリノールの通常使用量は，成人は 1 日量として 50〜100 mg を 1〜2 回，あるいは 200〜300 mg を 2〜3 回に分けて食後に経口投与する．

また，尿中尿酸は pH の上昇に伴い，飛躍的に溶解度が増す．そのため，高尿酸血症や痛風の尿路管理において，尿アルカリ化は必須の事項である．尿アルカリ化薬としては，クエン酸製剤（クエン酸カリウムおよびクエン酸ナトリウムとの合剤）があり，ウラリット®配合錠として通常成人 1 回 2 錠を 1 日 3 回経口服用する．尿検査で pH 6.2 から 6.8 の範囲に入るよう投与量を調整する．また CKD 患者では血清カリウム値には注意する必要がある．過度の尿アルカリ化（尿 pH 7.5 以上）は，リン酸カルシウムや尿酸ナトリウムの析出の原因になるので，尿 pH は 6.0 以上，7.0 未満の維持を目標とする．

> 高尿酸血症の治療は以前と比較すると容易になってきた

　高尿酸血症の治療では，尿酸生成抑制薬のアロプリノール（ザイロリック®，アロシトール®他）や，尿酸排泄促進薬であるベンズブロマロン（ユリノーム®）などを使用した尿酸降下療法が中心となっているが，今後はフェブキソスタット（フェブリク®）も注目されるようになると思われる．

　フェブキソスタット（フェブリク®）は，アロプリノールと同様，キサンチンオキシダーゼ（XOD）を阻害することで尿酸生成を阻害する「尿酸生成抑制薬」であるが，アロプリノールとは異なり，XOD以外の核酸代謝酵素を阻害しないと言われている．軽度〜中等症の腎機能低下例に対して，用量調節をせずに通常用量を投与できると考えられており，筆者もCKD病期5の患者に使用し，5〜10 mg/日の低用量で十分にその目的を達成できるとの印象を持っている．副作用報告を含めた臨床データの蓄積はまだ十分ではなく，慎重な使用が求められることは言うまでもない．

　本剤の主な副作用は，関節痛（1.2%）などの自他覚症状や肝機能検査値異常（3.5%）などであり，重大な副作用としては，肝機能障害，全身性皮疹などの過敏症が報告されている．また，メルカプトプリン水和物（ロイケリン®）とアザチオプリン（イムラン®，アザニン®）は骨髄抑制などの副作用が増強する可能性があるため併用禁忌となっている．

3. 高尿酸血症治療薬はベンズブロマロン？ アロプリノール？ フェブキソスタット？

　CKD患者，特に病期4，5はアロプリノールが最優先であった．しかし，果たしてそうであろうか？　動脈硬化症の進行抑制を考えると，尿酸トランスポーター阻害作用のあるベンズブロマロンを第1選択とし，血清尿酸値の低下は，次に述べる食事療法の励行に求めるべきではないかと考えている．アロプリノールはキサンチンオキシダーゼ阻害作用によって，血漿ヒポキサンチン，キサンチン濃度を上昇させる．キサンチンは水に難溶性であるため，尿量が少ないとキサンチン結石が生ずる可能性があるの

で，十分な飲水量を確保する必要がある．また，薬剤性過敏症症候群の原因になる．しかも代謝産物であるオキシプリノールも活性を有していることが知られており，上記の副作用を起こす可能性がある．

> 安全に思われるベンズブロマロンも肝機能障害に注意

こうして述べると，ベンズブロマロンが比較的安全のように聞こえるが，本剤との因果関係の否定できない劇症肝炎を発現したとの指摘もあり，本剤投与開始前に肝機能検査を実施して肝障害のないことを確認し，投与開始後少なくとも6か月間は定期的な検査を行なう必要がある．併用薬で注意すべきはワーファリンと言われている．

4. 高尿酸血症に対する食事療法はどう進めるか

高尿酸血症はCKD病期5でも尿酸産生亢進は発症要因の一つであり，ベンズブロマロン，アロプリノールと並行して果糖，蔗糖，アルコール，プリン体などの摂取制限を主体とした食事療法が必要である．

そもそも，食事で摂取されるプリン体の半分以上は24時間以内に排泄されるが，123～125頁でも述べたように，尿酸の尿中排泄量は限られているため，プリン体の過剰摂取は血清尿酸値の上昇の原因になる．「高尿酸血症と痛風の治療ガイドライン」では，1日のプリン体摂取量が400 mgを超えないようにするのが実際的ではないかと述べている．

CKDでは，蛋白制限を考慮すると，プリン体を多く含む食品，例えば鶏肉（レバー），干物（マイワシ），白子，アンコウ（肝酒蒸し）は避けたほう

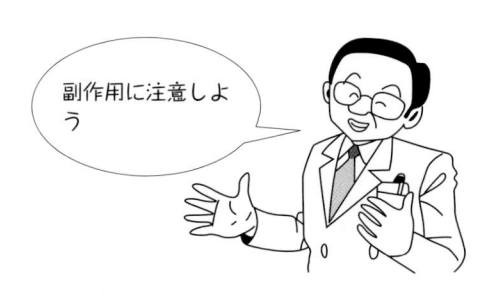

表9-1　主な酒類のエタノール換算の目安

お酒の種類と量(mL)			濃度(%)	エタノール量(g)
ビール	中瓶1本	500	5	20
清酒	1号	180	15	22
ウイスキー・ブランデー	ダブル1杯	60	43	20
焼酎(35度)	1号	180	35	50
ワイン	グラス1杯	120	12	12

(参考にしたガイドラインなどより引用，改変)

がよい．サプリメントもビール酵母，クロレラ，ローヤルゼリーなどは要注意である．

　また，フルクトースは蜂蜜などの甘み成分であるが，126頁で述べたような理由で尿酸値を上げやすいので避けたほうがよい．アルコールも高尿酸血症の原因になる．このため，1日の飲酒量はアルコール量として30g前後である．ウイスキーならダブルで1杯，日本酒なら1合，ビールなら中ビン1本，ワインはグラス1～2杯，焼酎なら90mL程度にとどめたほうがよい（表9-1）．と言っても，できるだけ飲酒の回数は減らしたほうがよい．

5. 低尿酸血症

　尿酸は，活性酸素消去作用を有することで有名なアスコルビン酸（L体はビタミンCとして知られている）とほぼ同格，あるいはそれ以上に強力な活性酸素消去作用を有している．進化の過程で失ったアスコルビン酸合

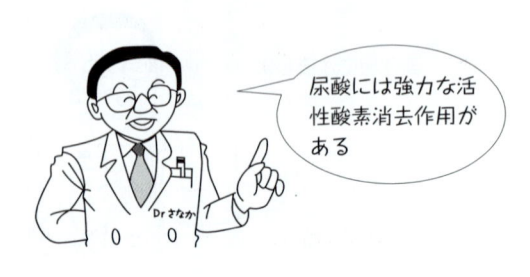

尿酸には強力な活性酸素消去作用がある

成の能力の代替としてヒトが生体内に備えた活性酸素消去系であると述べる研究者もいる．

　小動物（マウス）を用いて尿酸の産生に関与する酵素であるキサンチンオキシデースを欠失させたマウスでは，血中キサンチン，ヒポキサンチンが上昇し，一方で尿酸値は低下し，出生数か月後に腎不全に陥り死亡することで知られている．これは，通常であれば運動により骨格筋で発生する活性酸素を同時にプリン代謝によって生成される尿酸が消去しているが，低尿酸血症マウスでは活性酸素を消去できないことによると考えられている．

　ヒトにおいても同様のことが起こることが知られており，低尿酸血症の人では運動負荷（職業上の過酷な労働やマラソンなど）後に度々急性腎不全に陥りやすい．当然，低尿酸血症はCKDの急性増悪の原因になる可能性があると考えるべきであるが，多くは遺伝的な尿酸管上皮細胞での尿酸再吸収機構の不全が原因であるため，治療対象にならないのが現実である．

　しかしながら，筆者はCKD患者にとっては脱水，薬剤負荷などのCKD悪化因子の増感因子になる恐れがあると考え，体内水分量や薬剤使用量には特に注意している．

4 貧血

1. 概念と治療ガイドライン

　貧血はCKDの進展リスクの一つであり，何らかの介入を行なう必要性がある．腎性貧血はCKD病期3から出現することが多いが，CKD患者の貧血がすべて腎性とは限らない．したがって，筆者はESA（赤血球造血刺激因子；erythropoiesis stimulating agent）製剤の使用が第1選択にはならず，鑑別診断を行ない最適治療を施すことが必要であるが，同時的には，増悪因子，悪化要因になる合併症の一つ一つに対して集学的な治療を行ない，腎臓病をそれ以上悪化させないことが最善の治療法であると考えている．

　実際，筆者が過去1年間に外来治療を行なった45名の患者の調査でも，大部分の患者は集学的治療によってHb濃度の低下や腎機能の悪化が臨床

的に許容できる程度にまで抑えられていることが判明した．

CKD 患者の貧血の原因は，エリスロポエチン産生低下だけではない

　腎性貧血は，エリスロポエチン（EPO）産生の低下が主要原因であるが，低蛋白食事療法の弊害も無視できない．食事療法が不適切であると，鉄やビタミン B_1, B_6, カルニチンなどの造血や赤血球代謝さらには赤血球膜の構成成分に関連した栄養素の欠乏が起き，その結果，貧血が招来される恐れがある．これを回避するためには，低栄養にならないように心がけることが重要である．

　また，降圧薬を選択する際にも注意が必要で，筆者が教授職を務めた東京女子医科大学で同僚だった西村の研究によると，ACEEI を服用している患者では，服用していない患者に比べて腎性貧血に対する ESA 製剤必要量が有意に高くなっていた．ACEI は，造血幹細胞の増殖を阻害する物質 AcSDKP の分解を抑制するため，血清中 AcSDKP 濃度の上昇や，ESA 抵抗性貧血を招きやすい．このため，保存期腎不全患者に対してレニン-アンジオテンシン系抑制薬を用いるのであれば，ARB のほうが望ましいと考えている．また ESA 抵抗性貧血の裏には，心疾患や悪性腫瘍が存在している可能性もある．

腎性貧血に対する ESA は関連栄養素の補充など効きやすい体内環境を作ることから始まる

　集学的治療によって ESA 製剤が効きやすい体内環境を整えたうえで，ESA を適切に補充することが必要である．貧血が是正されると心機能も改善され，臓器の低酸素血症が是正されると尿細管・間質病変の進行も抑制されることが動物実験で明らかになっているが，残念ながら臨床的には，貧血改善とともに CKD の進行が抑制されたとの印象はない．

　しかしながら，貧血改善に伴って受診・通院の回数が増え，治療のコンプライアンスもよくなり，血圧管理の改善にもつながる．末期腎不全症例でも，ESA 製剤使用患者ではかなりの腎機能障害があるにもかかわらず，心不全や高度浮腫，いわゆる緊急透析導入を要するような症状の出現率が低く，比較的良好な状態で透析導入することができることは事実と思われる．

表9-2 貧血治療の目標

JSDT	Hb 10〜11 g/dL（Ht 30〜33%）
NKF-DOQI	Hb 11〜12 g/dL（Ht 33〜36%）
EDTA	Hb 11 g/dL（Ht 33%）以上

表9-3 EPO治療の開始基準

JSDT	Hb 10 g=dL（Ht 30%）未満
NKF-DOQI	明記なし（腎性貧血発症で）
EDTA	Hb 11 g/dL（Ht 33%）以下

近年開発された長時間作動型 ESA 製剤は，CKD 病期 5 より前の患者の腎性貧血の治療を比較的容易にしており，地域での医療連携の必要性が提唱されるなかで，重要な診療ツールになっている．

2. 目標 Hb 値

非糖尿病性腎症については，Hb 値 13 g/dL を目標として 30 か月間 ESA 製剤にて介入した研究報告がある．これによると，Hb 値が 9〜11.6 g/dL の時点から ESA 製剤による治療を開始した患者では，9 g/dL を下回った時点で治療を開始した患者に比べて，腎機能低下の遅延効果が認められている．

そこで，Hb 値 10 g/dL 以下，ヘマトクリット（Ht）値 30% 以下になったら，Hb 値 10〜12 g/dL，Ht 値 30〜34% を目標にして鉄製剤で鉄欠乏を是正（TSAT 20% 以上，血清フェリチン 100〜270 ng/mL）（**表9-2**），エポジン®，エスポー®（1,500〜6,000 単位/週，12,000 単位/2 週），ダルベポエチン（ネスプ®）10〜180 μg/週〜2 週，エポエチンベータ（ミルセラ®）25〜250 μg/日あるいは蛋白同化ホルモン（メピチオスタン）を開始する（**表9-3**）．鉄以外の栄養素として，亜鉛，銅，セレン，葉酸，ビタミン B_6，B_{12}，カルニチンなどについても不足がないように注意する．

糖尿病性腎症による腎性貧血は ESA 抵抗性であるが，健康保険使用が認められている血清クレアチニン値が 2 mg/dL 以上，Hb 値が 10 g/dL 未

満の患者という取り決めを最大限活用することが重要と考えている．糖尿病性腎症における ESA 抵抗性腎性貧血についても鉄欠乏をはじめとする不足栄養素を補充したうえで，健康保険診療の枠のなかで（ただし透析患者のみに限定されている），蛋白同化ホルモン（メピチオスタン®）20 mg/日を 2 回に分けて経口服用で使用することができる．

　ESA 製剤の投与回数は維持量としては 2 週間に 1 回とされている．2 週間ごとの来院は患者にとって負担が大きく，十分に効果が得られない患者も多い．筆者は反復して述べてきたように，腎性貧血の原因が腎障害そのものであるなら，腎障害を進行させないことが最善の治療法だと考えているが，ESA 製剤によって大きな効果が得られるケースもある．

　近年，市販となったネスプ®，ミルセラ® などの長時間作用型 ESA 製剤は，月 1 回あるいは 2 か月で 1 回の使用で効果が発現することが明らかになっている．

5 電解質・酸塩基平衡異常

1．カリウム（K）異常

1）低 K 血症

　CKD で低 K 血症になることはほとんどない．しかし，アルドステロン症やグリチルリチンなどによる偽性アルドステロン症が低 K 血症の原因になっているとすれば，アルドステロン作用が CKD の悪化に拍車をかけている可能性があるので，原因を究明するとともに異常を是正する必要がある．

　治療法について述べるまでもないが，不整脈を伴うジギタリス中毒，四肢麻痺，低 K が誘因の肝性昏睡などを合併している場合は速やかな治療が必要なので，言及しておく．

　K の補充は，緊急の場合を除いて，スロー K®（8.0 mEq/T），アスパラ K®（1.8 mEq/T）など，経口補充を原則とする．

　血清 K 値が 3 mEq/L 以下のような中等度〜高度の低 K 血症には，軽

静脈的なK補充が求められる．このような場合は点滴中，心電図モニターし，時間あたり10〜20 mEqを超えないようにする．点滴内のK濃度は40 mEq/Lを超えてはいけない．

　例：生理食塩液500 mLに1M塩化カリウム20 mLを混合調整し，1時間以上かけて点滴静脈注射する．

2) 高K血症は放置してはいけない

●高K血症

　高K血症の程度が高度（K 6.5 mEq/L以上），かつ進行性であり緊急治療が必要な場合（心電図でPR延長，QRS拡大）と，高K血症の程度が中等度以下で進行が緩徐な場合と2種類に分けられる．

　レニン-アンジオテンシン系の賦活化によってアルドステロンの分泌が亢進し，アルドステロンが腎尿細管に働きK^+分泌の促進に働くと同時にCKDの悪化要因になることは，17頁で述べたとおりである．高K血症がアルドステロン分泌の引き金になるか定まった意見はなく（筆者は高K血症がアルドステロン分泌の引き金になると考えている），また，タイプ3の尿細管性アシドーシスが高K血症を伴い，予後不良の原因として，尿細管障害の重篤性が取りざたされるが，慢性の高K血症はCKDの悪化を招く．このため，急性の高K血症による心臓での刺激伝導系破綻という激烈な障害は起こさないが，血清K値を正常域に調節維持することはCKD治療には欠かせない．

　その治療は213〜214頁以降に述べた食事療法が基本であることは言うまでもないが，薬剤による介入治療には下記がある．

●緊急治療

a) グルコン酸カルシウム

　高K血症の緊急治療として最初に行なう処置はグルコン酸カルシウム（カルテコール®）の静注で，効果は数分で現れるが，効果の持続時間は30〜60分と短く一過性である．

b）グルコース・インスリン療法

　インスリンは細胞膜の Na-K ATPase 活性を増強させ K の細胞内移行を促す．低血糖予防のためグルコースを同時に投与する．効果は 30～60 分で現れ，1～2 mEq/L の K 濃度低下が期待できる．この効果は 4～6 時間持続する．

　c）重炭酸ナトリウム

　細胞外液の pH を上昇させ K の細胞内移行を促進させる．効果発現は 10～20 分，約 2 時間持続する．

　d）透析療法

　CKD 5 の場合や急性腎障害（急性腎不全）と診断され，上記の治療で改善がみられない場合は透析療法が適応となる．

維持治療

　高 K 血症の管理には K 制限を主体とした食事療法を行なう．

　a）ループ利尿薬

　フロセミド（ラシックス®）を 20～80 mg 静注する．その作用機序はヘンレの上行脚における K 分泌促進であるが，腎不全では十分な効果は期待できないことがある．

　b）イオン交換樹脂

　イオン交換樹脂は腸管で K をキレートし，体外へ排泄させる．経口投与も可能であるが，高 K 血症の緊急治療の場合は注腸投与がよい．効果発現は 1 時間，持続は 3～4 時間．

　イオン交換樹脂は，最近では服用が容易になるよう工夫された製剤も多く開発されており，患者の嗜好に応じた選択の幅が著しく拡大している．これらを服用しつつ，低蛋白食としての高野菜食，ビタミン補給としての果実摂取が容易になっていることを付言しておく．

ケイキサレートドライシロップ®	76%（7.645 g）	3～12 包/日
カリメートドライシロップ®	92.59%（5.4 g）	3～6 包/日
カリメート®経口液	20% 25 g	2～6 包/日
アーガメイトゼリー®	20% 25 g	3～6 個/日

2. ナトリウム（Na）異常

1）低Na血症

● 過度の食塩制限食は避けなければいけない

　CKDにおける食塩制限食の必要性は至る所で強調され，本書では208〜213頁にその概要を述べているので，参照されたい．しかし，第6章にも言及したようにアンジオテンシンⅡ受容体拮抗薬（ARB）の存在のない過度の塩分制限は，おそらく尿細管でのNa再吸収機転に伴う過剰機能のために尿細管障害を起こし，腎機能障害の悪化をもたらすと推察される．

症例：低Na血症をもたらすほどの食塩制限が腎障害進行の原因になった腎硬化症

> 【症例】患者は74歳の女性である．血清クレアチン 3.5 mg/dL，尿素窒素 30.4 mg/dL，24 hr Ccr 18.3 mL/分，eGFR 10.4 mL/分の腎機能障害にて筆者外来に紹介されてきた．
> 　血圧 140/72 mmHg の高血圧，脳動脈硬化性めまい，Hb 7.4 g/dL，血清鉄 32 μg/dL の腎性貧血および鉄欠乏性貧血，総コレステロール 229 mg/dL，LDLコレステロール 194 mg/dL，HDLコレステロール 66 mg/dL の脂質異常症を合併していた．

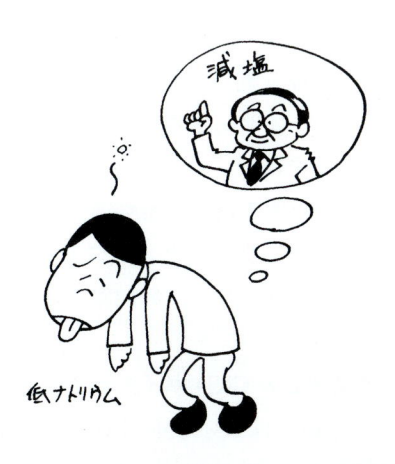

腎硬化症によるCKDと考え，エネルギー2,000 kcal，蛋白30 g/日，食塩5 g/日の食事療法を基盤として，経口吸着薬4〜6 g，経口鉄製剤50 mg，ESA製剤12,000単位を開始している．

その結果図9-3に示すように，確かに治療を開始して1年半で，24 hr Ccr 50.5 mL/分，eGFR 37.4 mL/分に改善した．

■診療のキーポイント

① 図9-3aで明らかなように腎機能の改善が認められた2008年4月頃までの間，推定蛋白摂取量は25 g/日と厳格に実施されており，時に20 g/日のこともあった．ところがその後，急速にこれらの腎機能指標は低下しはじめている．しかも，急性腎機能障害（Acute Kidney Injury；AKI）のような経過である．このような場合，筆者は心腎連関（259〜265頁参照）に基く虚血性心疾患をはじめとして，循環動態に異変をきたすような何らかの併発疾患を考え，検査を進める．

② 本例ではESA抵抗性の貧血ではあったが，虚血性心疾患などのような循環動態に異変をきたす何らかの併発疾患は発見できなかった．

③ ここで浮上したのが比較的極端な食事制限を励行しており，蛋白質，塩分ともに指示量以下にすることが多いという事実であった．なかでも食塩量は指示量を大幅に割る2 g/日という日が続くようであった．血清Na値も徐々に低下し，2008年8月頃の腎機能が急速に低下した時期においては120 mEq/Lと記録されている．

④ 低Na血症の傾向はその後も続いており，ややもすると重篤になりかねない．図9-3b，図9-3cで明らかなように，低Na血症は過剰な蛋白制限，食塩制限が原因である．

⑤ 蛋白制限は25 g/日を提唱する研究者もいる．確かに本例でも腎機能の改善効果が得られているが，低栄養と裏腹になることは知っておく必要がある．筆者は30〜40 g/日として，経口吸着薬を併用することを勧めている．

⑥ 食塩制限は，日本腎臓学会のCKDガイドラインでは6 g/日未満と記されているが，これは適切ではない．本例のような場合があるからであ

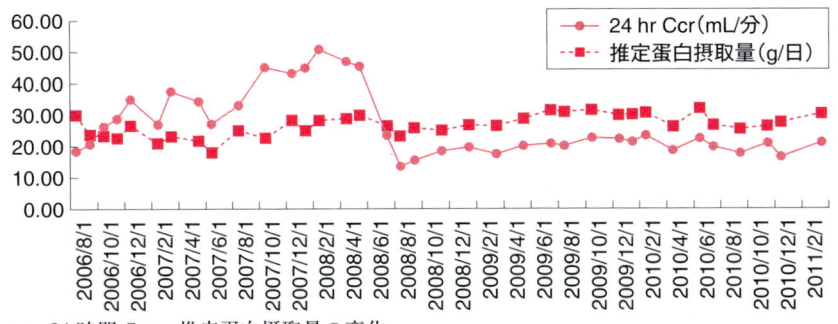

a　24 時間 Ccr，推定蛋白摂取量の変化

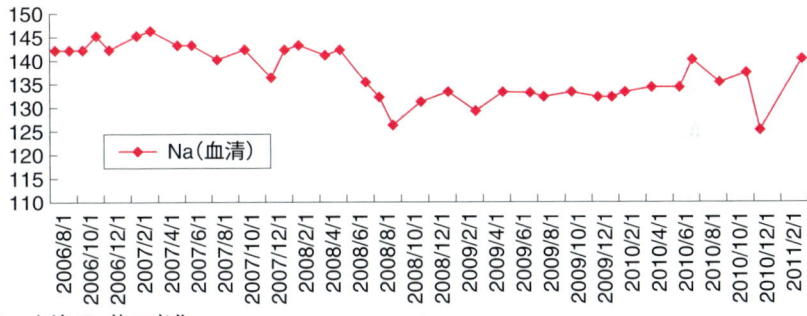

b　血清 Na 値の変化

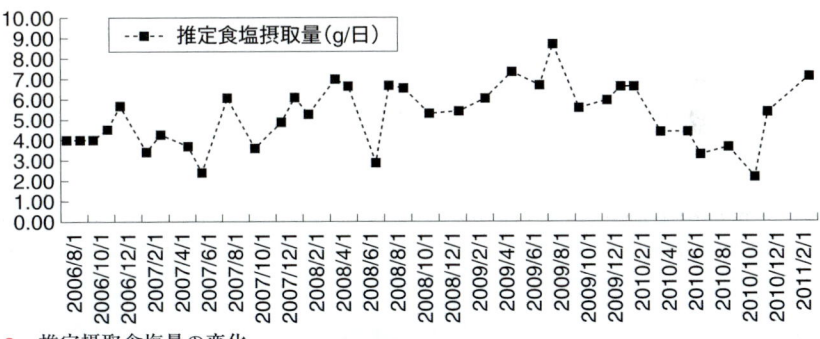

c　推定摂取食塩量の変化

図 9-3　低 Na 血症をもたらすほどの食塩制限が腎障害進行の原因になった腎硬化症症例

り，以前から筆者が未満という表現ではなく，前後という表現にすべきと主張しているのはこの辺りにある．
⑦注意すべきは，CKDでは希釈性低Na血症を合併していることが多いという事実である．体液過剰は身体所見，血清BNP（脳性ナトリウム利尿ペプチド）値，心胸郭比などをチェックすることにより診断できる．治療は，利尿薬，食塩制限で比較的容易であるが，問題は過剰制限に伴うNa欠乏による低Na血症である．これが明らかになった場合はそれほど容易ではない．

大量の発汗でも同様の病態が生じる．

治療前にすべきチェックポイント

Na欠乏の場合はNaClを補充する．48時間以内に25 mEq/L以上のNa補正をすると，死の転帰をとることの多い橋中心髄鞘崩壊症（CPM；central pontine myelinolysis）を起こすことがあるので注意する．このため，血清Na濃度異常の治療を始める前に次のことを早急にチェックする必要がある．

①血清Na濃度に伴う症状があるか？

症状がなければ無症候性，疲労感，倦怠感，脱力感があれば症候性ということになり，症候性が重篤になると筋痙攣，昏睡になる．症候性低Na血症は急性の経過であっても慢性経過でも脳細胞障害の存在が推察され，的確な治療の対象となる．

②発症してどれくらい経過しているか？

急性（2日以内）か慢性かがわからなければ，慢性として対処する．なぜ

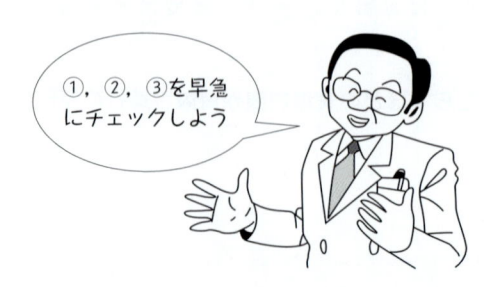

①，②，③を早急にチェックしよう

なら，慢性に経過している低 Na 血症では浸透圧物質（Osmolyte）が脳細胞から排出されるなどの防御機構が働くために，血清 Na 濃度が 110 mEq/L 近くまで無症候性になっているにすぎない可能性があるからである．
③血清 Na 濃度の異常が現在も進行しているか否かを推定する．

　「尿 Na 濃度＋尿中 K 濃度」が血清 Na 濃度を上回っていれば，血清 Na 濃度はさらに低下する可能性がある．一方，「尿 Na 濃度＋尿中 K 濃度」が血清 Na 濃度を下回っていれば，血清 Na 濃度は回復する可能性がある．

🍡 Na 補正はどのように行えば安全か？

①脳浮腫を予防し，橋中心髄鞘崩壊症を回避するためには 1 日の血清 Na 値の変化幅は 10 mEq/L 以下に抑える．
②痙攣，昏睡など神経症状がある場合は，塩化ナトリウム注 1 モルシリンジ液（20 mL；Na, Cl 各 1 mEq/L）を使用して，痙攣，昏睡が落ち着くまで補正を続けることになるが，最初の目標は 2 日間あたりの Na 変化幅が 15～20 mEq/L の範囲にとどめるようにする．血清 Na 値は 125 mEq/L を目標にする．
③無症状あるいは，易疲労感，脱力感，倦怠感程度の場合は，血清 Na 濃度 125～130 mEq/L を目標として 3～4 日かけて補正する．1 日あたりの変化幅は 3 mEq/L が安全である．
④輸液による補正では次の式（Adrogue-Madias 式）によって求められる Na 変化幅の算定が参考となる．

$$\text{輸血 1L 点滴静脈注射後の血清 Na 濃度の変化（Na 変化幅；}\Delta\text{Na）}$$
$$=\{\text{輸液中の}([Na]+[K])-\text{血清 Na}\}\div\{(\text{体重 kg})\times 0.6+1\}$$

例えば，3％食塩液（Na 513 mEq/L）1 L を血清 Na 110 mEq/L になった体重 60 kg 患者に点滴静脈すると，Na 濃度変化＝$\{(513+0)-110\}\div(36+1)$＝10.9 mEq/L となる．よって，Na 濃度が 2 mEq/L/時間で上がるようにしたい場合は 2÷10.9＝0.18 L/時間＝180 mL/時間で投与すればよい．

　3％食塩水の作り方の例
　0.9％生理食塩水 400 mL（500 mL ボトルから注射器で 100 mL だけ捨

る)に10%食塩水6アンプル(=120 mL)を加える.

3%食塩水1 mL/kgBW/hr の投与で Δ[Na]は約 0.7 mEq/L/hr 増加する.

2) 高 Na 血症

　水喪失,水摂取の減少は,それだけで CKD 悪化のリスクファクターになる. さらに高 Na 血症を伴う場合,特に緊急性がなければ維持輸液量+推定水分欠乏量×安全係数(0.3〜0.5)の1日輸液量あるいは飲水とする. 短時間に大量輸液はむしろ負荷になるので,24時間かけて5%ブドウ糖液で補正するなど,2〜3日かけて輸液を行なうようにする.

　推定水分欠乏量は以下の式で計算する.

$$\text{不足水分量} = 0.6 \times \text{体重(kg)} \times (\text{血清 Na 濃度} \div 140 - 1)$$

3. 代謝性アシドーシス

> 血中に酸や水素イオンが溜まると血液のpHが下がる

　CKD では代謝性アシドーシスも悪化のリスクファクターになる. その原因と考えるべき病態は82頁に述べているので参考とし,対応する必要がある. 治療としては,炭酸水素ナトリウム(重曹)2〜3 g/日の内服が適宜勧められるが,緊急を要する場合は注射製剤(メイロン静注)を使用する.

　メイロン静注7％の場合,必要量(mL) = 不足塩基量(Base Deficit mEq/L)×1/4×体重(kg)を静脈内注射する.

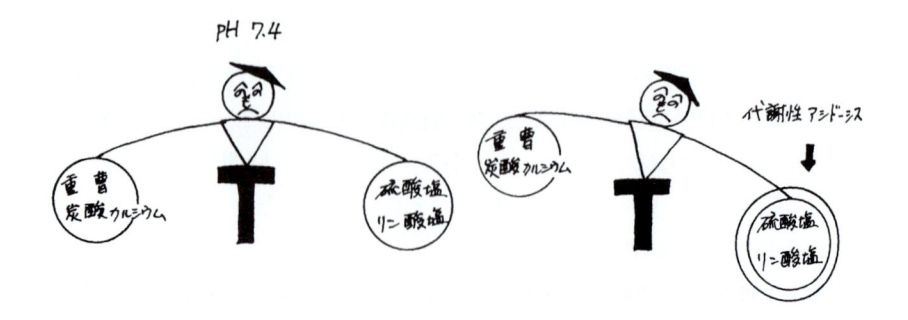

メイロン静注 8.4% の場合，必要量 (mL) = 不足塩基量 (Base Deficit mEq/L) × 0.2 × 体重 (Kg) を静脈内注射する．

なお，薬物中毒の際の排泄促進，動揺病などに伴う悪心・嘔吐，めまいならびに急性蕁麻疹には，炭酸水素ナトリウムとして，健常成人1回12～60 mEq (1～5 g：本剤 14～72 mL) を静脈内注射する．

6 カルシウム・リン代謝異常，二次性副甲状腺機能亢進症

血中 Ca×P 積の高値 (60 以上) が長期間持続すると，異所性石灰化が生じる．この異所性石灰化は，大動脈，冠動脈などの血管壁に加え，心臓の弁輪部 (僧帽弁) や弁自体 (大動脈弁) に生じ，僧帽弁逆流症や大動脈弁狭窄症などの心臓弁膜症を発症する．これも心不全発症のリスクになり，さらには CKD 悪化要因になる．これらを避けるために，低リン食 [1日蛋白摂取量 (g) × 15 (mg) 以下]，リン吸着薬 (沈降炭酸カルシウム，塩酸セベラマーなど) による血清リン値の正常域維持などを日頃から励行し，日本透析医学会のガイドラインに準拠した副甲状腺機能亢進症の発症予防あるいは治療を進めなくてはいけない．

1. 低リン食の腎性骨症および CKD 進行に対する効果

低リン食 (1日最大摂取量 900 mg) を行なうことにより，PTH の分泌を抑制させることができる．すでに二次性副甲状腺機能亢進症を合併している状態でも高 Ca 血症を避けつつ低リン食を継続することによって，血清 P 値は著明に低下させ，血清 Ca 値も軽微ではあるが低下させ，同時に血中 PTH 値も著明に低下させることができる．これにより CKD の悪化にもブレーキをかけることができる．

KDOQI 臨床診療ガイドライン American Journal of Kidney Disease 誌の増刊号では血清 Ca，P 値について，CKD の病期毎に目標値を下記のよ

表9-4 CKD病期3～5dにおける目標血清Ca，P，PTH値

	血清P値・Ca値(mg/dL)	血清iPTH値(pg/mL)	
病期3～4	2.7≦血清P値＜4.6 補正血清総Ca値は臨床検査値の正常範囲内に維持	病期3	34～70
		病期4	70～110
病期5，5d	3.5≦血清P値≦5.5 補正血清総Ca値は臨床検査値の正常範囲内(8.4～9.5)に維持すべきであるが，下限値に近いほうが異所性石灰化回避の観点から好ましい	150～300	

表9-5 CKD病期3～5dにおける食事療法(リン制限食)

血清P値(mg/dL)	食事におけるリン摂取量
病期3～4 ＞4.6	800～1,000 mg/日(蛋白質の必要摂取量で補正)に制限
病期5，5d ＞5.5	800～1,000 mg/日(蛋白質の必要摂取量で補正)に制限
i-PTH値	食事におけるリン摂取量
病期3～5d 表9-4の目標範囲超	800～1,000 mg/日(蛋白質の必要摂取量で補正)に制限

うに提案している．

　表9-4の数値を目標に食事療法，ビタミンD，リン吸着剤を使用することになるが，わが国ではリン吸着剤で保険適応になっているのは沈降炭酸Ca製剤のみである．ところが，Ca製剤に含まれるCa量は，1,500 mg/日を超えるべきではなく，また総Ca摂取量(食事を含む)としては2,000 mg/日を超えるべきではないと考えられているので，注意されたい．低リン食を実施するためにも低蛋白食が有効であるし，第1選択であることは改めて留意すべきと強調しておきたい(表9-5)．

　病期5dで，血清P値＞7.0 mg/dLの患者では，炭酸ランタン(ホスレノール®を短期間(半年まで)使用し，その後は他のP吸着剤(セベラマー塩酸塩)に変更するとよい．ただし，このような患者では透析回数を増や

2. 高齢骨における老化架橋

CKD 病期 5d の患者は骨折リスクが高く，そのような患者では生命予後も悪いことが知られている．糖尿病合併例で特にその傾向が強い．この原因として従来からこれまで述べてきた腎性骨症が原因と考えられてきたが，本書でも言及してきたペントシジンに代表される AGEs（74〜77 頁）に原因を求められる可能性が出てきている．

そもそもヒトの骨にはカルシウムとコラーゲンがそれぞれ乾燥重量で約50％含まれているが，骨強度は骨密度と骨質によって決まり，骨に含まれるコラーゲンが強度因子である骨質に重要な役割を果たしている．この骨コラーゲン分子は，細胞外に分泌された後，コラーゲン架橋（善玉架橋＝成熟架橋）と呼ばれる構造を形成し，骨に強度を与える．ところが，コラーゲン分子に糖化や酸化などによる無秩序な架橋（悪玉架橋＝老化架橋）が形成されると，骨はしなやかさを失い，骨強度は低下する（図 9-4）．実際に大腿骨頸部骨折症に至った患者で，悪玉架橋に関与する AGEs の一つであるペントシジンの濃度が骨，血液，尿で高値になって過老化状態に陥っていることが報告されている．

CKD-MBD に伴う骨の脆弱化は，骨代謝に起因する骨量の低下のみで説明できないことが明らかになってきており，骨コラーゲンの糖化および AGEs 蓄積抑制が骨粗鬆症の新たな治療・予防につながると考えられている．76 頁で述べたペントシジンの新たな展開として留意する必要がある．

7 血液凝固亢進

血液凝固亢進は腎血流障害，動脈硬化症を増悪させ，ひいては CKD の悪化を招く．このため，抗凝固薬，線維素溶解薬の並行使用は不可欠と言える．

しかし，当然のことながら，これらの薬剤には易出血性という副作用があり，既に出血傾向を有する患者には使用できないので，多くはまずジピ

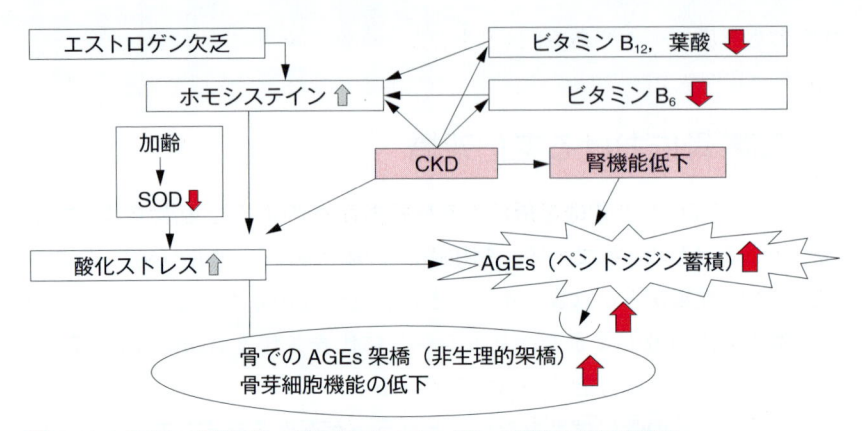

図 9-4 CKD・閉経後・老年期のコラーゲンの「質の低下」要因
　ビタミン B_{12}, 葉酸, ビタミン B_6 の欠乏があると, ホモシステインが上昇しやすい. 腎機能低下はペントシジンの蓄積を招くうえに, ホモシステイン高値が認められるようになると, 骨でのペントシジンに代表される AGEs の蓄積に拍車がかかる. AGEs の蓄積は骨のコラーゲン架橋の異常を招来し, さらには骨芽細胞の機能低下も引き起こされ骨折リスクの増大へと続く.

　リダモール, ジラゼプを使用する. 次に, 血小板凝集能をチェックし, これらに対する効果が不十分と判断されたなら, プレタール®, 小児用バファリン®, ペルジピン® に変更する. これらのうち, プレタール® は血管拡張作用や血管内皮細胞増殖抑制作用が比較的強い.

8 造影剤による腎障害

1. 発症のメカニズム

　CKD, 糖尿病, 心不全, 肝硬変, 脱水, 高齢者(60歳以上)では造影剤によって, 一過性あるいは不可逆的に腎機能障害を起こしやすい. CKD では特に病期3以降の場合に多発し, 糖尿病では eGFR 40 mL/分以下からが要注意である. ヨード造影剤によることが多く, 3〜5日をピークとする一過性のこともあるが, これをきっかけとして末期 CKD に移行する

患者は少なくない．既述の背景の患者に多いが，そうでなくても大量の造影剤を使用した場合（2 mL/kg または 100 mL 以上）で高率に発生するので，注意を要する．

　発症のメカニズムとして，①腎髄質の虚血（NO，プロスタグランジン，エンドセリンなど），②造影剤による腎尿細管の直接毒性（活性酸素）などがあげられるが，治療に結びつく明確なものはない．したがって，造影剤使用後の対応が重要となる．

2. 現在までに確立された予防法

　造影剤使用前後 12 時間，生理食塩水を 1 mL/kgBW/時（あるいは 100 mL/時）の速さで点滴する．

● 予防的血液浄化療法の可否

　ヨード造影剤は分子量が小さく，蛋白結合率もわずかなため非常に効率よく透析され，4 時間の透析により 80% 程度除去される．しかしながら，造影剤による腎障害はごく早期（20 分以内）に起こるため，腎機能障害（s-Cr > 2 mg/dL）のある患者に腎機能悪化を予防するための血液透析は無効と考えたほうがよい．

文献

- National Kidney Foundation : K/DOQI clinical practice guidelines for bone metabolism and disease in chronic kidney disease. Am J Kidney Dis 42 (4 Suppl 3) : S1-201, 2003
- 斉藤　充：生活習慣病における骨質劣化機序と骨脆弱化亢進．日本骨粗鬆症学会生活習慣病における骨折リスク評価委員会（委員長・杉本利嗣）編；生活習慣病骨折リスクに関する診療ガイド 第1章 総論，p16-20，ライフサイエンス，2011
- Eisenberg RL, et al : Renal failure after major angiography can be avoided with hydration. Am J Roentgenol 136 : 859-861, 1981
- Sterner G, et al : Does post-angiographic hemodialysis reduce the risk of contrast-medium nephropathy? Scand J Urol Nephrol 34 : 323-326, 2000

10 生活習慣への治療的介入

1 禁煙の勧め

　喫煙がCVDや慢性肺疾患，悪性腫瘍などの危険因子であることは比較的よく知られている事実であり，最近の研究でもCKD患者の蛋白尿を増加させ，腎機能障害の進行を促進することが明らかになっている．the National Health and Nutrition Examination Survey（NHANES）Ⅱの解析によると，1日20本以上の喫煙者では末期腎不全に至るリスクは，非喫煙者の2.3倍も高い．

　これに対して，禁煙はCKDの進行を抑制する．しかも，アルブミン尿を有した腎機能正常の糖尿病患者では，禁煙によってアルブミン尿が減少したとの指摘もある．

　また，喫煙は動脈硬化性疾患の重要なリスクであるが，その一部はHDLの低下を介して働くと考えられており，喫煙者ではHDL-コレステロール濃度が5〜9 mg/dL程度低い．ここでは，受動喫煙も問題であり，少なくとも片親が喫煙している子どものHDL-コレステロールは非喫煙の両親の子供に比較し，3.8 mg/dLだけ低いとの調査結果もある．

　しかも，日本人のがんの約20〜27％（男性では30〜40％，女性では3〜5％）は，喫煙していなければ予防可能であったはずと言われている．喫煙の影響を受けるのは，たばこの煙の経路となる喉，気管支，肺といった呼吸器系の臓器だけではない．発がん物質は血流に乗って運ばれ，あらゆる臓器に影響が及ぶのである．自分ではタバコを吸わなくても，家庭や職場で他人の煙を吸い込んでしまう受動喫煙でも，肺に対しては発がん性があることも知られている．

　以上より，CKD患者は当然として，がんの危険性を回避し，周囲もそ

れに巻き込みたくない人は喫煙すべきでない．

以上より，CKD 患者では禁煙が推奨される．

症例：喫煙癖が進行リスクになっていると思われる CKD ヘビースモーカー

> **【症例】**患者は 68 歳の男性である．57 歳時（平成 13 年）に HbA1c 9.3%の糖尿病と診断された．血圧は 146/70 mmHg と高めであったが，血清クレアチニン値 0.56 mg/dL と正常域にあり，尿蛋白も陰性であった．糖尿病外来にて経口糖尿病治療薬の処方を受け，半年程度通院し，HbA1c 6.7%になったところで，放置していた．
>
> 7 年を経た 65 歳（平成 20 年）に筆者の外来に紹介受診したときには腎機能は Ccr 58mL/分の慢性腎不全であった．しかし，HbA1c は 5.1〜5.6%とほぼ正常化し，経口糖尿病薬も服用していなかった．尿蛋白は 7.3〜5.4 g/日と比較的高度であり，血圧は 158/78 mmHg と上昇していた．腹部 CT 画像では壁在血栓，石灰化壁を伴う最大短径 26 mm の腹部大動脈瘤を併発していた．

直ちに，禁煙を勧め，蛋白 30 g，食塩 5 g の食事療法を提案した．しかしながら基本的には喫煙癖は変わらず，喫煙回数を減らす程度であった．それでも尿蛋白は 2 g/日以下に減少してきた．Ccr は 50 mL/分からさらに低下し，20 mL/分前後にまで低下した．このような CKD 病期 3 に入ってからは，さすがに患者は禁煙を実行し，図 10-1a のような経過で進行抑制を果たすことができ，2009 年 11 月頃からはほぼ横ばいに推移している．蛋白制限は 40〜50 g/日にとどまり，時に 60 g/日近くまで増加しているが，経口吸着薬は必須薬として服薬を励行している．

■診療のキーポイント

①ここで，興味深いのは図 10-1b のペントシジン（74 頁参照）の動きである．腎機能低下を反映して，0.0419 μg/mL（基準値 0.00915〜0.0431 μg/mL）だったのが 0.1352 μg/mL まで上昇し，直近では 0.128 μg/mL にわずかながら低下しているが，右足第 1 足趾に病的骨折を起こした．289 頁に述べたようにペントシジンは腎機能指標であるだけでなく，骨粗鬆症指標，さらには病的骨折性指標となっている可能性があり，留意すべき事実と考えている．

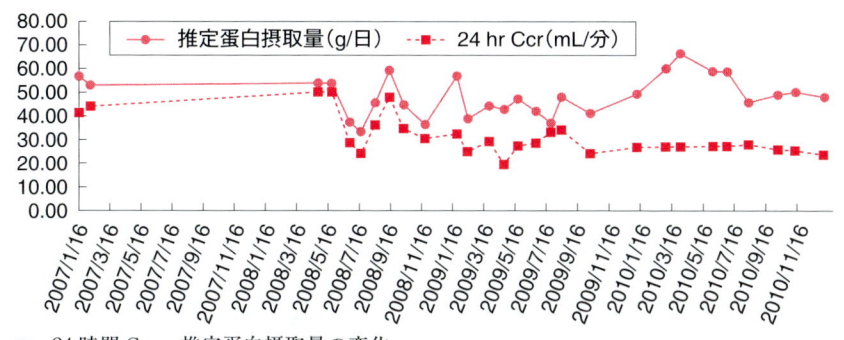

a　24時間Ccr，推定蛋白摂取量の変化

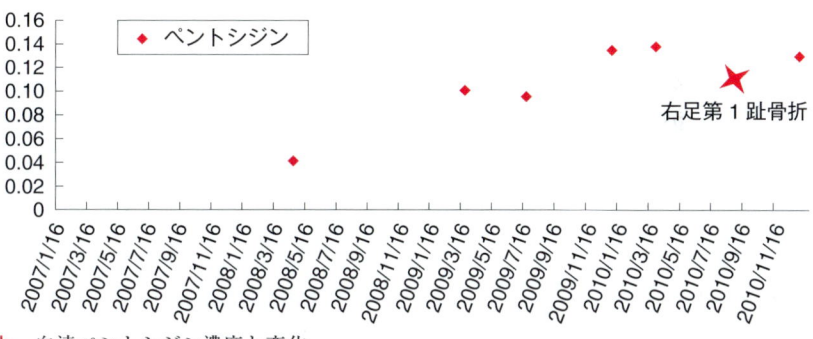

b　血清ペントシジン濃度と変化

図10-1　喫煙癖が進行リスクになっていると思われる病的骨折を合併したCKDヘビースモーカー症例

②喫煙が生体内に活性酸素を増加させるということはよく知られた事実であるが，ペントシジンはそのような酸化ストレスの指標でもあることが知られており，**図10-1b**の動きはこのような生体内の動きを反映しているものと推察されるし，喫煙によるCKDの悪化機序の一つになっていることを示唆していると考えている．

2 運動の勧め

比較的過激な運動（7METs以上）がCKDを寛解に持ち込んだという報告はない．逆に安静によってCKD病期5が腎代替療法に導入されるのを

表 10-1　中等度以上の身体活動と強度との関係

METs	生活活動	運動
3.0〜3.8	普通歩行〜やや速歩（〜94 m/分） 階段を下りる，子どもの世話 室内の掃除，床磨き，風呂掃除 軽い荷物運び 釣り，大工仕事，箱詰め作業	ウェイトトレーニング（軽・中等度），ボーリング，体操（家で，軽・中等度），ゴルフ（カートを使って），自転車エルゴメーター：50 ワット
4.0〜4.8	速歩（95〜100 m/分程度） 自転車（16 km/時未満） 子どもと遊ぶ・動物の世話（中強度） 車椅子を押す． 庭の草むしり	水中運動，卓球，バドミントン，ゴルフ（クラブを自分で運ぶ）
5.0〜5.5	子どもと遊ぶ・動物の世話（活発に） かなり速歩（107 m/分） 電動芝刈り機	ソフトボールまたは野球，子どもの遊び（ドッジボール，遊戯具など），自転車エルゴメーター：100 ワット
6.0〜6.5	家具・家財道具の移動・運搬 雪かき	ゆっくりしたジョギング（4〜5 km/時），ウェイトトレーニング（高強度），ダンス，エアロビクス
7.0〜7.5		ジョギング（8 km/時），サッカー，テニス，スケート，スキー，登山：約 1〜2 kg の荷物を背負って
8.0	運搬（重い負荷） 階段を連続して昇る．	サイクリング（約 20 km/時），ランニング（10 km/時），水泳，各種スポーツ競技

（日本腎臓学会：腎疾患患者の生活指導・食事療法に関するガイドライン．日腎会誌 39：8-17，1997 より引用，一部追記）

阻止したり，CKD 病期 4 から CKD 病期 5 への進行を抑制したという報告はないし，筆者にも経験はない．運動療法が寿命にかかわるか否かについて検討した成績はほとんどなく，Chen らが 10 年以上にわたってみた長期成績でも，ほとんど有意差を認めるに至っていない．

　一方，運動による心血管病やメタボリックシンドロームの予防効果は，中等度の強度（5.0〜6.0 METs 程度）で 1 日 10〜30 分の運動でも認められるので，心肺機能に問題のない範囲での定期的な運動は推奨される（表 10-1）．

- CKDだから安静？　とんでもない，適度な運動はCKDの進行抑制に必要！

　TavemerらはGFRが$65±13$ mL/分の腎臓病患者に自転車エルゴメーターで40％ VO_2max 相当の運動負荷をかけ，腎機能の変化を観察している．それによると，腎血流量は健常者の場合と同様，運動直後に低下し，30分後には基礎値に回復し，健常者の間に有意差はみられていない．しかし，運動直後のGFRは，健常者と比較して有意に低下し，しかも回復に60分を要している．このように，腎機能低下の程度によっては運動負荷のGFRへの影響は運動後にも残ることが明らかとなっている．運動時の過剰発汗に見合った水分補給が実施されない場合に慢性腎臓病の進行に拍車がかかることが予想される．

　しかし，適切な水分補給が実行された場合は，長期的に反復した運動負荷が加えられても腎機能に悪影響が及ぶことはないと推察される．Eidemakらは，最大運動能力の60～75％にあたる運動を自転車エルゴメーターで約20か月間にわたり毎日行なっても，腎障害の進行の程度は運動を負荷しなかった群と比較して，ほとんど差がなかったと述べている．IgA腎症であっても腎機能が正常であれば，高度の運動負荷が1～2年行なわれても腎機能は低下しなかったとの指摘もある．

　また，Castanedaらは，26名と数は少ないが，平均年齢65歳で血清クレアチニン2 mg/dL（推算GFRで25 mL/分/1.732前後）の比較的高齢の患者を対象として筋肉運動の有効性について検討している．まず食事療法として0.6 g/kg/日の低蛋白食としたうえで，12週間にわたって筋肉運動負荷をかけている．この研究では筋肉の生検を行ない，病理組織学的に筋線維が運動療法により有意に増強すること，また腎不全患者でみられる総K量の低下が回復することが確認された．しかし，血圧や腎機能に関しては運動療法を行なった群と行なわなかった群との間では有意差を認めないと報告され，全体としては低蛋白食で生活をしている患者でも筋肉抵抗運動療法は可能と推察される．

- どの程度の強さの運動を実行すればよいか？

　運動は30～120分間に8,000～12,000歩のウォーキングあるいはランニ

ングとし，これを週1回以上，継続させる．
　その際に次の点に留意する．
①ウォーミングアップ(ストレッチングを含む)とクーリングダウンは十分に行う．
②当初50% HR reserve 以下の有酸素運動を行なう．
③β遮断薬などの薬剤を投与している場合は症例にもよるが，おおむね10% HR reserve 減じる．
④運動時間は，運動強度にもよるが，当初10～20分くらいから始め，漸増させる．

　運動強度は年齢ごとの予測最大心拍予備能(最大心拍数−安静時心拍数)におけるパーセンテージ(% HR reserve)を求め，調整する．
　すなわち，
　　|(220−年齢)−安静時心拍数|×運動強度(k)+安静時心拍数　で求める．
　例えば，40歳で安静時心拍数60拍/分の場合における50% HR reserve の心拍数は，
　　|(220−40)−80|×0.5(50%)+60＝110　と算出される．これにより，110を超えない運動量が推奨されるということになる．

3 飲酒はほどほどに

　エタノール20～30 g/日以下のアルコール摂取は逆にCKDの発症リスクを低下させると言われているが，大量飲酒(エタノール60 g/日以上)は高血圧，CKDの進行リスクとなると述べる者は多い．元来，いわゆるお酒に強いと言われている人は，嗜好品として，エタノール40 g/日以下のアルコール摂取が容認される程度であると心得るべきである．顔が赤くなるお酒に弱い人は，そもそも飲酒は勧められない．

4 歯周ポケットの清浄化ブラッシング

　わが国では歯周炎の罹患率が高く，高齢者では80%前後であると言わ

れている．このような歯周炎患者において心冠状動脈疾患，脳梗塞の発症率が高いという疫学データから，歯周病の動脈硬化症への影響が注目されている．歯周ポケット内の歯周病菌によるプラークが原因とされており，口腔内では，500種類を超える細菌が歯面，歯肉溝などに集団となったバイオフィルム（biofilm）を形成して棲みついている．井上芳徳によると*Porphyromonas gingivalis*，*T.denticola* が多く検出され，IL-6 や TNF-α 値が上昇したという．*P. gingivalis* は血小板凝集や血液凝固を促進し，内皮細胞へも侵入する．また，血小板に取り込まれて血管内を運ばれ，血管壁に付着し生育する機序もあると指摘している．谷口 中らは，糖尿病患者に歯周治療を行なった結果，歯周病の程度が改善したと同時に，平均 0.7% の HbA1c の低下がみられ，歯周病が糖尿病の悪化因子になると同時に，*P. gingivalis* 感染は血清 TNF 値を上昇させることが明らかになっており，2 型糖尿病の慢性軽微炎症や動脈硬化の発症に関与する可能性があると述べている．

歯周ポケット内に菌が繁殖している場合は歯周病治療や歯磨きでも一過性の菌血症が発生すると言われ，日常的に歯周ポケットをブラッシングし，清浄化しておくことの重要性が推察できる．今のところ歯周病と CKD 発生率あるいは悪化率との相関性を示す疫学的なデータはないが，透析患者に歯周病が多発していることはしばしば経験されることであり，歯周病を悪化因子として念頭に置き，生活習慣のなかに歯周ポケットの清浄化ブラッシングを積極的にとりあげることは CKD 対策には欠かせないと考えている．

5 1日の始まりは前日の質のよい睡眠から始まる

睡眠には体を休息させるのみではなく，脳の休息，さらには能動的に脳の整備と修復を行う役割があると考えられているが，それだけではなく，あるいはそのことが全身性に様々な影響を及ぼすと推察されている．すなわち，睡眠不足が血糖値のコントロールの乱れ，メタボリックシンドロー

ム，ひいては高血圧，心血管疾患や代謝異常のリスク増加に関連していることも指摘されている．体重や食欲は，身体の恒常性を制御するメカニズムの影響を受けているのだが，睡眠はこれらの機能の管理にも重要な役割を果たしていると考える必要があり，規則正しい non-REM 睡眠，REM 睡眠を適切に獲得できる質のよい睡眠の意義を認識すべきである．

厚生労働省は平成 11 年から 13 年にかけて，「睡眠障害の診断・治療ガイドライン作成とその実証的研究班」を組織し，平成 13 年度にその研究成果として，表 10-2 のような睡眠障害の診断治療ガイドラインを報告しているので，参考にするとよい．

6 必要な予防注射は受けるべし

CKD 患者は免疫力が低下しているため，感染による死亡や合併症のリスクが高い．したがって，①予防注射実施時点で発熱している，②何らかの急性疾患に罹患している，③過去にアレルギー反応の既往がある，④その他，不適当と判断されるなどの状況がなければ，インフルエンザ，肺炎球菌など，感染リスクの高い病原体に対するワクチン接種による予防が推奨される．

肺炎球菌ワクチンについては，ワクチン接種から 5 年以上経過すると抗体価が低下するため，CDC は初回接種が 65 歳未満で，5 年経過して 65 歳以上となった者に再接種を推奨している．ただし，わが国では再接種により注射部位の著しい副反応を生じた報告があるため，厚生労働省が再接種を認可していないという事情も考慮する必要がある．

7 定期的ながん検診を受けるべし

CKD 患者は，そうでない患者よりがんの発生率が高い．糖尿病が原因であったり，メタボリック症候群を基盤としている場合は特にその傾向は強くなる．その原因としてがん抑制遺伝子の働きが弱くなっている可能性が推察されている．CKD 患者では，とかく腎機能，血圧，尿所見，心腎

表10-2　睡眠障害への対処　12ヶ条

①睡眠時間は人それぞれ，日中の眠気で困らなければ十分；睡眠の長い人，短い人，季節でも変化，8(7〜7.5)時間程度でよいが，こだわらない，歳をとると必要な睡眠時間は短くなる．
②刺激物を避け，眠る前には自分なりの方法でリラックスする；就寝前4時間のカフェイン摂取，就寝前1時間の喫煙は避ける，軽い読書，音楽，ぬるめの入浴，香り，筋弛緩トレーニングなど
③眠たくなってから床に就く，就床時刻にこだわりすぎない；眠ろうとする意気込みが頭をさえさせ寝つきを悪くする
④同じ時刻に毎日起床；早寝早起きではなく，早起きが早寝に通じる，日曜に遅くまで床で過ごすと，月曜の朝がつらくなる
⑤光の利用でよい睡眠；目が覚めたら日光を取り入れ，体内時計をスイッチオン，夜の照明は明るすぎないようにする
⑥規則正しい3度の食事，規則的な運動習慣；朝食は心と体の目覚めに重要，夜食はごく軽く，運動習慣は熟睡を促進
⑦昼寝をするなら，15時前の20〜30分；昼寝はかえってぼんやりのもと，夕方以降の昼寝は夜の睡眠に悪影響がある
⑧眠りが浅いときは，むしろ積極的に遅寝・早起きに；寝床で長く過ごしすぎると熟睡感が減る
⑨睡眠中の激しいイビキ・呼吸停止や足のぴくつき・むずむず感は要注意；背景に睡眠の病気，専門治療が必要
⑩十分眠っても日中の眠気が強い時は専門医に；長時間眠っても日中の眠気で仕事・学業に支障がある場合は専門医に相談，車の運転に注意
⑪睡眠薬代わりの寝酒は不眠のもと；睡眠薬代わりの寝酒は，深い睡眠を減らし，夜中に目覚める原因となる
⑫睡眠薬は医師の指示で正しく使えば安全；一定時刻に服用し就床，アルコールとの併用をしない

(厚生労働省；睡眠障害の診断・治療ガイドライン作成とその実証的研究班，2001)

連関に目を奪われ，がんスクリーニングがおろそかになるが，一般の人と同様かあるいはそれ以上に注意深い対応が必要である．

胃がんに対する胃X線造影検査・上部内視鏡検査，大腸がんにおける便潜血反応，下部内視鏡検査，肺がんに対する胸部X線検査，乳がんに対する視触診＋マンモグラフィ，子宮がんに対する細胞診，前立腺がんに対するPSA測定検査，全般的ながんリスクの検査としての遊離DNA検査，アミノ酸組成検査などは定期的な実施を勧める．

一方で，一部の腫瘍マーカー(CEA，CA19-9，CA125，SCC，NSEな

ど）は腎機能の低下につれて偽陽性になりやすいので，判定には注意が必要である．

8 日常的に励行すべき22条

①夜11〜12時前には就寝し，朝は6〜7時頃に起床するなど，睡眠時間は7〜7.5時間前後確保する．

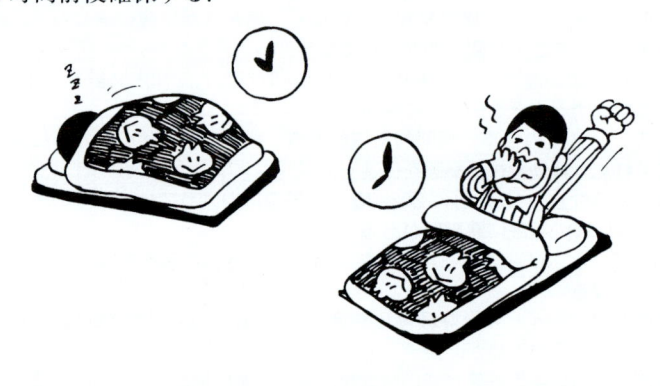

②45分を超える長時間の通勤は，時差出勤をし，できるだけ座れる時間帯を選ぶ．

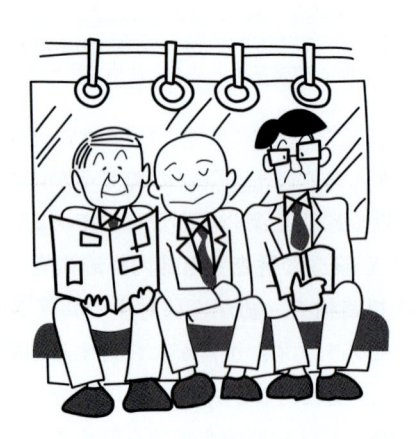

③精神的なストレスを避け，時には意識的に安穏な気持ちを保つよう心がける'ノー'の言える日本人になる．残業，長距離出張の命令，旅行，慰安会，つきあい酒，つきあい麻雀の誘い，冠婚葬祭の大役の依頼などに対して，自分の体調が比較的良好でも'心を鬼にして'きっぱりと断るべきだ．ここで大切なことはストレスに感じないこと．精神的なストレスも体内の活性酸素産生を亢進させる原因になる．

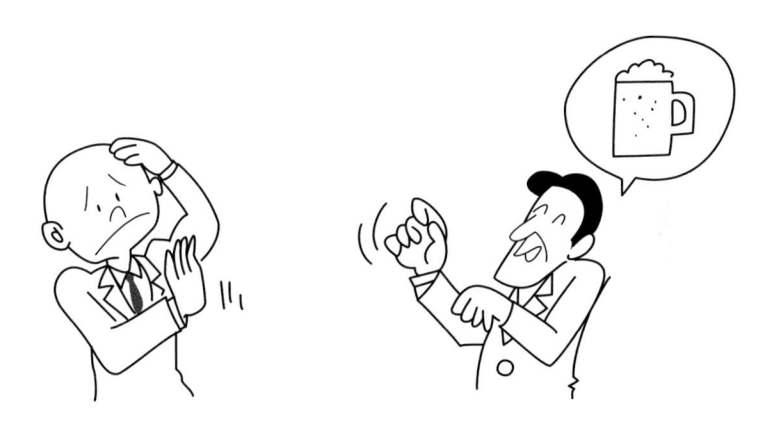

④食事療法が可能な環境を作る．食事療法を自然なものとして受け止める諦めに似た気持ちが，患者の心の中に生まれることも大切である．過去の食生活にこだわってはいけない．できるだけ，家族皆が同じものを食べることが大切．

⑤過度な労働，運動は避ける．慢性腎不全，心筋梗塞など，進行性病変がある場合は勝負を争う団体競技や過激な運動，過酷なゲームはやめる．野球，サッカー，バスケットボール，バレーボール，テニスなど，自分が疲れても中断することができないものはやめる．

⑥適度な有酸素運動は継続する．深呼吸を組み合わせたラジオ体操，自分自身のペースでジョギング，徒歩，ストレッチ体操など自制可能なものに切り替える．

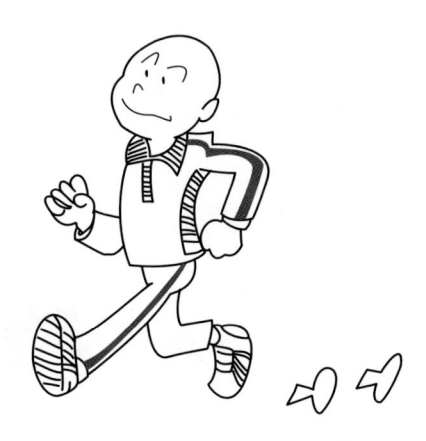

⑦脂肪は，必要エネルギー量の範囲での最少にし，内容的には，抗酸化を考慮した不飽和脂肪酸を多くする．

⑧適切な量の野菜，果物をできるだけ新鮮なうちに摂取する．ファイトケミカル（抗酸化食品），メラノイジンを含む植物性食品は十分に摂取する．例えば，熟成黒ニンニク，緑茶べにふうきなどORAC値の高い食品を摂る．

⑨適切量の水分，塩分を摂り，脱水，脱塩にならないよう配慮する．

⑩よくかむ．ゆっくり食べる．適度な運動，老廃物の排泄，解毒など，細胞再生につながることを実行する．成長ホルモンの分泌促進性のアミノ酸やαグリセリルホスホリルコリン（αGPC）を摂る．

⑪標準体重の維持，腹八分目などにより，インスリン抵抗性を改善させ，サート遺伝子を活性化させることが細胞再生の助けになる．

⑫患者自身も周囲もうっとうしい気分になったり，なげやりな気分になると，交感神経優位になるので，患者本人も努めて声を出して笑い，'ねあか'に振る舞うと同時に，周囲の理解や助けが大切である．笑う門には福来たるは真理．'ねくら'は交感神経優位になり，腎血流が減少し，CKDの悪化を招く．

⑬腎機能にあった適切な量のエネルギー，蛋白質を摂取する必要がある．蛋白質量は必要エネルギーの10％を上限とする．ただし，アルギニン，グルタミン，トリプトファン，シトルリン，オルチニンなど，単独でも生体に重要な働きをするアミノ酸の欠乏を招かないように工夫する必要がある．その他ファイトケミカルを含む植物性食品は十分に摂取する必要があるので，そこからの蛋白も含めるよう配慮する．

⑭適当量の水分，塩分を摂り，脱水，脱塩にならないように配慮する．

⑮男性の場合，男子厨房に入らずなどと威張ってはいけない．自分の食事は，自分で考えてもよいくらいである．料理を自分の趣味にして，休養日などにはそれを実践するような心がけも大切．

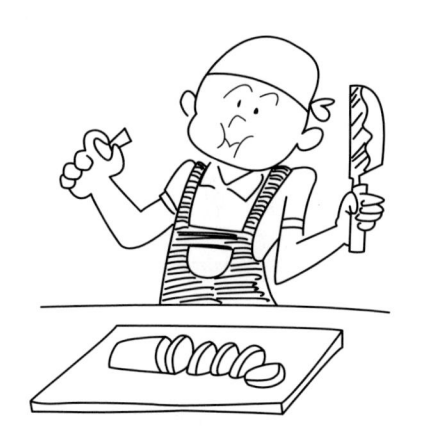

⑯家庭の主婦の場合，夫や家族の食事の支度にかまけて，自分自身の分はなおざりになるため，腎不全の食事療法が守られない．家族の食事の中から自分に合ったものを食べる工夫をする必要がある．同時に家族全員の協力も重要．

⑰規則正しく生活し，日々の行動，食事記録，血圧，体重，歩行距離，尿量，尿回数，便通に注意し，体重計に朝夕2回乗る習慣を持つ．体重や尿量チェックは肥満，やせ，浮腫だけでなく脱水の早期発見にも役立つ．

血清クレアチニン値，eGFR，HbA1c，悪玉コレステロール値など，得られた数値は記録に残す．

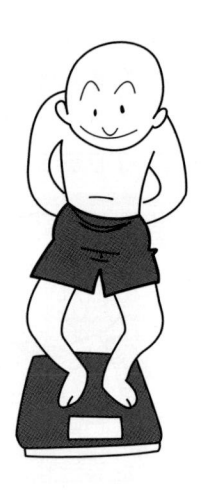

⑱帰宅時にはうがいを励行し，風邪をひかないように注意する．風邪が流行の兆しがあるときは，目洗い，鼻洗いも励行する．人の多いところや職場でも対人に支障がない限りマスクを着用すること．

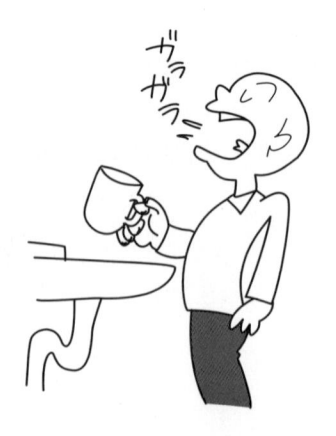

⑲高血圧，糖尿病，脂質異常症，高尿酸血症，肥満，虫歯，歯周病，口腔乾燥症，アレルギー疾患がある場合はそれらを治療，コントロールすることが大切である．

⑳かかりつけ医師を決め，定期的に健診を受け，生活上の問題をはじめ種々の点で相談するとともに，必要な薬剤の服用は励行しなくてはいけない．

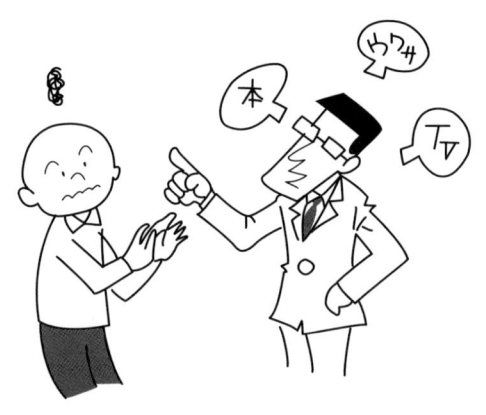

㉑同時に，他の生活習慣病，例えば，心臓病，脳血管症，老年病，がん（悪性腫瘍），認知症など，様々な病気を合併しやすくなるので，定期的な健診やそれぞれの専門医の検診はかかさず受けること．例えば，仁生社江戸川病院やメディカルプラザ篠崎駅西口の筆者の外来 (http://ckd-plaza.com) にピンポイントで訪れることも可能であるし，筆者が運営に携わっているサイト (http://www.ipfor.net) にアクセスすることも可能である．

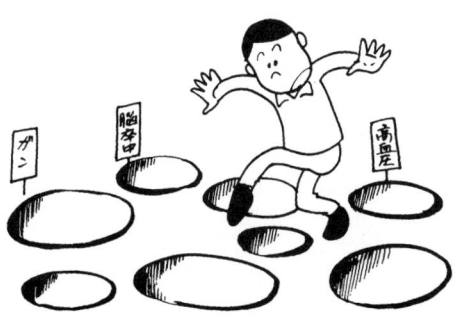

㉒動物好きも結構であるが，動物たちの健康にも気を配る．動物は，髄膜炎の原因になるクリプトコッカスなどヒトに伝染する病原菌も持っている．

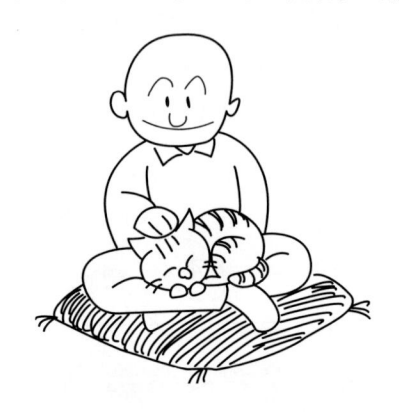

文献

- Jones-Burton C, et al：Cigarette smoking and incident chronic kidney disease；a systematic review. Am J Nephrol 27：342-351, 2007
- Stengel B, et al：Life style factors, obesity and the risk of chronic kidney disease. Epidemiology 14：479-487, 2003
- Chen L, et al：Association of physical activity with mortality in chronic kidney disease. J Nephrol 21：243-252, 2008
- Tavemer D, et al：Effects of exercise on renal function in patients with moderate impairment of renal function compared to normal men. Nephron 57：288-292, 1991
- 橋本俊雄・他：AT運動負荷が慢性腎疾患患者の腎機能に及ぼす影響．臨床スポーツ医学 10：785-790, 1993
- Eideimak I, et al：Exercise training and the progression of chronic renal failure. Nephron 75：36-40, 1997
- 太田善介・他：IgA腎症患者の持久性体力とトレーニングの影響．厚生省特定疾患進行性腎障害調査研究班平成2年度研究業績（東條静夫班長），pp96-102, 1991
- 古瀬昭夫・他：運動負荷の小児慢性腎炎に及ぼす影響．日腎会誌 38：1081-1087, 1991
- Castaneda C, et al：Resistance training to 1 word counteract the catabolism of a low protein diet in patients with chronic renal insufficiency A randomized controlled trial. Ann Intern Med 135：965-976, 2001
- 井上芳徳：歯周病と動脈硬化．成人病と生活習慣病 39：514-518, 2009
- 谷口　中：糖尿病と口腔ケア・歯周病は糖尿病の動脈硬化の進行促進因子になるか．Diabetes Frontier 21：553-557, 2010
- 厚生労働省 睡眠障害の診断・治療ガイドライン作成とその実証的研究班：睡眠障害に対する対処 12ヶ条, 2002

11 外来フォローとチーム医療

1 外来フォローチェックリスト

1. 日常検査・体重・尿量

　外来診察は，GFRが50 mL/分以上であれば，1〜3か月に一度，50 mL/分以下であれば，少なくとも1〜2か月に一度は必要である．

　食事療法に慣れたと感じても，定期的に内容を自己点検するとともに，外来診察を受けたときに，第3章にあげた検査の結果を，患者のノートや表11-1のような通院記録用紙に記録するよう指導したほうがよい．一日尿量，体重，血圧の測定の習慣はたいへん重要である．

　これらの数値をさらに，グラフにしておくと，推移が分かり，食事療法や日常生活の反省材料になる．なかでも血清クレアチニン値は，eGFRに変換，点として書き込み，線で結ぶと進行速度が把握しやすい（図11-1）．これで治療効果を知ることもできる．年一回のイヌリンクリアランス測定は真の腎機能（GFR）を知ることができるので不可欠と言える．このため筆者は健康情報サイト（http://www.ipfor.net）を開発しており，今後，広く利用されることを期待している．

2. 腎不全の増悪因子指標

　CKDの寛解あるいは進行阻止には増悪因子・合併症の存在を早期に診断，解決することが大切なので，いつもと異なることがあれば，直ちに担当医と相談するよう日頃から注意する必要がある．脱水，電解質異常・高尿酸血症・循環器系異常・高血圧・血小板凝集亢進，血糖異常，結石，前

表 11-1 通院記録

			日付( )
		目標(値)	数値
	体重(kg)		
	身長(cm)		
	BMI	18〜12〜25	
	血圧(/ mmHg)	110〜125(収縮期)	
	ヘモグロビン(g/dL)	10〜12	
Ⅰ. 腎機能			
	血清クレアチニン(mg/dL)	1.0	
	GFR(mL/分)	15 以上	
	eGFR(mL/分)	15 以上	
	Ccr(mL/分)	15 以上	
	血清尿素窒素(mg/dL)	18〜22	
	血清尿酸(mg/dL)	6〜7	
Ⅱ. 臨床症状			
1. 体液貯留	全身性浮腫		
	高度低蛋白血症		
	血清総蛋白(g/dL)	6.5 以上	
	血清アルブミン(g/dL)	3.7 以上	
	肺水腫		
	心胸郭比(%)	50%	
2. 体液異常			
	電解質異常		
	Na(mEq/L)	138〜143	
	K(mEq/L)	3.7〜5.0	
	Ca(mg/dL)	8.4〜10.0	
	P(mg/dL)	3.5〜6.0	
	酸塩基平衡異常		
	重炭酸(mEq/L)	22〜27	
3. 消化器症状			
	悪心	なし	
	嘔吐	なし	
	食欲不振	なし	
	下痢	なし	

4. 循環器症状		
	高血圧	なし
	心不全	なし
	心包炎	なし
5. 神経症状		
	中枢神経障害	なし
	末梢神経障害	なし
6. 血液異常		
	貧血症状	なし
	出血傾向	なし
7. 視力障害		
	尿毒症性網膜症	なし
	糖尿病性網膜症	なし(福田分類 A1〜A5)
8. 骨異常	Al-P(JSCC 法, U/L)	100〜330
	インタクト PTH(μg/mL)	60〜180
9. 糖異常	グルコース(mg/dL)	100 未満(空腹時)
	HbA1c(%)(JPA)	5.7 以下
10. 脂質異常	中性脂肪(mg/dL)	40〜140
	LDL コレステロール(mg/dL)	120未満(男性)140未満(女性)
	HDL コレステロール(mg/dL)	30〜90(男性)40〜100(女性)

立腺肥大による尿路閉塞,腎障害性の薬剤使用,喫煙習慣などは本質的に可逆的と言える CKD リスクなので,これらの有無には特に注意を払うべきである.

3. 栄養指標

慢性腎不全患者の栄養状態は,血清アルブミン濃度や,ヘマトクリット値,さらに体重,上腕筋囲の変化(45〜47 頁参照),IGF-I(インスリン様成長因子-I),IGF-I 結合蛋白などを総合的に考え合わせて判断するとよい.その他,アミノグラムも参考となる.

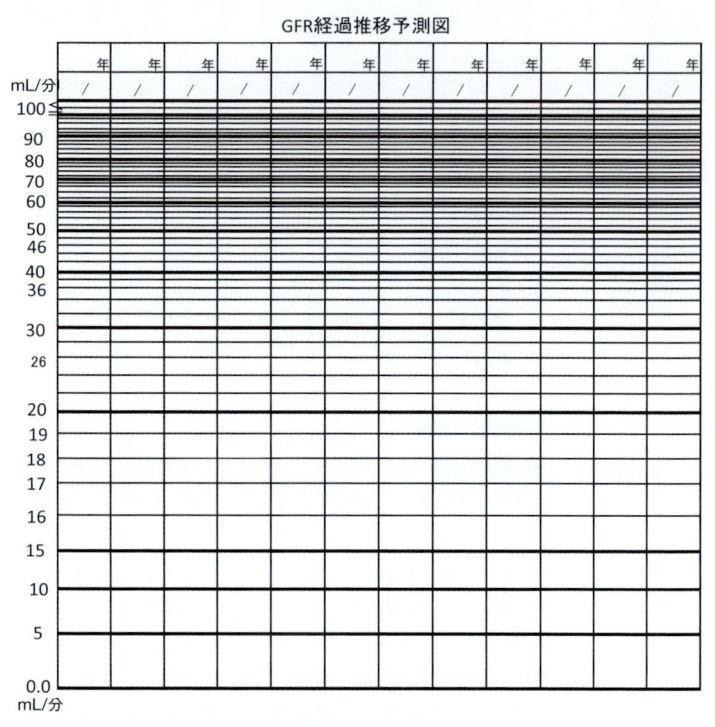

図 11-1 GFR 経過推移予測図（実用新案申請　佐中　孜）

2 CKD におけるチーム医療

1. チーム医療のメンバー構成

1）医療施設内でのチーム医療（医療連携）

　医療施設に規模は問わない．病院でも，診療所でもよい．CKD 患者を少しでも減らし，腎代替療法を必要とする患者を減らそうという気持ちがあれば，医療施設の規模とは全く無関係に医療連携チームは作れる．何しろ，医師と患者の二者で既にチームは作られているのである．医療施設の規模が大きければ，それだけ多彩な専門的技能をもった医療従事者集団を

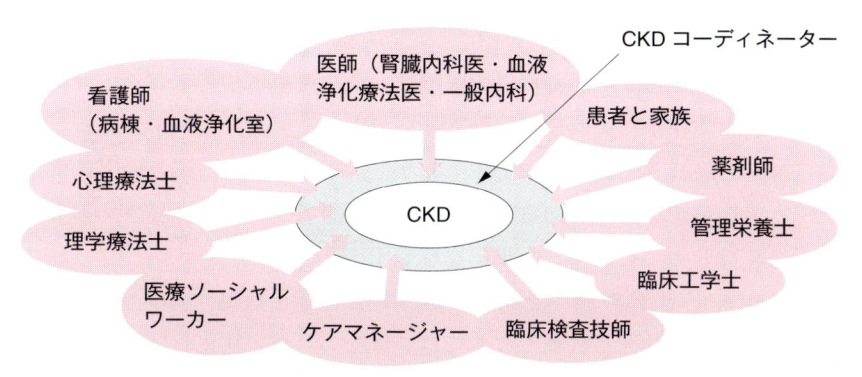

図 11-2　チーム医療のメンバー構成

構築でき，その分だけ CKD の診療に深みが増し，将来への発展性，本来の目的である CKD を減らそうという目標の実現性が高まる．

　筆者は図 11-2 のようなチームを提案し，患者と家族を対象とした医療講座を開催している．そして参加して一応の知識を体得したと判断されたなら，健康エキスパートとして認証するシステムを紹介している．すなわち，CKD という相手に対して勝利を収めるには，先にも述べたように患者とその家族が医療側の味方陣営にいてチーム医療の一翼を担っていなくてはいけないからである．これが不十分であると，ヒト，モノ，カネといった面での，医療機関としての基本的な部分での経営にも影響が及ぶようである．

　経営陣の目論見とは裏腹に安定成長とはほど遠く，低迷を続けている施設 A では 10 年以上の間，少なくとも医療連携が様々な立場で提唱されるようになってからのわずか 5 年間においても，患者や家族をチーム医療の一員にするための努力，例えば，市民公開講座を開いたことは一度もない．地区の医師会を招いての紹介，被紹介を目的とした医療連携の会はあっても，市民の医療知識欲を満たすための努力が垣間見えたことはない．コメディカルを含めたシンポジウム，ワークショップが開かれたこともない．このことが原因か否かはさらなる検証が必要であるが，逆の経営方針を実行していた施設 B は，急性期病院としても慢性期病院としても

右肩上がりの成長を実現している．

　図11-2に戻ろう．医師はこの医療チームの最終責任者でなくてはいけない．特に，何かに失敗する，などといったマイナスの出来事が起きたときにはその最終責任は医師にある．しかし，成功したり，楽しい出来事はチーム構成員が等しく，あるいは医師以外の患者と家族を含むコメディカルがまずはじめにそのような果実を享受すべきである．

　CKDという手強い相手を前に，図11-2に示す医師，コメディカル，患者とその家族は同じ目線でなくてはいけない．言い換えれば，すべてでなくても一部であっても同程度の医療レベルである必要がある．そして，これらのチームのメンバー相互の関係を円滑に調整したり，情報を共有するための伝令的な役割を担う立場の医療従事者の存在も必要とする．これが図11-1のCKDコーディネーターであり，国家資格を有したコメディカルがその任にあたることが望ましい．

　CKDコーディネーターの役割は次のように考えている．
- チーム医療のメンバーそれぞれの専門性を最大限に引き出せる．
- メンバー相互の役割を調整できる．
- クリニカルパスを作成し，遂行できる．その過程で不都合があることが判明すれば，適切なものに改訂できる．
- 患者への医療行為を適切に説明し，患者の理解を適切に得ることができる．

ここで改めて，重要事項を箇条書きにする．
① チーム医療のメンバーはコメディカルはもとより，患者とその家族も含まれる．
② チーム医療のメンバーの立場，役割はすべて横一線である．
③ チーム医療の最終責任者は医師である．
④ チーム医療で得られた成果をはじめに享受するのは患者とその家族であり，次がコメディカルである．医師は患者とその家族が幸せに感じ，コメディカルが喜びを感じている姿をみることで，己の役割が全うできたと承知すればよい．
⑤ チーム医療のメンバーにはそれなりに高い医療能力，十分な知識，優

表 11-2　介護施設の種類

介護保険で被保険者である利用者にサービスを提供できる施設（介護保険が使える施設）である「介護保険施設」	在宅介護型施設	訪問看護ステーション，通所介護（デイサービスセンター），通所リハビリテーション（デイケアセンター），短期入所療養介護（ショートケア），短期入所生活介護（ショートステイ）
	入所介護型施設	グループホーム（認知症対応型共同生活介護），介護老人保健施設（老健施設），介護老人福祉施設（特別養護老人ホーム），介護療養型医療施設
介護保険とは関係のない施設		養護老人ホーム，軽費老人ホームＡ型，軽費老人ホームＢ型，軽費老人ホームＣ型（ケアハウス）
	有料老人ホーム（民間）	介護付有料老人ホーム，住宅型有料老人ホーム，健康型有料老人ホーム

れた洞察力，適切な倫理観が求められる．

⑥CKD に対する適確な治療を実施するためには優れたコメディカルの存在も必要である．

筆者はこれを CKD コーディネーターと呼び，その育成が求められている．

2）地域でのチーム医療（医療連携）

　医療連携は病院，診療所はもとより，地域包括支援センター，介護施設（表11-2），緩和ケア施設など，すべての医療関連施設が対象になる．これらの施設は対象とする患者の個人情報のうち必要最小限の事項（氏名，生年月日，性別，医療保険番号）が記載されている連携カード（図 11-3）によって患者基本情報を共有する．

　実際の連携が始まると医療機関や患者の状況によって様々であるが，さらに図 11-4 の事項や血液型，既往歴，使用薬剤，その他の有用情報などが加わる．

　生活習慣病はたとえ原因は一つであっても，様々な疾患の集合体であるので，かかりつけ医と専門医との診療連携が必要な疾患の典型であり，

連携 ID	
氏名/カタカナ	
生年月日	
健康保険証番号	[バーコード]
更新日	
介護保険証番号	[バーコード]
更新日	
連絡方法 （住所・電話・Fax・ E-mail いずれか）	

図 11-3　連携カード（基本）

氏名以外はすべてバーコード化することも可能である．このカードは災害時に患者が移動したときにも連携ツールとして使用できる．

患者名		性別		男　　女
カルテ番号		生年月日		TSH　年　月　日
健康保険証番号		身障者手帳番号		
介護保険証番号				
透析導入日	SH　年　月　日	血液型		Ａ　Ｂ　AB　Ｏ　Ｒh＋－
導入時透析方法	HD　HDF　PD	感染症		HB 抗原＋－ 抗体＋－ HCV ＋－ Wa 氏＋－
現在の透析方法	HD　HDF　PD	透析日		月　火　水　木　金　土　日
透析時間帯	午前　午後　準夜	透析時間		
ダイアライザ		血液流量		
基礎体重		食事内容		
心胸郭比		アレルギー（薬剤名）	－ ＋	
抗凝固薬名		アレルギー（食物名）	－ ＋	
抗凝固薬用法用量		禁忌薬品名		
穿刺針		最新の問題点		
腹膜灌流液名				
緊急連絡者氏名		緊急連絡先電話		
緊急連絡先住所				

患者氏名以外は匿名化（バーコード化など）する

図 11-4　連携カード（透析療法診療連携）

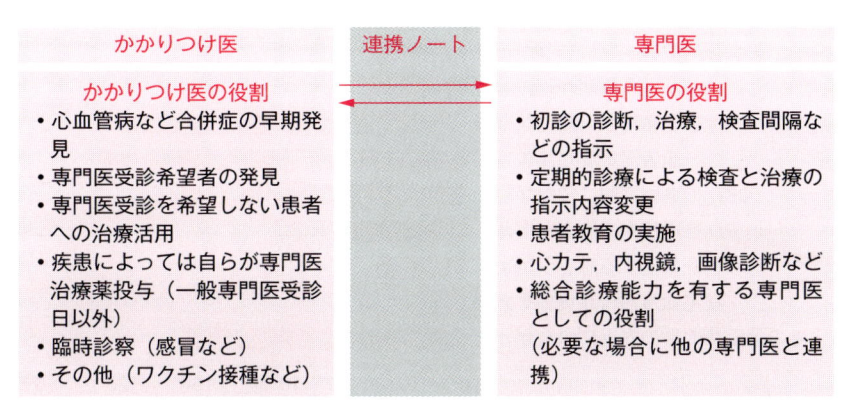

かかりつけ医	連携ノート	専門医
かかりつけ医の役割 ・心血管病など合併症の早期発見 ・専門医受診希望者の発見 ・専門医受診を希望しない患者への治療活用 ・疾患によっては自らが専門医治療薬投与(一般専門医受診日以外) ・臨時診察(感冒など) ・その他(ワクチン接種など)	⇔	**専門医の役割** ・初診の診断,治療,検査間隔などの指示 ・定期的診療による検査と治療の指示内容変更 ・患者教育の実施 ・心カテ,内視鏡,画像診断など ・総合診療能力を有する専門医としての役割 (必要な場合に他の専門医と連携)

図 11-5　生活習慣病診療連携
看護師,管理栄養士,薬剤師,臨床検査技師,その他も連携ノート(カード)を利用

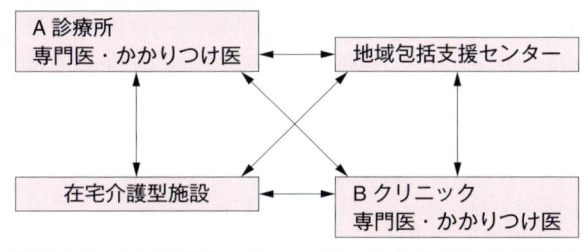

```
┌──────────────┐     ┌──────────────┐
│ A 診療所      │────│ 地域包括支援  │
│ 専門医・      │    │ センター      │
│ かかりつけ医  │╳   │              │
└──────────────┘     └──────────────┘
      │                    │
┌──────────────┐     ┌──────────────┐
│ 在宅介護型    │────│ B クリニック  │
│ 施設          │    │ 専門医・      │
│              │    │ かかりつけ医  │
└──────────────┘     └──────────────┘
```

図 11-6　医療連携はネットワーク全体で総合病院を形成する

チーム医療を必要とする.看護師,栄養士,薬剤師,臨床検査技師,その他もこの連携ノート(カード)を利用するなどにより,それぞれの立場からみた患者情報を共有することができる(図 11-5).このようなネットワークが構築されると,一人の患者が何度も同じ検査を反復することは回避できるようになるし,総合病院が近隣にない場合でも様々な診療科が組み合わさるので,コメディカルも含めた総合診療システムの構築が可能になる(図 11-6).

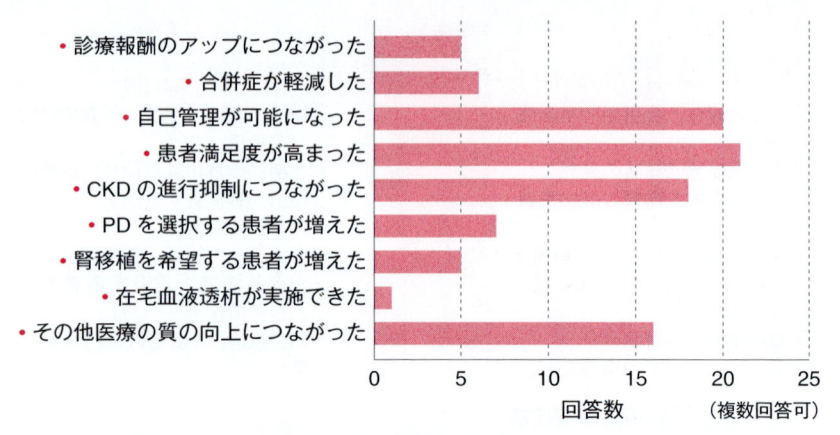

図 11-7 CKD チーム医療を実行した結果どのようなメリットがあったと考えるか(2011 年日本チーム医療研究会調査)

2. 医療連携のメリットとデメリット

1) メリット

　日本チーム医療研究会では，2011 年 6 月に CKD に関しての院内の医療連携であるチーム医療について，どのようなメリットがあったと考えているかという設問で調査をしている．それによると，図 11-7 に示すように患者の自己管理が可能になった，患者満足度が高まった，CKD の進行抑制につながった，その他の医療の質的向上につながったなどの回答を得た．このように，これからの医療は専門性を生かしたチーム医療をなくしては成り立たないだろうと思われるし，何よりも不安な思いで日々を過ごす患者にはチームで対応してもらえるという医療体制は安心感を提供できると述べても過言ではないと思う．

2) デメリット

　チーム医療の主要メンバーである看護師，薬剤師，臨床検査技師などに対して指導管理料などの診療報酬がつけられていないため，各部署での兼務となり，人的配置が比較的余裕のあるところのみが実行可能であるに過

ぎない．専用のスペースも必要であり，既存の施設での実行は困難であることが多いなど，現実的には解決困難な課題を抱えている．

さらには，患者情報，チームメート情報の共有化とチームメート間での見解の統一化が重要であるが，現実には，患者によっては，全体の見解をまとめるために，判断，決断，実行に時間がかかりすぎるというデメリットもある．また，チームメンバーの教育も欠かせないが，そのための教育システムを整えるにはヒト，モノ，カネという面でも不足しており，実現性が乏しい．

3) デメリットの克服のための医療連携型情報共有ツール

診療報酬や病院内の人的配置や物理的スペースなどの不都合の早期解決は困難と言えるが，インターネット技術が発達した今日，チームメート間の情報の共有化や教育・研修体制の確立にはICT（情報通信技術）が有用である．このようなICTの利活用は，チーム医療の必要性が理解できれば，比較的早期に実行できるものと考える．

筆者が提案しているのは，図11-8, 9の患者の診療（医療機関および在宅）予定とチーム医療メンバーの予定を合体させたスケジュールソフトを中心とした情報共有ツールである．この情報端末はクラウド型のオープンインターネットシステムを基盤としているので，利用者は特別なソフトを必要としないし，インターネット環境があれば，IDとパスワードによってアクセス者が特定できれば，その個人がどこにいてもアクセスすることができる．

筆者らが主宰するICT医学応用研究会のメンバーである（株）見果てぬ夢が開発した医療連携型情報共有ツールはオプションとして下記をつけることができる．

①スケジュール機能には個人スケジュール，公的スケジュールを分けて表示でき，当日のスケジュールやリマインドにはアラーム機能もつく．患者など特定の個人，団体毎にスケジュールが組まれる場合は，それらごとのスケジュールを検索し，ソーティングして表示できる．

②お知らせ機能には伝言，ToDo機能を備えており，file添付など詳細

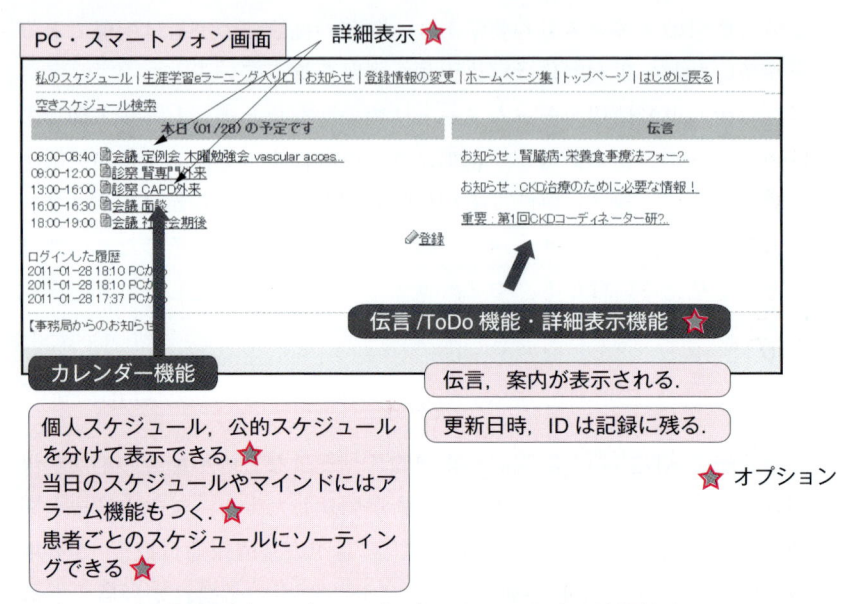

図11-8 生活習慣病(CKD)コーディネーターのための情報端末

- PC・スマートフォン画面
- 詳細表示 ★

画面項目：
私のスケジュール｜生涯学習eラーニング入り口｜お知らせ｜登録情報の変更｜ホームページ集｜トップページ｜はじめに戻る｜
空きスケジュール検索

本日(01/28)の予定です

- 08:00-08:40 会議 定例会 木曜勉強会 vascular acces..
- 09:00-12:00 診察 腎専門外来
- 13:00-16:00 診察 CAPD外来
- 16:00-16:30 会議 面談
- 18:00-19:00 会議 社保会期後

ログインした履歴
- 2011-01-28 18:10 PCから
- 2011-01-28 18:10 PCから
- 2011-01-28 17:37 PCから

【事務局からのお知らせ】

伝言：
- お知らせ：腎臓病・栄養食事療法フォー？
- お知らせ：CKD治療のために必要な情報！
- 重要：第1回CKDコーディネーター研？..

登録

カレンダー機能
- 個人スケジュール，公的スケジュールを分けて表示できる．★
- 当日のスケジュールやマインドにはアラーム機能もつく．★
- 患者ごとのスケジュールにソーティングできる．★

伝言/ToDo機能・詳細表示機能 ★
- 伝言，案内が表示される．
- 更新日時，IDは記録に残る．

★ オプション

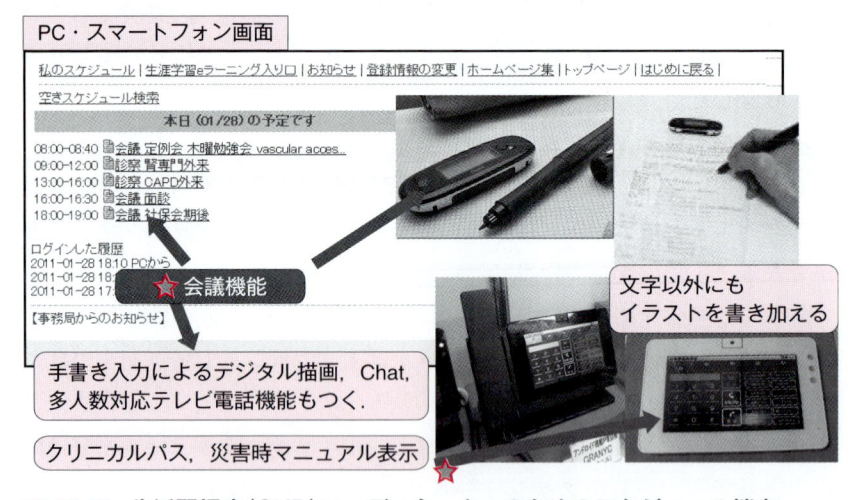

図11-9 生活習慣病(CKD)コーディネーターのためのスケジュール端末

- PC・スマートフォン画面（同上の画面）

会議機能 ★
- 手書き入力によるデジタル描画，Chat，多人数対応テレビ電話機能もつく．
- クリニカルパス，災害時マニュアル表示 ★
- 文字以外にもイラストを書き加える

表示が可能になっている.
③個人別時系列データのモジュールを備えており,検査データなど療養記録を個人別に表示できる.
④スケジュール画面では会議機能として,手書き入力による書字,描画機能,Chat,多人数対応のテレビ電話機能,クリニカルパス,災害時マニュアル表示などの機能を持つ.

3. CKD コーディネーターのためのクリニカルパスの構築

1) コメディカルが共有すべき情報とクリニカルパスへの展開

　CKD病期1～4およびCKD病期5の腎代替療法選択期(腎代替療法導入前)のCKD患者が日常的にチェックすべき項目と頻度を**表11-3**にまとめている.これらの異常値をもとにアルゴリズムを作成し,それをもとにクリニカルパスを構築することができる.むろん,そのようにして作られたクリニカルパスにのらない患者も少なくない.そこで,これまでの日常生活での病状とは異なる,何らかに異常があれば,直ちに医療側に知らせ,必要に応じて,検査システムにのせるパスも併せて構築する必要がある.

　表11-4のチェック項目は,先に述べた情報端末としての生活習慣病(CKD)コーディネーターのオプションモジュールとして付属させることも可能となっている.その場合は,個々の患者ごとに異常を知らせる患者へのリマインド機能もオプションで準備することができる.

　なお,CKD病期5の腎代替療法導入後については,血液透析,CAPDそれぞれで異なり,**表11-4**,**表11-5**のようにまとめることができる.いずれも透析患者として異常があれば,そのことが知らせられるようにすることが重要であるのは言うまでもない.

2) 患者と家族が日常生活の一部として実践すべき健康パス

　表11-3に示すチェック項目のうち医療施設との関わりなしには実施で

表 11-3 CKD 病期 1〜5（腎代替療法導入前）の患者の日常チェック項目と頻度
CKD 患者として異常があればそのことが知らせられるようにする

頻度	区分	小区分	内容
年 1〜2 回			イヌリンクリアランス，胸部 X 線，腹部エコー，心電図，PWV（脈波伝播速度）・ABI（足関節上腕血圧比）・SPD（皮膚灌流圧）・FMD（血液依存性血管拡張反応検査），前腕部皮膚 AGE 測定，便潜血，上部（下部）内視鏡検査
			何らかの異常があれば心エコー，骨 X 線（CKD4），iPTH（CKD4），インピーダンス法による体液量測定
2〜4 週に 1 回	自己管理		体重測定，血圧測定，脈拍測定，服薬状況，薬剤副作用
1〜3 か月に 1 回	血液	血球	血液一般，白血球分類（感染症，低栄養がある場合）
		血漿	クレアチニン（eGFR 算定），尿酸，尿素窒素，総蛋白，アルブミン，A/G 比，Al-p，LDH，CK，LDL コレステロール，HDL コレステロール，Na，K，Ca，P，HCO_3（困難であれば Cl で代用），HbA1c（糖尿病患者），ペントシジン（非糖尿病患者），CRP
			何らかの異常があればフィブリノーゲン・肝機能
1〜3 か月に 1 回	尿	一般	pH，比重，蛋白（定量に際してはクレアチニン定量を併施），糖，潜血，白血球，細菌，尿沈渣
		蓄尿	24 時間蓄尿量，蛋白排出量，リン排出量（計算式あり），クレアチニンクリアランス（計算式あり），尿酸クリアランス（計算式あり），推定蛋白摂取量（計算式あり），推定食塩摂取量（計算式あり）

きないものが大部分であるが，2〜4 週に 1 回の体重測定，血圧測定，脈拍測定，服薬状況，薬剤副作用のチェックは患者自身あるいは家族が自己管理として実施する必要があり，その数値，病状を患者との共有が可能なモジュールに記録することによって，先の情報端末としての生活習慣病（CKD）コーディネーターの一部を医療従事者と共有することもできる．

これらの情報をもとに，リマインド機能を有した健康パスの構築を目指す必要がある．このような健康パスは将来，クラウドコンピュータに載せられ，許可された者であれば，何時でも何処でもアクセスし，データの出入力が可能な健康情報サイトへと進化させることができる．

表 11-4　血液透析患者の日常チェック項目と頻度

頻度			項目
年 1〜2 回			腹部エコー，心電図，PWV（脈波伝播速度）・ABI（足関節上腕血圧比）・SPD（皮膚灌流圧）・FMD（血液依存性血管拡張反応検査），前腕部皮膚 AGE 測定，上部（下部）内視鏡検査 何らかの異常があれば心エコー，骨 X 線，iPTH，便潜血，インピーダンス法による体液量測定
2〜4 週に 1 回	自己管理		体重測定，血圧測定，脈拍測定，服薬状況，薬剤副作用
1〜3 か月に 1 回	血液	血球	血液一般，白血球分類（感染症，低栄養がある場合）
		血漿	クレアチニン（eGFR 算定），尿酸，総蛋白，アルブミン，A/G 比，Al-p，LDH，CK，LDL コレステロール，HDL コレステロール，Na，K，Ca，P，HCO_3（困難であれば Cl で代用），グリコアルブミン（糖尿病患者），ペントシジン（非糖尿病患者），BNP，％CGR（計算式あり） 何らかの異常があればフィブリノーゲン・肝機能，（尿素窒素）
3 か月に 1 回	胸部 X 線		胸部肺所見，心胸郭比
	尿	一般	排尿できる患者であれば，pH，比重，蛋白（定量に際してはクレアチニン定量を併施），糖，潜血，白血球，細菌，尿沈渣
腎機能廃絶まで 6 か月に 1 回		蓄尿	排尿できる患者であれば，24 時間蓄尿量，蛋白排出量，リン排出量（計算式あり），クレアチニンクリアランス（計算式あり），尿酸クリアランス（計算式あり），推定蛋白摂取量（計算式あり），推定食塩摂取量（計算式あり）

4. 連携医療における研修システムとしての遠隔教育の導入

1) コメディカルの遠隔教育

　メディカルは当然として，コメディカルも常に最高の医療水準を有していることを目指す必要がある．CKD コーディネーターは腎代替療法の選択や CKD の合併症を含めたさまざまな医療場面において，患者や家族に

表11-5　CAPD患者の日常チェック項目と頻度
透析患者として異常があればそのことが知らせられるようにする

頻度	項目		内容
年1〜2回			腹部エコー，心電図，PWV（脈波伝播速度）・ABI（足関節上腕血圧比）・FMD（血液依存性血管拡張反応試験），前腕部皮膚AGE測定，腹膜機能検査．何らかの異常があれば心エコー，骨X線，iPTH，便潜血，インピーダンス法による体液量測定
2〜4週に1回	自己管理		体重測定，血圧測定，脈拍測定，服薬状況，薬剤副作用
1〜3か月に1回	血液	血球	血液一般，白血球分類（感染症，低栄養がある場合）
		血漿	クレアチニン（eGFR算定），尿酸，総蛋白，アルブミン，A/G比，Al-p，LDH，CK，LDLコレステロール，HDLコレステロール，Na，K，Ca，P，HCO_3（困難であればClで代用），グリコアルブミン（糖尿病患者），ペントシジン（非糖尿病患者），BNP，％CGR（計算式あり）何らかの異常があればフィブリノーゲン・肝機能，（尿素窒素）
3か月に1回	胸部X線		胸部肺所見，心胸郭比
	尿	一般	排尿できる患者であれば，pH，比重，蛋白（定量に際はクレアチニン定量を併施），糖，潜血，白血球，細菌，尿沈渣
腎機能廃絶まで6か月に1回		蓄尿	排尿できる患者であれば，24時間蓄尿量，蛋白排出量，リン排出量（計算式あり），クレアチニンクリアランス（計算式あり），尿酸クリアランス（計算式あり），推定蛋白摂取量（計算式あり），推定食塩摂取量（計算式あり）

適切な医療情報を提供することが求められるからである．そのために生涯学習は欠かせない．問題はその方法である．筆者は現在，各地で開かれるセミナー，研修会は要所要所のface to faceも不可欠であるが，頻回に及ぶ必要はない．遠隔教育（distance education）とかe-ラーニングのシステムをもっと活用すべきと考えている．

2) 患者と家族の遠隔教育

　CKDに対するチーム医療は既に述べたように，患者とその家族のCKDに関する知識も適切であることが望まれる．チーム医療の重要な点は，チームメートの医療水準がある程度以上にあることである．この"ある程度"をどこに置くかが問題であるが，筆者はその時代において最高の医療レベルと考えている．患者とその家族がそのレベルにあることは極めて難しいが，少なくともCKDの中の自分自身の病態に関連したところについては，そうであって欲しいと考えている．そのために，市民公開講座，患者と家族向けの書物には是非とも興味をもっていただきたいと思う．同時に，インターネットの発達した今日，インターネットをラジオ，テレビに続く情報伝達媒体として利活用していただきたいと考える．したがって，ここでも遠隔教育(distance education)のシステムが力を発揮すると想像され，様々な支援がここに寄せられることを願ってやまない．

　厚労省が平成7年6月22日付で，「インフォームドコンセントの在り方に関する検討会報告書〜元気の出るインフォームドコンセントを目指して〜」という報告書を公表している．ここでは，患者・家族，国民に望まれることとして，「日頃の健康管理や病気になったときの医療の受け方は，本人の生き方に直結する問題である．治療や療養における様々な選択が可能となっている中で，どの様な選択をするかは，あくまで本人の希望と意思なのだという自覚が必要であろう．国民が心得ておいて欲しいこととして，次のような呼びかけをしたい」との前置きとともに，下記のことが述べられている．大変重要なことであるが，いつの間にか忘れ去られようとしているように感じるので，あらためて紹介したい．

①日頃から心身両面の健康や医療について関心を持ち，知識を豊かにしておく．

②病気になった時どのような医療を受け，どのような生き方を選ぶかについて，日頃から自分の意思を持つとともに，家族と話し合っておく．

③特に，がんの告知，末期における延命措置，植物状態・脳死になったときに受ける医療，臓器提供などについては，事前の意思を明確にしてお

くことが望まれる．これからの時代は，文書によるリビング・ウィル（事前の意思表明）が重視されるようになろう．

④自らの病状や予後，検査の目的・内容・結果，治療の目的・内容・展開・期待される効果・副作用等について，遠慮なく医療従事者へ尋ねる態度を身につける．

⑤よりよい医療を受けるには，自分の生活や生き方について，医療従事者に理解してもらう必要がある．そのためには，平素のヘルスケアをも担当するかかりつけ医を持つことが望ましい．

⑥患者会や家族会に参加して，情報や生きる支えを得る道もある．

3 腎代替療法の選択時期になったら

　通院記録（**表 11-1**）のうち，GFR（イヌリンクリアランス），eGFR，Ccr が 30 mL/分以下となったら，腎代替療法への心の準備，仕事，勉学，旅行など生活上の準備が必要である．腎代替療法には，腎移植，透析療法，さらに透析療法には血液透析，腹膜透析（CAPD）がある．患者はその特徴（**表 11-6～10**）を明確に知ることがその後の生命予後，生活の質に影響するので，重要である．

　GFR，eGFR，Ccr がさらに低下し，15 mL/分以下になったら，腎移植を希望し，提供者がいる場合は腎移植，そうでない場合は透析療法のうち，血液透析，腹膜透析（CAPD）を選ぶことになる．

　血液透析を選んだ患者に貧血がある場合には内シャント作成を行なう．ヘモグロビン濃度が 12 g/dL 以上では，内シャント閉塞という事態を招きかねないので，ヘモグロビン濃度が 10 g/dL 以下か，あるいは GFR，eGFR，Ccr が 8～10 mL/分に低下するまで待機する．血液透析には家庭透析もあり，自宅での実施も可能であるが，多くは医療機関への定期的な通院透析となる．

　腹膜透析を選んだ場合には SMAP 法によって腹膜カテーテルの植え込みを行なう．腹膜透析は CAPD（continuous ambulatory peritoneal dialysis）が一般的であり，透析療法を自宅や患者の希望する所（屋外も可能）で実施

表11-6　末期腎不全の治療法

患者のニーズによって選択可能であり，個々の治療方法の特徴を熟知していることが必要である．
- 透析療法
- 血液透析(HD)：センター透析(通院透析，入院透析)，在宅血液透析
- 持続式自己管理腹膜透析(CAPD)：24時間CAPD，夜CAPD(APD，CCPD)
- HD-CAPD併用療法
- 腎臓移植
- 献腎移植(心臓死・脳死)
- 生体腎移植

表11-7　腎不全治療の3つの選択肢（身体への影響）

	HD	CAPD	腎移植
体調	短時間で透析するため直後はだるい	毎日連続的に行なうため負担が少ない	生着すれば透析などのすべての時間的制約から解放される．ただし，免疫抑制剤は一生飲み続ける必要がある．
水分・老廃物の体内変動	大きい	小さい	
心・血管系への影響	大きい	小さい	
尿量の維持	導入後急速に減少する	比較的長く維持される	

表11-8　腎不全治療の3つの選択肢（食事への影響）

	HD	CAPD	腎移植
食事	制限が多い	尿量があれば制限が少ない	制限が少ない
水分	制限あり	制限が少ない	制限なし
塩分	制限あり	制限が少ない	制限が少ない
カリウム（果物・野菜など）	制限あり	制限が少ない	制限なし
リン	制限あり	制限が少ない	制限なし
糖（ご飯・麺類など）	適当な量をとる	制限あり	適切な量をとる
蛋白質（肉類・豆腐）	やや少なめにとる	やや多めにとる．低栄養に注意（1日6～8g失う）	適切な量をとる

表 11-9　腎不全治療の3つの選択肢（日常生活への影響）

	HD	CAPD	腎移植
日常生活	制限が多い	制限が少ない	制限なし
透析中の活動性	透析中は拘束される	バック交換時以外は自由に活動	制限なし
旅行・レジャー	透析施設がないところでは困難	制限が少ない	可能
スポーツ	可能	過激ものは避ける	可能
入浴	透析日は避ける	若干，不便だが湯舟にも入れる	可能
自己管理	日常的に重要	日常的に重要	日常的に重要
社会復帰	不利（時間的な拘束が多い）	有利（生活リズムに合わせた透析が可能）	有利（日常生活の拘束時間がほとんどない）

表 11-10　腎不全治療の3つの選択肢（欠点・注意点）

	HD	CAPD	腎移植
治療の継続時間	シャントにも寿命がある（低血圧によるシャント閉塞など）．	長期例では腹膜機能が低下することもある（被嚢性腹膜硬化症など）．	移植を希望しても，献腎が少ないため，死体腎移植はなかなか望めない．
アクセスの交換	人工血管を移植したり，カテーテルを挿入したりすることもある．	カテーテル交換をすることもある．	
注意すること	シャント部の感染	カテーテル周囲や腹部内の感染	
その他	在宅血液透析という方法もある．	機械を用い，夜間治療するAPD療法もある．	血液型が異なっても移植できるようになった．

表11-11 慢性透析導入基準

Ⅰ．腎機能血清クレアチニン(mg/dL)およびCcr(mL/分)
1. 血清クレアチニン8以上で，Ccr 10未満　30点
2. 血清クレアチニン5〜8未満で，Ccr 10〜20未満　20点
3. 血清クレアチニン3〜5未満で，Ccr 20〜30未満　10点

Ⅱ．臨床症状
1. 体液貯留(全身性浮腫，高度の低蛋白血症，肺水腫)
2. 体液異常(管理不能の電解質，酸・塩基平衡異常)
3. 消化器症状(悪心，嘔吐，食欲不振，下痢)
4. 循環器症状(危篤な高血圧，心不全，心包炎)
5. 神経症状(中枢・末梢神経障害，神経障害)
6. 血液異常(高度の貧血症状，出血傾向)
7. 視力障害(尿毒症性網膜症，糖尿病性網膜症)

＊1.〜7.の小項目で一個を10点とする(三項目以上は，30点)

Ⅲ．日常生活障害度
1. 尿毒症症状のため，起床できない場合30点
2. 日常生活が著しく制限される場合(中程度)20点
3. 通勤，通学あるいは，家庭内労働が困難になった場合10点

＊ただし，小児・高齢者あるいは高度な全身性血管障害を合併する場合，全身状態が著しく障害された場合などはそれぞれ10点加算する
下記のⅠ，Ⅱ，Ⅲの合計点数が，60点以上になったとき透析導入適応となる

することを旨とする．

　透析療法の開始は**表11-11**の基準による．このことは重要である．なぜなら，糖尿病性腎症や高齢者の腎硬化症では筋萎縮のためにCKD病期5にもかかわらず，血清Crは低値にとどまり，上記の導入基準の1の30点に届かないことがあるので，ここでの10点加算が決め手になることがあるからである．

索引

数字・欧文

% HR reserve　298
$1,25(OH)_2D_3$　29, 99
24時間クレアチニンクリアランス　64
24時間蓄尿　63
$25(OH)D_3$　29, 98
Ⅳ型尿細管性アシドーシス　30

A

AC　45
ACEI　135
Acute Kidney Injury　282
ADH　5, 19, 21
──の分泌　20
ADH産生細胞　20, 21
adrenergic effect　184
Adrogue-Madias式　285
AG　87
AGEs　73, 240
AKI　282
Al　103
Al骨症　104
Al脳症　104
Alb　131
ALP　102
AMC　45
angioedema　57
anion gap　87
ANP　5
antidiuretic hormone　19
AQ2　21
AQP1　6

aquaporin-1　6
aquaporin-2　21
ARB　135
Arg　70
AST-120　243
ATⅠ　13, 186, 188
ATⅡ　186, 188
ATⅠ受容体とATⅡ受容体の役割　188
atheroma　113
atheromatous plaques　113
ATP　197
AVP　19, 21

B

BAP　103
Bartter症候群　10
BGP　103
biofilm　299
BMI（body mass index）　44
bone GLA protein　103
bone specific alkaline phosphatase　103
brush boder　16

C

CA　84
Ca　99
cAMP　123
CAPD　326
CAP-KD　239
carbonic anhydrase　84
cardio vascular disease　257
Ccr　64, 76
──と血漿ペントシジンとの相関性　75
central pontine myelinolysis　284

cGMP　123
chronic kidney disease related mineral and bone disorder　98
chylomicron　116
Cin　76
CK　122
CKD-MBD　29, 98, 99, 289
CKD悪化因子　17
CKD悪化機序　14
CKD悪化のリスクファクター　286
CKD悪化抑制　209
CKDコーディネーター　314
CKD進展抑制　214
CKD増悪循環　185
CKD増悪の原因　135, 216
CKD
　——の合併症　137
　——の合併症指標　89
　——の合併病態　137
　——の検査　43
　——の重症度指標　80
　——の進展悪化機序　136
　——の進展リスク　271, 275
　——の増悪因子　137
　——の多重標的療法　135
　——の病態把握に必要な検査　58
CKD病期1　139, 241
CKD病期2　140, 241
CKD病期3　143, 171, 203, 241
CKD病期3b　248
CKD病期4　146, 241, 265, 296
　——の腎硬化症　252
CKD病期4末期　31
CKD病期5　147, 242, 296
CKD病期5早期　31
CKD病期別の治療　139
CKD分類　40
CK値　266
continuous ambulatory peritoneal dialysis　326
CPM　284
creatine　70

creatinine　69
creatinine clearance　64
C_{UA}　126
Cushing症候群　17, 98
CVD　257
cystatine C　72

D・E

DFPP (double filtration plasmapheresis)　162

edema　56
eGFR　35, 37, 38
electron spin resonance　243
EPO治療の開始基準　277
ESA　276
ESA抵抗性貧血　276, 282
ESR　243
E_{UA}　68, 126

F

FEK　91
FGF23　192
FGS　154
foam cell　160
focal glomerular sclerosis　154
focal segmental glomerular sclerosis　154
fractional excretion of K　91
Friedewaldの推定式　120
FSGS　154

G

GA　112
geriatric nutritional risk index　132
GFR　34, 35, 37
　——, 実測　37
GFR推算式　34
　——, 日本人の　37
GI　200
GIP　109
Gitelman症候群　10

glomerular filtration rate 35
GLP-1 109
glucagon like peptide-1 109
glucose-dependent insulinotropic polypeptide 109
Gly 70
glycemic index 200
glycoalbumin 112
GNRI 132
GSA 82

H

H^+ 86
H_2CO_3 84
Hb 127
HbA1c 108, 111
HCO_3^- 86
HDL 121
HDL コレステロール 113
Henderson-Hasselbalch の式 85
hepatic triglyceride lipase 117
HHMG-CoA 還元酵素阻害薬 122
high density lipoprotein 121
Ht 127
HTGL 117

I・J

IDL 115, 119
IgA 腎症 171, 206
IHD 135
IMT 249
intact PTH 104
intermediate density lipoprotein 115, 119
inulin clearance 76

juxtaglomerular cell 183

K

K 16
――の移動, 細胞内への 90
K 過剰 92

K 摂取低下 90
K 喪失
――, 消化管からの 90
――, 腎からの 90
K 排泄障害, 腎からの 92
KDIGO 33
KDOQI ガイドライン 267, 287

L

LCT 199
LDH 123
LDL(low density lipoprotein) 115
LDL 吸着療法 156, 160
LDL コレステロール 113, 119
lipoprotein lipase 117
LPL 117

M

Maroni の式 67
MCHC 127
MCT(medium chain triglyceride) 199, 200
MCV 127
MC 受容体 15
mesangio-capillary glomerulonephritis 163
Mg 102
MRP4 ポンプ 124

N

Na^+ 再吸収増加 25
Na 再吸収 5, 15
Na の再吸収機構 9
Na 補正 285
NHANES Ⅱ 293
NSI(nutritional screening initiative) 45

O・P

ORAC 値 225-232

P 100
PAD 176

PAH 79
paraamino hippuric acid 79
parathyroid hormone 104
Payneの式 100
pentosidine 73
peripheral arterial disease 176
phosphocreatine 71
Porphyromonas gingivalis 299
prebiotics 218
principal cell 16
PTH 104
PWV 249

Q・R

Quincke 57

RAAS 5
RA抑制薬 186
renal osteodystrophy 99
ROD 99

S

selectivity index 65
SLE 166
small dense LDL 119
SMAP法 326

T

T. denticola 299

Tamm-Horsfall蛋白 48
TCAサイクル 197, 201
TG 117
TIBC 130
TmG(transport maximum of glucose) 54
transtubular K concentration gradient 91
triglyceride 121
TSAT 130
TSF 45
TTKG 91

U

UA 123
UIBC 130
UN 81
URAT1 124
uremic toxin 58
uric acid 123

V・W・X

VLDL 115, 118

water channel 6
whole PTH 104

XO(xanthineoxidase) 123, 124

和文

あ

アイソザイム　102
アクアポリン　6
アクアポリン2　21
アシドーシス　86
アシルカルニチン　201
アスコルビン酸　52, 54
アセチルCoA　115, 119
アディポネクチン　270
アテローム　113
アニオンギャップ　87
アフェレーシス　118
アフェレーシス療法　165
アミノ酸補充低蛋白食　195
アラントイン　125
アルカローシス　86
アルギニン　70, 82
アルコール　126
アルドステロン　7, 15, 90, 184
　──の腎作用　16
　──の分泌　19
アルドステロン症　278
アルドステロンブレークスルー　18
アルブミン　131
アルブミン尿　33, 36
アルポート症候群　160
アルミニウム　103
アロプリノール　271
アンジオテンシノーゲン　14, 183
アンジオテンシンI　183
アンジオテンシンII　13, 14, 28, 183, 186
アンジオテンシンII受容体拮抗薬　135
アンジオテンシン前駆体　183
アンジオテンシン変換酵素阻害薬　135
アンジオテンシン抑制薬　206, 264
アントシアニン類　232
アンモニア　13, 192, 197
悪循環経路　191
悪性高血圧　177
悪玉コレステロール　113, 119

い

イオン交換樹脂　214, 280
イヌリン　35, 76
イヌリンクリアランス　76, 78
イヌリン注射液　77
インクレチン　109
インクレチンエンハンサー　109
インクレチンミメティクス　109
インスリン　108, 268
インスリン抵抗性　109, 259, 270
インドール　219, 245
インドキシル硫酸　192, 194, 240
　──の生成　245
医療連携　312, 315
　──のデメリット　318
　──のメリット　318
医療連携型情報共有ツール　319
異型細胞　61
異常蛋白尿　49
異所性石灰化　105, 216, 287
飲酒　126, 298

う

うっ血性心不全　218
運動　295
運動強度　298

え

エネルギー　196
エネルギー変換　201
エリスロポエチン　29, 126
エリスロポエチン産生低下　276
栄養指標　131, 311
栄養スクリーニング　45
円柱　61
塩素イオン濃度　27
塩分制限　210
　──, 過度の　212
塩類喪失腎症　95
遠位尿細管　4, 5

遠隔教育　323, 325

お

オステオカルシン　103
オニオンスキン病変　177
オブラート，袋状の　250
オリゴ糖　218
横紋筋融解症　122
折田らの推定式　35

か

カイロミクロン　116
カテコールアミン　5
カプセル剤　250
カリウム　10, 213
カリウム(K)異常　89, 278
カリウム過剰　92
カリウム摂取低下　90
カリウム喪失
　――，消化管からの　90
　――，腎からの　90
カリウム排泄障害，腎からの　92
カルシウム　99
カルシウム・リン代謝異常　287
カルニチン　198, 201
カルニチンプール　198
がん検診　300
がん予防　203
下行脚　7
下行直血管　3
下垂体後葉　21
果糖　126
家族性 CKD　159
顆粒円柱　61
画像診断検査　80
介護施設　315
介在細胞　10
開放性腎生検　158
外因性 K 負荷　92
外来フォロー　309
拡張期血圧　47
活性型ビタミン D　29, 99

活性酸素　224
活性酸素消去性食品　222
合併症治療　135
甘味物　126
肝性リパーゼ　117
患者基本情報　315
間質　31
寛解　43

き

キサンチンオキシダーゼ　124
キサンチン酸化酵素　123
希釈性低 Na 血症　94, 284
希釈セグメント　8
揮発性酸　84
偽性アルドステロン症　278
偽性高 K 血症　91
偽性低 K 血症　90
喫煙　293
弓状動脈　2, 31
吸着療法　156
急性腎盂炎　55
急性腎機能障害　282
急性膵炎　118
虚血性心疾患　136
局所浮腫　57
近位尿細管　4
筋蛋白量　46
禁煙　293

く

クインケ浮腫　57
クリアランス検査　79
クリニカルパス　314
　――の構築　321
クレアチニン　69
クレアチニンクリアランス　35, 64, 78
クレアチニン産生速度　71
クレアチンキナーゼ　122
クレアチン産生経路　71
クレアチンとクレアチニンの違い　70
クレアチンリン酸　71

クレメジン　222, 239, 244
クロストリジウム菌　220
グアニジノコハク酸　82
グリコアルブミン　112
グリコーゲン　110
グリコヘモグロビン　111
グリシン　70
グリチルリチン　278
グルカゴン　108
グルコース・インスリン療法　280
グルコシダーゼ　68
グルコン酸カルシウム　279
空胞変性円柱　62

け

ケトン体の排泄　84
係蹄　8
経口吸着薬　135, 178, 239, 243, 245
　――の開始時期　246
経口吸着薬服用上の注意　250
経口尿毒症毒素吸着薬　248
血圧　46
　――の測定法　48
血圧判断基準　49
血液凝固亢進　136, 289
血液透析　326
血液の流れ　1
血液量，腎を流れる　1
血管極　5
血管神経性浮腫　57
血管石灰化　105
血管抵抗　1
血色素　128
血漿交換療法　156, 161
血漿浸透圧　9, 21
血小板円柱　62
血清 HCO_3^- 値　17
血清 K 値　17
血清 LDL 値　267
血清アルカリフォスファターゼ　102
血清アルブミン　148
血清シスタチン C　72, 73

血清鉄　129
血清補正 Ca　100
血中ペントシジン　234
血糖　108
　――のコントロール　108
血糖上昇　25
血尿　50, 57
　――の各種尿試験紙の比較　51
健康エキスパート　313
顕性蛋白尿　49
原尿　3, 4, 6
原発性アルドステロン症　17, 90, 98
原発性腎臓病　153
減塩食　176

こ

コラーゲン架橋　289
コルチゾール　22
　――の分泌　23
コレカルシフェロール　98
コレステロール　113, 116, 117
コレステロールエステル　115
口渇感　5
交感神経類似作用　184
抗アルドステロン薬　17
抗炎症　26
抗酸化食　179, 193
抗動脈硬化食　179
抗利尿ホルモン　5, 19, 21
高 K 血症　91, 214, 265
　――，CKD における　92
高 LDL コレステロール血症
　　　　　　　　　118, 193, 265
高 Na 血症　96, 286
高インスリン血症　270
高カリウム血症　279
高感度 PTH　105
高血圧　47, 135, 136, 174, 264
　――，食塩制限　209
高血圧症　47, 184
高血圧治療薬　186
高脂血症→脂質異常症

高蛋白食　193
高中性脂肪血症　110, 118, 122, 267
高度蛋白尿　168
高トリグリセリド血症　122, 267
高尿酸血症　67, 123, 125, 192, 269, 271
　　── に対する食事療法　273
　　── の治療　272
高尿素窒素血症　158
高リン血症　192
高齢骨老化架橋　289
後期反応生成物　73
骨形成　103
骨コラーゲン分子　289
骨折リスク　289
骨代謝回転　103
骨軟化症　99
骨抑制　26
献立を真似る，他人の　237

さ

サート遺伝子　304
細菌円柱　62
細動脈硬化性腎硬化症　122
細胞膜電位　213
酸　84
　　── の処理機構　84
　　── の生成　83
酸塩基平衡　86
酸化ストレス　73, 224, 259
　　── のサロゲートマーカー　234
酸化ストレス亢進　193, 214
酸素分圧　128

し

シクロスポリン　160
シクロペンタフェナントレン炭素骨格
　　　　　　　　　　　　　114
シスタチンC　72
シャンピニオン　219
糸球体　1, 30
糸球体過剰濾過　156
糸球体機能指標　35

糸球体硬化指数　187
糸球体腎炎　52
糸球体性蛋白尿　65, 66
糸球体毛細血管　2, 3, 4
糸球体濾過値　34, 35
至適血圧　47
脂質異常症
　　　　133, 135, 136, 153, 156, 167, 174, 265
　　── の診断基準　113
脂肪円柱　61
脂肪肝　110, 117
脂肪蓄積　201
視交叉上核　24
歯周病菌　299
歯周ポケット　298
試験紙法　58
　　── の判定基準　51
嗜好の偏り　235
自己食事調査　238
時差出勤　302
実測 GFR　37
主食を変える　235
収縮期血圧　47
収縮期高血圧　47
集学的治療　136
集合管　4, 5
粥腫　113
受動喫煙　293
重炭酸　11, 86
重炭酸緩衝系　85
重炭酸ナトリウム　280
循環血液量　3
小球性低色素性貧血　127
小葉間動脈　31
小粒子 LDL　119
正球性正色素性貧血　127
消化管の通過障害　250
上行脚　7
上行直血管　3
上皮円柱　61
上皮細胞　61
上腕筋囲長　45, 46

上腕三頭筋部皮下脂肪厚　45
上腕周囲長　45
食塩　208
　── の過剰摂取　191
食塩制限　209, 282
食塩摂取量　67
食事内容の偏り　235
食事バランスガイド　140
食事療法　135, 176
　── の効果発現機序　191
　── をどう始めるか　233
食事療法ガイドライン　195
食生活　191
食品交換表，患者専用の　238
食品成分表
　──，自分専用の　236
　──，をみるコツ　235
食物繊維　221
心因性多飲　95
心筋梗塞　122
心筋シンチグラフィー　263
心腎相関　135, 257
心性浮腫　17
心臓弁膜症　287
心電図　91
心房利尿ペプチド　5
身体活動　296
身体計測　44
神経異常　26
浸透圧勾配維持機構　8
進行性筋ジストロフィー　122
進行性慢性腎不全　246
新鮮尿　52
腎移植症例　207
腎盂　5
腎機能過剰　139
腎機能指標　35, 69
　── としてのペントシジン　74
腎局所の循環不全　156
腎血漿流量　79
腎血流低下　185
腎硬化症　177, 179
　── によるCKD　282
腎障害性尿毒症毒素　145, 239
腎静脈　1
腎生検　80
腎性骨異栄養症　99
腎性骨症　289
腎性貧血　126, 146, 275
腎性浮腫　17
腎臓病食品交換表　236
腎臓病治療　135
腎代替療法の選択　326
腎動脈　1
腎毒性尿毒症毒素への治療的介入　239

す

スタチン　122
ステロイド抵抗性ネフローゼ症候群　153
ステロイドパルス療法　161, 169
ストレス　303
頭痛　165
水素イオン　11, 12, 16, 84, 86
　── の排泄　84
推算GFR　37
推定エネルギー必要量，年齢性別生活強度別　197
推定カリウム摂取量　67
推定食塩摂取量　67
推定蛋白摂取量　67
推定リン摂取量　67
睡眠　299
睡眠時間　302
睡眠障害への対処　301
膵炎　118
髄質集合管　10

せ

正常血圧　47
生活習慣　191
生活習慣病　173
生活習慣病(CKD)コーディネーター　320
生活習慣病診療連携　317

索引 339

赤血球　61, 126, 127
　──の酸素運搬能力　127
赤血球円柱　61
摂取エネルギーの決め方　198
摂取食塩　206
線維芽細胞増殖因子　192
繊維芽細胞増殖抑制　26
繊維食品　218
潜血尿　53
潜血反応　50
潜血反応陽性疾患　53
全身性エリテマトーデス　161, 166
　──の診断基準　162
全身浮腫　57
善玉コレステロール　121

そ

ソル・メドロール　161
早期発見　43
早朝尿　52
巣状糸球体硬化症　153, 155
僧房弁逆流症　287
総鉄結合能　130
造影剤腎障害　290
造血ホルモン　29
増悪因子指標, 腎不全の　309
増殖性糸球体腎炎　153

た

タバコ　293
多重標的療法　136
　──, CKD の　135
　──の臨床実績　149
多尿　218
大食細胞　62
体液量　5
体重　309
体表面積補正　65
対向流増幅系　8
代謝性アシドーシス　82, 286
　──, type Ⅳ　214
　──の原因　88

大球性正色素性貧血　127
大動脈弁狭窄症　287
炭酸　11, 84
炭酸脱水酵素　11, 84
炭酸ランタン　288
胆汁酸　267
蛋白質　202
　──の過剰摂取　191
蛋白制限　282
蛋白制限食　148
蛋白摂取量　203, 206
蛋白尿　33, 36, 41, 57, 65
　──の原因となる腎疾患　50
　──の定義　49

ち

チーム医療　312, 314
チーム医療メンバー　313
治癒　43
緻密斑　2
蓄尿検査　62
蓄尿方法　63
中鎖脂肪　199
中鎖脂肪酸トリグリセリド　200
中枢神経性ループス血管炎　164
中性脂肪　113, 115-118, 121
長鎖脂肪　199
長鎖遊離脂肪酸　201
腸肝循環　117
腸性 VLDL　119
腸内細菌叢　221
沈降炭酸 Ca 製剤　288

つ

痛風　123, 271
痛風腎　123

て

テオフラビン　232
低 HDL コレステロール血症　113, 268
低 K 血症　89, 278
低 Na 血症　94, 281

低アルブミン血症　88
低栄養　136
低血圧　47
低コレステロール血症　118
低浸透圧血症　94
低蛋白減塩食事療法　222
低蛋白食　174, 176, 178, 179
　──, 不適切な　194
　──, 厳密な　207
低蛋白食事療法　202
低尿酸血症　274
低リン食　287
　── の慢性腎不全進行抑制効果　215
低レニン低アルドステロン症　214
鉄　129
鉄欠乏　131
　── の診断基準　131
電解質コルチコイド作用　27
電解質コルチコイド受容体　15

と

トランスフェリン　129, 132
トランスフェリン鉄飽和率　130
トリグリセリド　116, 117, 121
トリグリセリド値　267
トリグリセリドリッチリポ蛋白　121
トリプトファン　192, 195, 245, 254
　── の欠乏　194
ドーパミン　184
透析導入遅延　247
透析脳症　104
透析療法　280
透析療法診療連携　316
糖質コルチコイド　24
糖毒性　109
糖尿病型診断基準　106
糖尿病コントロール指標　108
糖尿病指標　106
糖尿病食品交換表　236
糖尿病診断フローチャート　107
糖尿病性腎症　151, 173, 176, 210
動脈硬化　120

動脈硬化症　135, 136, 259
特発性浮腫　57
突発性局所性浮腫　57

な

ナトリウム　9
ナトリウム(Na)異常　93, 281
ナトリウム再吸収　5, 15
ナトリウム補正　285
内因性K負荷　92
内因性クレアチニンクリアランス　76
内臓肥満　265
内膜中膜複合体厚　249
難治性全身性エリテマトーデス　161
難治性ネフローゼ症候群　156

に

ニコチン酸系薬剤　268
二酸化炭素の排泄　84
二次性高血圧　47
二次性副甲状腺機能亢進症　287
二重濾過血漿交換　162
肉眼的血尿　57
日常検査　309
日常チェック項目と頻度
　──, CAPD患者の　324
　──, CKD病期1〜5（腎代替療法導入前）の患者の　322
　──, 血液透析患者の　323
日本人のGFR推算式　37
乳酸菌製剤　221
尿アルカリ化　271
尿一般検査　48, 58
尿意頻数　57
尿細管　1, 30
　── の役割　4
尿細管周囲血管網　2
尿細管性蛋白尿　65
尿細管糖再吸収極量　54
尿細管排泄極量　79
尿酸　67, 123
　── の代謝・生成　123

尿酸異常　269
尿酸クリアランス　67, 126
尿酸結石　271
尿酸産生量　68, 126
尿酸排泄ポンプ　124
尿酸輸送体　124
尿試験紙の比較　50
尿潜血　50
尿素窒素　81
　――, クレアチニン比　81
尿蛋白　48
　―― による腎障害機序　260
　―― の各種尿試験紙の比較　50
尿蛋白量　206
尿蛋白選択性　65
尿中Ⅳ型コラーゲン　69
尿中NAG　68
尿中β_2ミクログロブリン　68
尿中トランスフェリン　69
尿中微量アルブミン　69
尿沈渣　52, 61
尿糖　54
　―― の各種尿試験紙　54
尿毒症　58
尿毒症症状　58
尿毒症毒素　60
尿毒症物質　58, 253
　―― の過剰負荷　192
尿の生成　3
尿の流れ　4
尿白血球　55
尿量　25, 309
尿量チェック　62
尿路感染症　55
尿路結石　271

ね・の

ネフローゼ症候群　56
ネフロン　7
眠りの概日（サーカディアン）リズム　195

脳心腎連関　259

濃縮尿　21

は

バソプレシン　7, 19, 97
パラアミノ馬尿酸　79, 240
肺水腫　218
白血球　61
白血球円柱　61
白血球試験紙　55
白血球尿　55, 61
白血球反応　55
橋中心髄鞘崩壊症　284
発がん物質　293
半月体形成性腎炎　153

ひ

ビタミンD　98
ビタミンD_3　98
ビタミンD抵抗性骨軟化症　104
ビフィズス菌　220
ビリルビン円柱　62
びまん性増殖性糸球体腎炎　161
皮髄境界　3
非糸球体性血尿　52
肥満度　44
微小変化型ネフローゼ症候群　157, 158
微小変化群　153
微量アルブミン尿　33, 49, 69
病的骨折性指標　294
病的蛋白尿　65
貧血　126, 135, 136, 192, 275
　――, ESA抵抗性の　282
　―― の診断基準値　128
貧血治療ガイドライン　275
貧血治療の目標　277
頻尿　57

ふ

ファイトケミカル　222, 225
フィブラート系薬剤　268
フェニルプロパノイド類　225
フェブキソスタット　271

フェリチン　129
フラボノイド類　232
フリーラジカル　224
フルクトース　126, 274
ブドウ糖　110
プリン体　123
プレドニン　169
プレバイオティクス　218
不感蒸泄　5, 218
不揮発酸　83
不飽和鉄結合能　130
浮腫　56, 168
　―― に伴う随伴症状　56
服薬遵守　250
服用困難　250
副甲状腺エコー検査　105
副甲状腺ホルモン　104
副腎皮質ステロイド　158
副腎皮質ホルモン　164
腹膜カテーテル　326
腹膜透析　326
太い上行脚　8, 10
分画K排泄　91

へ

ヘビースモーカー　294
ヘマトクリット　127
ヘモグロビン　127, 128
ヘモグロビン円柱　62
ヘモグロビン尿　51
ヘモジデリン円柱　62
ヘルシーエイジング効果　224
ベンス・ジョーンズ蛋白円柱　62
ベンズブロマロン　270, 273
ヘンレ下行脚　2, 6
ヘンレ上行脚　2
ヘンレループ　4
ペントシジン　73, 85, 221, 240, 289, 294
　――, 腎機能指標としての　74
　―― の臨床的意義　76
閉塞性動脈硬化症　118
扁摘パルス　169

扁桃腺摘出手術　169, 171

ほ

ボーマン嚢　2
ポリフェノール　225
泡沫細胞　160
傍糸球体装置　2, 4, 27, 28
傍髄質糸球体　3
膀胱　5
細い上行脚　8
本態性高血圧　47

ま

マグネシウム　102
マクラデンサ　2
マクロファージ　62
膜性腎症　153
膜性増殖性糸球体腎炎　163, 167, 168
膜性増殖性腎炎　153
末期腎不全の治療法　327
末期慢性腎不全　191
末梢動脈疾患　176
慢性拒絶反応　208
慢性糸球体腎炎　149
慢性腎盂炎　55
慢性腎疾患に伴う骨ミネラル代謝異常
　　　　　　　　　　　　　　　　98
慢性腎臓病（→ CKD もみよ）
　―― の自他覚症状　59
　―― の定義　33
　―― の病期分類　39

み

ミオグロビン円柱　62
ミオグロビン尿　51
ミクロアルブミン尿　65
ミセル化　115
ミトコンドリア　201
水　6
水チャネル　6, 21
脈波伝播速度　249

む・め

無痛性心筋梗塞　261

メイロン静注　286
メタボリックシンドローム　44, 110
メタボリックシンドローム診断基準　110
メチオニン　201
メラトニン　194, 195
　——の欠乏　194
免疫能力の減退　194

も

モノグリセリド　116
毛細血管　1
目標 Hb 値　277

ゆ

輸出細動脈　1, 2, 28
輸入細動脈　1, 2, 28
有機酸の排泄　84
有効循環血漿量　5
有酸素運動　269
遊離脂肪酸　116, 119

よ

ヨード造影剤　290
予防注射　300
予防的血液浄化療法　291
腰部痛　57

ら

ラクツロース　219, 250
ラシックス　81
ラテックスシスタチン C 凝集法　73
卵円形脂肪体　61

り

リジン　201

リポ蛋白　113
リポ蛋白リパーゼ　117
リポ蛋白粒子　114
リン　100, 214
　——の過剰摂取　192, 216
　——の出納　101
リン吸着薬　287
リン酸　11
　——の排泄　84
リン酸緩衝系　85, 87
リン脂質　116
リン摂取制限　215
利尿剤　19
硫酸の排泄　84

る

ループス腎炎　164, 166
ループ利尿薬　280
るいそう　44

れ

レニン　28
レニン-アンジオテンシン　183
レニン-アンジオテンシン-アルドステロン系　5, 184
レニン-アンジオテンシン-アルドステロン系亢進　185
レニン-アンジオテンシン抑制薬　186
レムナント様リポ蛋白　118
連携カード　316, 317
連携ノート　317

ろ

濾過　3
老化架橋　289
老齢者　179

わ

ワクチン接種　300

【著者略歴】

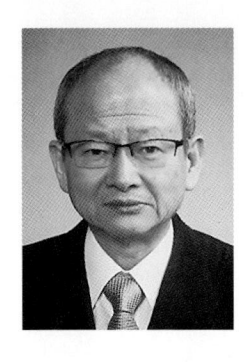

佐中 孜（さなか つとむ）
昭和21年10月生まれ

昭和46年	鳥取大学医学部 卒業（昭和40年入学）
昭和55年	California 州立大学 Davis 校 腎臓内科（Prof. Paul F. Gulyassy）（～昭和57年）
昭和62年	New York 州立大学 Downstate 医療センター 腎臓内科（Prof. Eli A. Friedman）（～昭和63年）
平成 8 年	厚生労働省関連委員会特別委員，治験薬倫理委員会委員（現在に至る）
平成10年	東京女子医科大学教授（～平成23年定年退職）
平成16年	NPO 法人 CAPD 支援機構 理事長（現在に至る）
平成18年	和洋女子大学家政学部健康科学科教授（～平成20年）
平成21年	東京女子医科大学先端生命医科学研究所兼任教授（～平成23年定年退職）
平成21年	日本大学医学部内科学系腎臓内分泌内科学分野客員教授（現在に至る）
平成21年	第54回日本透析医学会学術集会・総会会長
平成22年	一般社団法人生活習慣病コーディネーター協会代表理事（現在に至る）
平成22年	透析療法合同専門委員会委員長（現在に至る）
平成23年	社会福祉法人仁生社江戸川病院生活習慣病 CKD センター長（現在に至る）
平成23年	医療法人社団仁生会メディカルプラザ篠崎駅西口院長（現在に至る）

認定医／指導医：
　日本内科学会認定内科医，日本腎臓学会認定専門医，日本透析医学会認定専門医，日本糖尿病学会認定医，日本アフェレーシス学会認定専門医，日本移植学会認定専門医，日本臨床栄養学会認定臨床栄養指導医，日本医師会認定産業医

主な著書：
　腎臓病のマネージメント（医学書院），透析療法事典（医学書院），血液浄化療法スタッフマニュアル（医学書院），新臨床栄養学（医学書院），至適透析療法をめざして（中外医学社），糖尿病性腎症の治療（中外医学社），透析患者処方ノート（中外医学社），EBM 腎臓病の治療（中外医学社），腎臓病：専門医に聞く最新の臨床（中外医学社），腎不全治療学（南江堂），血液浄化療法ハンドブック　改訂第5版（協同医書出版社），腎移植ハンドブック（中外医学社），改訂新版　腎臓病の人の朝昼夕献立カレンダー（女子栄養大学出版部），腎臓病によい食べ物（主婦と生活社）